Inhalt

1 Geschichte der Schwangerenvorsorge

Liest man in historischen Berichten über die Hebammenkunst, so findet man darin kaum etwas zum Bereich der Schwangerenvorsorge. Die Ursache liegt nicht etwa darin, daß es in früheren Zeiten keine Schwangerenvorsorge gegeben hätte; es gab sie durchaus, aber ihre Inhalte waren ganz anders definiert als heute.

„Weise Frauen"

Das **Aufgabenfeld der „Weisen Frauen"** erstreckte sich über viel weitere Bereiche als heute; als Heilkundige betreuten sie die Familien nicht nur rund um Schwangerschaft, Geburt und Wochenbett, sondern wurden auch bei vielen anderen gesundheitlichen Problemen um Rat und Hilfe gebeten. So lesen wir z. B. bei *Laurel Thatcher Ulrich* in ‚A Midwife's Tale' aus dem Tagebuch der englischen Hebamme *Martha Ballard*, die im 18. Jahrhundert lebte und ihre tägliche Arbeit schriftlich festgehalten hat, für die Zeit zwischen dem 3. und 24. August 1787, daß sie half, vier Kinder auf die Welt zu bringen, bei einer Frau „Scheinwehen" diagnostizierte, 16 „weitere Krankheitsfälle" behandelte (vermutlich Scharlach) und drei Leichen für die Beisetzung vorbereitete; zur gleichen Zeit stellte sie für einen Nachbarn eine Arznei her, sammelte Heilkräuter und behandelte die Halsentzündung ihres Gatten.

Aus diesem Bericht, der sicher so oder ähnlich auch von vielen anderen Kolleginnen dieser Zeit verfaßt worden wäre, wenn sie des Lesens und Schreibens kundig gewesen wären, kann man leicht ableiten, daß die Hebamme auch Aufgaben übernahm, die eigentlich in das Tätigkeitsfeld einer Krankenschwester, Ärztin oder Apothekerin gehört hätten. Dadurch hatte sie zu den Familien in ihrer Umgebung viel öfter Kontakt als ‚nur' bei Schwangerschaft und Geburt und kannte „ihre" Frauen für gewöhnlich von Kindheit an, da sie sie bereits durch ihre Kinderkrankheiten und natürlich auch durch die vorangegangenen Geburten begleitet hatte. Sie konnte also den gesundheitlichen Zustand und die Lebensumstände der Frauen genauestens einschätzen und hatte damit eine Anamnese vorliegen, von deren Umfang und Vollständigkeit wir uns heute kaum eine Vorstellung machen können.

Sicher war die Begleitung durch die Schwangerschaft dann nicht so systematisch wie in unserer Zeit des Mutterpasses, und auch von Dokumentation konnte sicher nur in den seltensten Fällen die Rede sein. Aber durch ihre gute Kenntnis der Gesamtsituation konnte die Hebamme bestimmt so manche Schwierigkeit im Vorfeld erkennen, erwartete sie vielleicht geradezu als eine für diese Familie typische Komplikation und konnte entsprechend früh darauf reagieren.

Auf einem ganz anderen Blatt steht natürlich, wie gut die Ratschläge der Hebamme von den Frauen umgesetzt werden konnten, da die meisten von ihnen trotz des Bestehens einer Schwangerschaft weiterhin hart arbeiten mußten und sich dabei oft mehr als beklagenswert schlecht ernährten.

Diagnostische Möglichkeiten

Die diagnostischen Möglichkeiten der Hebamme waren im Vergleich zur heutigen Zeit natürlich denkbar einfach. Durch die äußere Untersuchung konnten z. B. die Größe und auch die Lage des Kindes bestimmt werden. Mit der Erfindung des Stethoskops zu Beginn des 19. Jahrhunderts war es möglich, die Herztöne des Kindes zu hören. Und gegen Ende des 19. Jahrhunderts erfand Riva-Rocci ein Gerät, mit dem auch der Blutdruck gemessen werden konnte. ‚Wenig genug‘, denkt vielleicht so manche von uns aus dem Zeitalter von CTG und Ultraschall. Durch Erfahrung und manuelles Geschick konnte jedoch vieles ausgeglichen werden.

Während *Martha Ballard* in ihrer Heimat Halowell am Ende des 18. Jahrhunderts noch in der oben beschriebenen Weise arbeitete, vollzog sich in den großen Städten schon etwa gegen Ende des 17. Jahrhunderts langsam ein Wandel im Bezug auf den Aufgabenbereich der Hebammen, und zwar zugunsten der Ärzteschaft. Das Hôtel Dieu in Paris nahm hierbei eine Vorreiterrolle ein und bot „geburtshilfliche Kurse für junge Ärzte“ an. Parallel dazu wurde die Geburtshilfe allmählich zu einem Universitätsfach erhoben.

Ärzte

Die Hebammen, die sozusagen traditionell durch Beobachtung und oftmals langjährige Begleitung ihrer erfahrenen Kolleginnen lernten, standen nun den **akademisch ausgebildeten Ärzten** gegenüber, die sich durch die Herausgabe von geburtshilflicher Literatur auch schnell eine große Popularität verschafften. Als bekannteste Werke dieser Zeit seien hier *François Mauriceaus* „Des maladies des femmes grosses et accouchées“ (Paris 1668) und *Paul Portals* „La practique des accouchemens soutenue d’un grand nombre d’observations“ (Paris 1685) genannt.

Erstes Lehrbuch

Natürlich soll an dieser Stelle nicht ohne Stolz erwähnt werden, daß *Marie Bourgois* (die Hebamme der Maria de Medici, Gemahlin König Ludwig XII. von Frankreich) bereits 1609 ein **Lehrbuch für Hebammen** mit dem Titel „Observations diverses sur la stérilite, perte de fruit, foecondite, accouchements, et maladies des femmes, et enfants nouveaux naiz“ veröffentlichte. Dieses Werk kann als Vorläufer der späteren medizinischen Lehrbücher der Geburtshilfe und Gynäkologie gelten. Leider war dieses Buch für die meisten Hebammen völlig ohne Bedeutung, da sie gar nicht lesen konnten oder weil der Erwerb des Buches aus Kostengründen unmöglich war. Ähnlich verhielt es sich mit dem 1690 erschienenen Lehrbuch der *Justine Siegemundin* „Die Chur-Brandenburgische Hofwehemutter“, das zwar viel beachtet wurde und in mehreren Auflagen noch nach ihrem Tod erschien, jedoch aus den oben genannten Gründen die Wehemütter nur in den seltensten Fällen erreichte. Die Ärzteschaft etablierte sich zunehmend in allen traditionellen Arbeitsbereichen der Hebammen und verschaffte sich durch schriftliche Fixierung des uralten Hebammenwissens Rang und Namen. Denken wir hier nur an *Naegele* (1777–1851), *Michaelis* (1778–1848) und *Leopold* (1846–1911), deren Namen uns in der Schwangerenvorsorge noch heute begleiten.

Heutige Situation Verlassen wir nun die allgemeine Entwicklung zwischen der Hebammen- und Ärzteschaft und machen wir einen Sprung in die zweite Hälfte unseres Jahrhunderts. Mit den **Mutterschafts-Richtlinien** (1966) und dem **Mutterpaß** (1968) wurden die Inhalte und die Dokumentation der Schwangerenvorsorge vereinheitlicht. Die Mutterschafts-Richtlinien, „Richtlinien des Bundesausschusses der Ärzte und Krankenkassen über die ärztliche Betreuung während der Schwangerschaft und nach der Entbindung", machen schon durch ihren Namen klar, daß die Schwangerenvorsorge durch Hebammen zu dieser Zeit kaum Bedeutung hatte.

In den ersten Jahren waren die Inhalte dieser nun hauptsächlich von Ärzten angebotenen einheitlichen Schwangerenvorsorge noch zum großen Teil beratender Natur und unterschieden sich kaum von dem, was von jeher von den Hebammen angeboten wurde. Unter den Erhebungs- und Abfragekategorien befanden sich z. B. 16 mit der Schwangeren zu besprechende Themen aus den Bereichen Lebensführung und Alltagstätigkeit. In dem 1968 eingeführten Mutterpaß waren diese sozialmedizinischen Belange jedoch bereits nicht mehr enthalten. Mit der Entwicklung neuer technischer Möglichkeiten, z. B. der Sonographie und laborchemischer Untersuchungen, wurde dieser Bereich immer weiter in den Hintergrund gedrängt.

Die Schwangeren wurden nun zwar besser überwacht, und krankhafte Veränderungen konnten sicherer und früher erkannt und behandelt werden, durch das Kontrollieren vieler einzelner meßbarer Werte – oft durch mehrere Spezialisten – geriet der menschliche Aspekt in der Schwangerenbetreuung jedoch zunehmend ins Hintertreffen. Man sah die Schwangere nicht mehr als ganzen Menschen in ihrem sozialen Umfeld.

Erfreulicherweise kann man beobachten, daß die Hebammen in der jüngsten Zeit die Schwangerenvorsorge wieder als interessanten und wichtigen Bereich ihrer Arbeit entdecken und langsam beginnen, sich dieser Aufgabe anzunehmen. Es ist daher zu hoffen, daß diese Monographie auch Anstoß für eine Schwangerenvorsorge sein wird, in der die Hebammen – durchaus in Zusammenarbeit mit den Gynäkologen – die oft segensreichen Methoden der modernen Medizin nutzen, ohne auf eine ganzheitlichere Begleitung und Beratung der Frau zu verzichten.

2 Gesetzliche Grundlagen der Schwangerenvorsorge

2.1 Hebammengesetz und Hebammenberufsordnung

Da es den Rahmen dieses Buches sprengen würde, das Hebammengesetz und die vielen von Bundesland zu Bundesland verschiedenen Hebammenberufsordnungen in ganzer Länge aufzuführen, sind hier nur die für den Bereich der Schwangerenvorsorge bedeutsamen Paragraphen dargestellt.

Bei weitergehendem Interesse ist die Lektüre des Hebammengesetzes mit Kommentar von *Kurtenbach* und *Horschitz* zu empfehlen (siehe Literaturverzeichnis). Die Berufsordnungen der jeweiligen Bundesländer können beim Landessozialministerium und bei den Gesundheitsämtern eingesehen werden.

Der erste für den Bereich der Schwangerenvorsorge relevante Paragraph des Hebammengesetzes hat folgenden Wortlaut:

§ 1 (Hebammengesetz) (Erlaubnis)

(1) Wer die Berufsbezeichnung „Hebamme" oder „Entbindungspfleger" führen will, bedarf der Erlaubnis.
(2) Hebammen, die Staatsangehörige eines Mitgliedsstaates der Europäischen Wirtschaftsgemeinschaft oder eines anderen Vertragsstaates des Abkommens über den Europäischen Wirtschaftsraum sind, dürfen diese Berufsbezeichnung im Geltungsbereich ohne Erlaubnis führen, sofern sie ihre Berufstätigkeit als vorübergehende Dienstleistung im Sinne des Artikels 60 des EWG-Vertrages im Geltungsbereich dieses Gesetzes ausüben. Sie unterliegen jedoch der Anzeigepflicht nach diesem Gesetz.
(3) Absatz 2 gilt für männliche Berufsangehörige entsprechend.

Im Kommentar zu § 1 ist zu lesen: „Wer die Erlaubnis zur Führung der Berufsbezeichnung „Hebamme" oder „Entbindungspfleger" führen darf, genießt innerhalb der Mitgliedsstaaten der EG und auf Grund des Vertrages von Porto vom 2. Mai 1992 zwischen der EG und den EFTA-Staaten auch in diesen Staaten Anerkennung und Freizügigkeit nach den Richtlinien 80/154/EWG und 80/155/EWG vom 21.11.1980".

Artikel 4 der Richtlinie 80/155/EWG führt auf, welche Tätigkeiten und Aufgaben die Hebamme **in eigener Verantwortung** ausüben darf.

Artikel 4 (RL 80/155/EWG)

„Die Mitgliedsstaaten tragen dafür Sorge, daß Hebammen im Sinne dieser Richtlinie mindestens befugt sind, die folgenden Tätigkeiten und Aufgaben in eigener Verantwortung durchzuführen:

1. Angemessene Aufklärung und Beratung in Fragen der Familienplanung;
2. Feststellung der Schwangerschaft und Beobachtung der normal verlaufenden Schwangerschaft, Durchführung der zur Beobachtung des Verlaufs der normalen Schwangerschaft notwendigen Untersuchungen;
3. Verschreibung der Untersuchungen, die für eine möglichst frühzeitige Feststellung einer Risikoschwangerschaft notwendig sind, oder Aufklärung über diese Untersuchungen;
4. Vorbereitung auf die Elternschaft, umfassende Vorbereitung auf die Niederkunft einschließlich Beratung in Fragen der Hygiene und Ernährung;
5. Betreuung der Gebärenden während der Geburt und Überwachung des Fötus in der Gebärmutter mit Hilfe geeigneter klinischer und technischer Mittel;
6. Durchführung von Normalgeburten bei Kopflage einschließlich – sofern erforderlich – des Scheidendammschnittes sowie in Dringlichkeitsfällen von Steißgeburten;
7. Erkennen der Anzeichen von Anomalien bei der Mutter oder beim Kind, die das Eingreifen eines Arztes erforderlich machen, sowie Hilfeleistung bei etwaigen ärztlichen Maßnahmen; Ergreifen der notwendigen Maßnahmen bei Abwesenheit des Arztes, insbesondere manuelle Ablösung der Placenta, woran sich gegebenenfalls eine manuelle Nachuntersuchung der Gebärmutter anschließt;
8. Untersuchung und Pflege des Neugeborenen; Einleitung und Durchführung der erforderlichen Maßnahmen in Notfällen, und wenn erforderlich, Durchführung der sofortigen Wiederbelebung des Neugeborenen;
9. Pflege der Wöchnerin, Überwachung des Zustandes der Mutter nach der Niederkunft und Erteilung zweckdienlicher Ratschläge für die bestmögliche Pflege des Neugeborenen;
10. Durchführung der vom Arzt verordneten Behandlung;
11. Abfassen der erforderlichen schriftlichen Berichte.“

Es ist nun Sache der Länder, bei der Regelung der Berufsausübung sicherzustellen, daß die in Artikel 4 aufgeführten Tätigkeiten und Aufgaben in der Kompetenz der Hebammen und Entbindungspfleger liegen. Daher bildet der Artikel 4 die Grundlage für die individuellen Berufsordnungen der einzelnen Bundesländer.

Der zweite für den Bereich der Schwangerenvorsorge relevante Paragraph ist der § 4 des Hebammengesetzes. Er lautet wie folgt:

§ 4 (Hebammengesetz) (Vorbehaltene Tätigkeiten, Hinzuziehungspflicht des Arztes)

(1) Zur Leistung von Geburtshilfe sind, abgesehen von Notfällen, außer Ärztinnen und Ärzten nur Personen mit der Erlaubnis zur Führung der Berufsbezeichnung „Hebamme“ oder „Entbindungspfleger“, sowie Dienstleistungserbringer im Sinne des § 1 Abs. 2 (vorübergehende Ausübung einer Tätigkeit; Anm. d. Verf.) berechtigt. Die Ärztin und der Arzt sind verpflichtet, dafür Sorge zu tragen, daß bei einer Entbindung eine Hebamme oder ein Entbindungspfleger zugezogen wird.

(2) Geburtshilfe im Sinne von Abs. 1 umfaßt die Überwachung des Geburtsvorganges von Beginn der Wehen an, Hilfe bei der Geburt und Überwachung des Wochenbettverlaufes.

Zunächst ist die Bedeutung dieses Paragraphen für die Schwangerenvorsorge nicht zu erkennen, da diese vom Gesetzgeber bewußt nicht als vorbehaltene Tätigkeit aufgenommen wurde, um andere Berufszweige wie Krankengymnasten, Ernährungs- und Diätassistenten nicht von diesem Tätigkeitsfeld auszuschließen. Aber im **Kommentar des Hebammengesetzes** von *Horschitz* und *Kurtenbach* können wir lesen, daß der Hebammenstand aufgerufen ist, „sich verstärkt auf den von ihm noch nicht mit hinreichender Intensität besetzten Tätigkeitsfeldern zu engagieren und soweit es geht, unentbehrlich zu machen" (so auch schon die Regierungsbegründung zum amtlichen Entwurf des Hebammengesetzes).

Man findet im Kommentar des weiteren eine Studie des Bundesministeriums für Arbeit und Sozialordnung vom 11.4.78, aus der hervorgeht, daß „nur 54% aller Frauen, die bis zu zehn (ärztliche) Vorsorgeuntersuchungen wahrgenommen hatten, von ihren Ärzten über das richtige Verhalten bei den häufigsten Schwangerschaftskomplikationen aufgeklärt" worden waren.

Fast ein Drittel aller werdenden Mütter erhielt von ihrem Arzt keine Anweisungen über die richtige Ernährung und Lebensweise in der Schwangerschaft, Selbstbeobachtung und das Stillen. Nur 41% der Schwangeren, die regelmäßig zur (ärztlichen) Vorsorge gingen, fühlten sich medizinisch ausreichend versorgt. Die Studie kommt zu dem Ergebnis: „Gesundheitliche Aufklärung über Lebensweise und Ernährung in der Schwangerschaft, Stillen, Geburtsvorbereitung, Selbstbeobachtung, Schwangerschaftsrisiken, Familienplanung gehören zu den Aufgaben, für die Hebammen besonders geeignet sind und die in ärztlichen Praxen im allgemeinen nicht im notwendigen Umfang durchgeführt werden. Hebammen sollen diese Beratungen individuell während Sprechstunde und Hausbesuch und in Kursen durchführen."

Mutterschaftsrichtlinien

Die Mutterschaftsrichtlinien sind die „Richtlinien des Bundesausschusses der Ärzte und Krankenkassen über die ärztliche Betreuung während der Schwangerschaft und nach der Entbindung".

Sie stellen den jeweils aktuellen Standard für die Schwangerenvorsorge dar und sind daher auch für Hebammen – obwohl in der Richtlinie nicht direkt erwähnt – von Interesse.

Richtlinien des Bundesausschusses der Ärzte und Krankenkassen über die ärztliche Betreuung während der Schwangerschaft und nach der Entbindung (Mutterschafts-Richtlinien) in der Fassung vom 10. Dezember 1985 (veröffentlicht im Bundesanzeiger Nr. 60 a vom 27. März 1986) zuletzt geändert am 24. April 1998 (veröffentlicht im Bundesanzeiger Nr. 136 vom 25. Juli 1998)

Die vom Bundesausschuß der Ärzte und Krankenkassen gemäß § 92 Abs. 1 Satz 2 Nr. 4 des Fünften Buches Sozialgesetzbuch (SGB V) i.V. m. § 196 der Reichsversicherungsordnung (RVO) bzw. § 23 des Gesetzes über die Krankenversicherung der Landwirte (KVLG 1972) beschlossenen Richtlinien dienen der Sicherung einer nach den Regeln der ärztlichen Kunst und unter Berücksichtigung des allgemein anerkannten Standes der medizinischen Erkenntnisse ausreichenden, zweckmäßigen und wirtschaftlichen ärztlichen Betreuung der Versicherten während der Schwangerschaft und nach der Entbindung (§§ 2 Abs. 1, 12 Abs. 1, 28 Abs. 1, 70 Abs. 1 und 73 Abs. 2 SGB V).

Allgemeines

1. Durch die ärztliche Betreuung während der Schwangerschaft und nach der Entbindung sollen mögliche Gefahren für Leben und Gesundheit von Mutter oder Kind abgewendet sowie Gesundheitsstörungen rechtzeitig erkannt und der Behandlung zugeführt werden. Vorrangiges Ziel der ärztlichen Schwangerenvorsorge ist die frühzeitige Erkennung von Risikoschwangerschaften und Risikogeburten.
2. Zur notwendigen Aufklärung über den Wert dieser den Erkenntnissen der medizinischen Wissenschaft entsprechenden ärztlichen Betreuung während der Schwangerschaft und nach der Entbindung sollen Ärzte, Krankenkassen und Hebammen zusammenwirken.
3. Die an der kassenärztlichen Versorgung teilnehmenden Ärzte treffen ihre Maßnahmen der ärztlichen Betreuung während der Schwangerschaft und nach der Entbindung nach pflichtgemäßem Ermessen innerhalb des durch Gesetz bestimmten Rahmens. Die Ärzte sollten diese Richtlinien beachten, um den Versicherten und ihren Angehörigen eine nach den Regeln der ärztlichen Kunst zweckmäßige und ausreichende ärztliche Betreuung während der Schwangerschaft und nach der Entbindung unter Vermeidung entbehrlicher Kosten zukommen zu lassen.
4. Die Maßnahmen nach diesen Richtlinien dürfen nur diejenigen Ärzte ausführen, welche die vorgesehenen Leistungen aufgrund ihrer Kenntnisse und Erfahrungen erbringen können, nach der ärztlichen Berufsordnung dazu berechtigt sind und über die erforderlichen Einrichtungen verfügen. Sofern ein Arzt Maßnahmen nach Abschnitt A. 6. sowie Einzelmaßnahmen nach Abschnitt B., C. und D. nicht selbst ausführen kann, sollen diese von solchen Ärzten ausgeführt werden, die über die entsprechenden Kenntnisse und Einrichtungen verfügen.
5. Die an der kassenärztlichen Versorgung teilnehmenden Ärzte haben darauf hinzuwirken, daß für sie tätig werdende Vertreter diese Richtlinien kennen und beachten.

6. Es sollen nur Maßnahmen angewendet werden, deren diagnostischer und vorbeugender Wert ausreichend gesichert ist; eine Erprobung auf Kosten der Versichertengemeinschaft ist unzulässig.

7. Ärztliche Betreuung im Sinne der §§ 196 RVO und 23 KVLG sind solche Maßnahmen, welche der Überwachung des Gesundheitszustandes der Schwangeren bzw. Wöchnerinnen dienen, soweit sie nicht ärztliche Behandlung im Sinne des § 28 Abs. 1 SGV V darstellen. Im einzelnen gehören zu der Betreuung:

   a) Untersuchungen und Beratungen während der Schwangerschaft (siehe Abschnitt A.)

   b) Frühzeitige Erkennung und besondere Überwachung von Risikoschwangerschaften – amnioskopische und kardiotokographische Untersuchungen, Ultraschalldiagnostik, Fruchtwasseruntersuchungen usw. – (siehe Abschnitt B.)

   c) Serologische Untersuchungen auf Infektionen
      – z. B. Lues, Röteln, Hepatitis B
      – bei begründetem Verdacht auf Toxoplasmose und andere Infektionen zum Ausschluß einer HIV-Infektion; auf freiwilliger Basis nach vorheriger ärztlicher Beratung der Schwangeren sowie
      – blutgruppenserologische Untersuchungen während der Schwangerschaft (siehe Abschnitt C.)

   d) Blutgruppenserologische Untersuchungen nach Geburt oder Fehlgeburt und Anti-D-Immunglobulin-Prophylaxe (siehe Abschnitt D.)

   e) Untersuchungen und Beratungen der Wöchnerin (siehe Abschnitt F.)

   f) Medikamentöse Maßnahmen und Verordnungen von Verband- und Heilmitteln (siehe Abschnitt G.)

   g) Aufzeichnungen und Bescheinigungen (siehe Abschnitt H.)[1]

A. Untersuchungen und Beratungen sowie sonstige Maßnahmen während der Schwangerschaft

1. Die Schwangere soll in ausreichendem Maße ärztlich untersucht und beraten werden. Die Beratung soll sich auch auf die Risiken einer HIV-Infektion bzw. AIDS-Erkrankung erstrecken. Dabei soll der Arzt auch über die Infektionsmöglichkeiten und deren Häufung bei bestimmten Verhaltensweisen informieren.

   In die ärztliche Beratung sind auch ernährungsmedizinische Empfehlungen als Maßnahme der Gesundheitsförderung einzubeziehen. Dabei ist insbesondere auf eine ausreichende Jodzufuhr hinzuweisen.

2. Die **erste Untersuchung** nach Feststellung der Schwangerschaft sollte möglichst frühzeitig erfolgen. Sie umfaßt:

   a) Die Familienanamnese,
      die Eigenanamnese,
      die Schwangerschaftsanamnese,
      die Arbeits- und Sozialanamnese;

   b) Die Allgemeinuntersuchung,
      die gynäkologische Untersuchung (einschließlich eines Zervixab-

---

[1] Die Untersuchung zum Zwecke der Feststellung der Schwangerschaft ist Bestandteil der kurativen Versorgung.

striches zur Untersuchung auf Chlamydia trachomatis mittels eines geeigneten Antigennachweises.[2]

3. Ergeben sich im Rahmen der Mutterschaftsvorsorge Anhaltspunkte für ein **genetisch bedingtes Risiko**, so ist der Arzt gehalten, die Schwangere über die Möglichkeiten einer humangenetischen Beratung und/oder humangenetischen Untersuchung aufzuklären.

4. Die nachfolgenden **Untersuchungen** sollen – unabhängig von der Behandlung von Beschwerden und Krankheitserscheinungen – im allgemeinen im Abstand von vier Wochen stattfinden und umfassen:
   - Gewichtskontrolle,
   - Blutdruckmessung,
   - Untersuchung des Mittelstrahlurins auf Eiweiß, Zucker und Sediment, gegebenenfalls bakteriologische Untersuchungen (z. B. bei auffälliger Anamnese, Blutdruckerhöhung, Sedimentbefund),
   - Hämoglobinbestimmung – im Regelfall ab 6. Monat, falls bei Erstuntersuchung normal –; je nach dem Ergebnis dieser Bestimmung (bei weniger als 11,2 g je 100 ml = 70% Hb) Zählung der Erythrozyten.
   In den letzten zwei Schwangerschaftsmonaten sind im allgemeinen je zwei Untersuchungen angezeigt.
   - Im Verlauf der Schwangerschaft soll ein Ultraschall-Screening mittels B-Mode-Verfahren durchgeführt werden. Die Untersuchungen erfolgen
     – von Beginn der 9. bis zum Ende der 12. SSW (1. Screening),
     – von Beginn der 19. bis zum Ende der 22. SSW (2. Screening),
     – von Beginn der 29. bis zum Ende der 32. SSW (3. Screening).
   Dieses Ultraschall-Screening dient der Überwachung einer normal verlaufenden Schwangerschaft insbesondere mit dem Ziel
     – der genauen Bestimmung des Gestationsalters,
     – der Kontrolle der somatischen Entwicklung des Feten,
     – der Suche nach auffälligen fetalen Merkmalen,
     – dem frühzeitigen Erkennen von Mehrlingsschwangerschaften.
   Der Inhalt des Screenings ist für die jeweiligen Untersuchungszeiträume in **Anlage 1 a** festgelegt.[3]

---

[2] oder eines Nukleinsäurenachweises ohne Amplifikation (sog. Gensonden-Test) und weitere diagnostische Maßnahmen:
Blutdruckmessung,
Feststellung des Körpergewichts,
Untersuchung des Mittelstrahlurins auf Eiweiß, Zucker und Sediment, gegebenenfalls bakteriologische Untersuchungen (z. B. bei auffälliger Anamnese, Blutdruckerhöhung, Sedimentbefund),
Hämoglobinbestimmung und – je nach dem Ergebnis dieser Bestimmung (bei weniger als 11,2 g pro 100 ml = 70% Hb) – Zählung der Erythrozyten.

[3] Zulassung der Reagenzien durch das Bundesamt für Sera und Impfstoffe (Paul-Ehrlich-Institut). Ergeben sich aus dem Screening auffällige Befunde, die der Kontrolle durch Ultraschall-Untersuchungen mit B-Mode oder gegebenenfalls anderen sonographischen Verfahren bedürfen, sind diese Kontroll-Untersuchungen auch außerhalb der vorgegebenen Untersuchungszeiträume Bestandteil des Screenings. Dies gilt insbesondere für Untersuchungen bei den in **Anlage 1 b** aufgeführten Indikationen.

6. Ergibt sich aus den Screening-Untersuchungen – gegebenenfalls einschließlich der Kontrolluntersuchungen – die Notwendigkeit zu einer **weiterführenden sonographischen Diagnostik**, auch mit anderen sonographischen Verfahren, sind diese Untersuchungen ebenfalls Bestandteil der Mutterschaftsvorsorge, aber nicht mehr des Screening. Dies gilt auch für alle weiterführenden sonographischen Untersuchungen, die notwendig werden, den Schwangerschaftsverlauf und die Entwicklung des Feten zu kontrollieren, um gegebenenfalls therapeutische Maßnahmen ergreifen oder geburtshilfliche Konsequenzen ziehen zu können. Die Indikationen hierfür sind in den **Anlagen 1 c** und **1 d** angeführt.

   Die Anwendung dopplersonographischer Untersuchungen zur weiterführenden Diagnostik ist ebenfalls Bestandteil der Mutterschaftsvorsorge. Diese Untersuchungen können nur nach Maßgabe der in **Anlage 1 d** aufgeführten Indikationen durchgeführt werden.

   Ergibt sich aus sonographischen Untersuchungen die Notwendigkeit zu weiterführender sonographischer Diagnostik durch einen anderen Arzt, sind die relevanten Bilddokumentationen, welche die Indikation zu dieser weiterführenden Diagnostik begründen, diesem Arzt vor der Untersuchung zur Verfügung zu stellen.

7. **Untersuchungen nach Nr. 4** können auch von einer **Hebamme** im Umfang ihrer beruflichen Befugnisse (Gewichtskontrolle, Blutdruckmessung, Urinuntersuchung auf Eiweiß und Zucker, Kontrolle des Standes der Gebärmutter, Feststellung der Lage, Stellung und Haltung des Kindes, Kontrolle der kindlichen Herztöne sowie allgemeine Beratung der Schwangeren) durchgeführt und im Mutterpaß dokumentiert werden, wenn der Arzt dies im Einzelfall angeordnet hat oder wenn der Arzt einen normalen Schwangerschaftsverlauf festgestellt hat und daher seinerseits keine Bedenken gegenüber weiteren Vorsorgeuntersuchungen durch die Hebamme bestehen. Die Delegierung der Untersuchungen an die Hebamme entbindet den Arzt nicht von der Verpflichtung zur Durchführung der von ihm vorzunehmenden Untersuchungen (Untersuchung des Urinsediments, gegebenenfalls bakteriologische Untersuchung, Hämoglobinbestimmung, Ultraschalluntersuchung sowie die Untersuchungen bei Risikoschwangerschaft).

8. Der betreuende Arzt soll die Schwangere in der von ihr gewählten **Entbindungsklinik** rechtzeitig vor der zu erwartenden Geburt vorstellen. Dabei soll die Planung der Geburtsleitung durch den betreuenden Arzt der Entbindungsklinik erfolgen. Dies schließt eine geburtshilfliche Untersuchung, eine Besprechung mit der Schwangeren sowie gegebenenfalls eine sonographische Untersuchung ein.

B. Erkennung und besondere Überwachung der Risikoschwangerschaften und Risikogeburten

1. **Risikoschwangerschaften** sind Schwangerschaften, bei denen aufgrund der Vorgeschichte oder erhobener Befunde mit einem erhöhten Risiko für Leben und Gesundheit von Mutter oder Kind zu rechnen ist. Dazu zählen insbesondere:
   I. **Nach Anamnese**
   a) Schwere Allgemeinerkrankungen der Mutter (z. B. an Niere und Leber oder erhebliche Adipositas)

b) Zustand nach Sterilitätsbehandlung, wiederholten Aborten oder Frühgeburten
c) Totgeborenes oder geschädigtes Kind
d) Vorausgegangene Entbindungen von Kindern über 4.000 g Gewicht, hypotrophen Kindern (small for date babies), Mehrlingen
e) Zustand nach Uterusoperation (z. B. Sectio, Myom, Fehlbildung)
f) Komplikationen bei vorangegangenen Entbindungen (z. B. Placenta praevia, vorzeitige Lösung der Placenta, Rißverletzungen, Atonie oder sonstige Nachgeburtsblutungen, Gerinnungsstörungen, Krämpfe, Thromboembolie
g) Erstgebärende unter 18 Jahren oder über 35 Jahre
f) Mehrgebärende über 40 Jahre, Vielgebärende mit mehr als vier Kindern (Gefahren: Genetische Defekte, sog. Placentainsuffizienz, geburtsmechanische Komplikationen).
II. **Nach Befund (jetzige Schwangerschaft)**
a) EPH-Gestose (d.h. Blutdruck 140/90 oder mehr, Eiweißausscheidung 1‰ bzw. 1 g/24 Std. oder mehr, Ödeme oder Gewichtszunahme von mehr als 500 g je Woche im letzten Trimenon); Pyelonephritis (Keimzahlen über 100.000 im Mittelstrahlurin)
b) Anämie unter 10 g/100 ml (g %)
c) Diabetes mellitus
d) Uterine Blutung
e) Blutgruppen-Inkompatibilität (Früherkennung und Prophylaxe des Morbus haemolyticus fetalis bzw. neonatorum)
f) Diskrepanz zwischen Uterus- bzw. Kindsgröße und Schwangerschaftsdauer (z. B. fraglicher Geburtstermin, retardiertes Wachstum, Riesenkind, Gemini, Molenbildung, Hydramnion, Myom)
g) Drohende Frühgeburt (vorzeitige Wehen, Zervixinsuffizienz)
h) Mehrlinge; pathologische Kindslagen
i) Überschreitung des Geburtstermins bzw. Unklarheit über den Termin.

2. Aus Risikoschwangerschaften können sich **Risikogeburten** entwickeln. Bei folgenden Befunden ist mit einem erhöhten Risiko unter der Geburt zu rechnen:
a) Frühgeburt
b) Placenta praevia, vorzeitige Placentalösung
c) Jede Art von Mißverhältnis Kind/Geburtswege.

3. Bei Risikoschwangerschaften können **häufigere** als vierwöchentliche **Untersuchungen** (bis zur 32. Woche) bzw. häufigere als zweiwöchentliche Untersuchungen (in den letzten 8 Schwangerschaftswochen) angezeigt sein.

4. Bei Risikoschwangerschaften können neben den üblichen Untersuchungen noch folgende in Frage kommen:
a) Ultraschall-Untersuchungen (Sonographie)
b) Tokographische Untersuchungen vor der 28. Schwangerschaftswoche bei Verdacht auf vorzeitige Wehentätigkeit oder bei medikamentöser Wehenhemmung
c) Kardiotokographische Untersuchungen (CTG) (Kardiotokographische Untersuchungen können in der Schwangerenvorsorge nicht routinemäßig durchgeführt werden. Sie sind nur

nach Maßgabe des Indikationskataloges nach Anlage 2 der Richtlinien angezeigt)

d) Amnioskopien

e) Fruchtwasseruntersuchungen nach Gewinnung des Fruchtwassers durch Amniozentese

f) Transzervikale Gewinnung von Chorionzottengewebe oder transabdominale Gewinnung von Plazentagewebe

5. Von der Erkennung eines Risikomerkmals ab soll ein Arzt die Betreuung einer Schwangeren nur dann weiterführen, wenn er die Untersuchungen nach Nr. 4.a) bis f) erbringen oder veranlassen und die sich daraus ergebenen Maßnahmen durchführen kann. Anderenfalls soll er die Schwangere einem Arzt überweisen, der über solche Möglichkeiten verfügt.

6. Der betreuende Arzt soll die Schwangere bei der **Wahl der Entbindungsklinik** unter dem Gesichtspunkt beraten, daß die Klinik über die nötigen personellen und apparativen Möglichkeiten zur Betreuung von Risikogeburten und/oder Risikokindern verfügt.

C. Serologische Untersuchungen und Maßnahmen während der Schwangerschaft

1. Bei jeder Schwangeren sollte zu einem möglichst frühen Zeitpunkt aus einer Blutprobe

a) der TPHA (Treponema-pallidum-Hämagglutinationstest) als Lues-Suchreaktion (LSR),

b) der Röteln-Hämagglutinationshemmungstest (Röteln-HAH),

c) gegebenenfalls ein HIV-Test,

d) die Bestimmung der Blutgruppe und des Rh-Faktors D,

e) ein Antikörper-Suchtest (AK)

durchgeführt werden.

Lues

Zu a): Ist die Lues-Suchreaktion positiv, so sollen aus derselben Blutprobe die üblichen serologischen Untersuchungen auf Lues durchgeführt werden. Bei der Lues-Suchreaktion ist lediglich die Durchführung und nicht das Ergebnis der Untersuchung im Mutterpaß zu dokumentieren.

Röteln

Zu b): Immunität und damit Schutz vor Röteln-Embryopathie für die bestehende Schwangerschaft ist anzunehmen, wenn spezifische Antikörper rechtzeitig vor Eintritt dieser Schwangerschaft nachgewiesen worden sind und der Befund ordnungsgemäß dokumentiert worden ist. Der Arzt ist gehalten, sich solche Befunde vorlegen zu lassen und sie in den Mutterpaß zu übertragen. Auch nach erfolgter Rötelnschutzimpfung ist der Nachweis spezifischer Antikörper zu erbringen und entsprechend zu dokumentieren. Liegen Befunde aus der Vorschwangerschaftszeit vor, die auf Immunität schließen lassen (siehe Abs. 2), so besteht Schutz vor einer Röteln-Embryopathie.

Liegen entsprechende Befunde nicht vor, so ist der **Immunstatus der Schwangeren** unverzüglich mittels des HAH-Tests zu bestimmen. Ein positiver Antikörpernachweis gilt ohne zusätzliche Untersuchungen als erbracht, wenn der HAH-Titer mindestens 1:32 beträgt. Bei niedrigeren HAH-Titern ist die Spezifität des Antikörpernachweises durch eine andere geeignete Methode zu sichern, für welche die benötigten Reagenzien staatlich zugelassen sind. Bestätigt diese Untersuchung die Spezifität des Ergebnisses, kann auch dann Immunität angenommen werden. Im serologischen Befund ist wörtlich auszudrücken, ob Immunität angenommen werden kann oder nicht.

Wird **Immunität erstmals während der laufenden Schwangerschaft** festgestellt, kann Schutz vor Röteln-Embryopathie nur dann angenommen werden, wenn sich aus der gezielt erhobenen Anamnese keine für die Schwangerschaft relevanten Anhaltspunkte für Röteln-Kontakt oder oder eine frische Röteln-Infektion ergeben. Der Arzt, der die Schwangere betreut, ist deshalb gehalten, die Anamnese sorgfältig zu erheben und zu dokumentieren sowie Auffälligkeiten dem Serologen mitzuteilen. Bei auffälliger Anamnese sind weitere serologische Untersuchungen erforderlich (Nachweis rötelnspezifischer IgM-Antikörper und/oder Kontrolle des Titerverlaufs). Die weiterführenden serologischen Untersuchungen sind nicht notwendig, wenn innerhalb von 11 Tagen nach erwiesenem oder vermutetem Röteln-Kontakt spezifische Antikörper nachgewiesen werden.

Schwangere, bei denen ein Befund vorliegt, der nicht auf Immunität schließen läßt, sollen aufgefordert werden, sich unverzüglich zur ärztlichen Beratung zu begeben, falls sie innerhalb der ersten vier Schwangerschaftsmonate **Röteln-Kontakt** haben oder an rötelnverdächtigen Symptomen erkranken. Auch ohne derartige Verdachtsmomente soll bei diesen Schwangeren in der 16.–17. Schwangerschaftswoche eine erneute Antikörper-Untersuchung gemäß Abs. 2 durchgeführt werden. Wird bei einer Schwangeren ohne Immunschutz oder mit ungeklärtem Immunstatus Röteln-Kontakt nachgewiesen oder vermutet, so sollte der Schwangeren zur Vermeidung einer Röteln-Embryopathie unverzüglich Röteln-Immunglobulin injiziert werden. Die Behandlung mit Röteln-Immunglobulin ist aber nur sinnvoll bis zu sieben Tagen nach der Exposition.

Eine **aktive Rötelnschutzimpfung** soll während der Schwangerschaft nicht vorgenommen werden.

HIV

Zu c): Aus dem Blut der Schwangeren ist ein immunochemischer Antikörpertest vorzunehmen, für welchen die benötigten Reagenzien staatlich zugelassen sind. Ist diese Untersuchung positiv, so muß das Ergebnis mittels Immuno-Blot aus derselben Blutgruppe gesichert werden. Alle notwendigen weiterführenden Untersuchungen sind Bestandteil der kurativen Versorgung.

Die AIDS-Beratung und die sich gegebenenfalls daran anschließende HIV-Untersuchung werden im Mutterpaß nicht dokumentiert.

Blutgruppe und Rhesus-Faktor

Zu d): Ist bei Rh-(D-)negativen Blutproben das Merkmal C und/oder E vorhanden (positive Reaktion mit dem als zweiten Anti-D-Serum mitzuführenden Testserum Anti-CDE), oder reagiert Anti-D schwach, so muß auf D^{weak} untersucht werden.

Wird C und/oder E bzw. D[-weak] nachgewiesen, so ist dieser Befund durch die Bestimmung der gesamten Rhesusformel zu sichern.

Die Bestimmung der Blutgruppe und des Rh-Faktors entfällt, wenn entsprechende Untersuchungsergebnisse bereits vorliegen und von einem Arzt bescheinigt wurden.

Antikörpersuchtest

Zu e:) Der Antikörpersuchtest wird mittels des indirekten Antiglobulin-tests gegen zwei Test-Blutmuster mit den Antigenen D, C, c, E, e, Kell, Fy und S durchgeführt. Bei Nachweis von Antikörpern sollen möglichst aus derselben Blutprobe deren Spezifität und Titerhöhe bestimmt werden.

Gegebenenfalls müssen in solchen Fällen auch das Blut des Kindesvaters und die Bestimmung weiterer Blutgruppen-Antigene der Mutter in die Untersuchung einbezogen werden. Eine schriftliche Erläuterung der Befunde an den überweisenden Arzt kann sich dabei als notwendig erweisen.

Auch nicht zum Morbus haemolyticus neonatorum führende Antikörper (IgM und/oder Kälte-Antikörper) sind in den Mutterpaß einzutragen, da sie gegebenenfalls bei einer Bluttransfusion für die Schwangere wichtig sein können.

Anti-D-Prophylaxe

2. Ein **weiterer Antikörper-Suchtest** ist bei allen Schwangeren (Rh-positiven und Rh-negativen) in der 24.–27. Schwangerschaftswoche durchzuführen. Sind bei Rh-negativen Schwangeren keine Anti-D-Antikörper nachweisbar, so soll in der 28. Schwangerschaftswoche eine Standarddosis (um 300 pLG) Anti-D-Immunglobulin injiziert werden, um möglichst bis zur Geburt eine Sensibilisierung der Schwangeren zu verhindern. Das Datum der präpartalen Anti-D-Prophylaxe ist im Mutterpaß zu vermerken.

Hepatitis B

3. Bei allen Schwangeren ist nach der 32. Schwangerschaftswoche, möglichst nahe am Geburtstermin, das Blut auf **HBsAg**[4] zu untersuchen. Dabei ist eine immunchemische Untersuchungsmethode zu verwenden, die mindestens 5 ng/ml HBsAg nachzuweisen in der Lag eist. Ist das Ergebnis positiv, soll das Neugeborene unmittelbar post partum gegen Hepatitis B aktiv/passiv immunisiert werden.

Die Untersuchung auf HBsAg entfällt, wenn Immunität (z. B. nach Schutzimpfung) nachgewiesen ist.

D. Blutgruppenserologische Untersuchungen nach Geburt oder Fehlgeburt und Anti-D-Immunglobulin-Prophylaxe

1. **Bei jedem Kind einer Rh-negativen Mutter** ist unmittelbar nach der Geburt der Rh-Faktor D unter Beachtung der Ergebnisse des direkten Coombstests zu bestimmen. Ist dieser Rh-Faktor positiv (D+) oder liegt D[-weak] vor, so ist aus derselben Blutgruppe auch die Blutgruppe des Kindes zu bestimmen. Bei Rh-positivem Kind ist bei der Rh-negativen Mutter eine weitere Standarddosis Anti-D-Immunglobulin (um 300 µg) innerhalb von 72 Stunden post partum zu applizieren, selbst wenn nach der Geburt schwach reagierende Rh-Antikörper bei der

---

[4]   HBsAg = Hepatitis B surface antigen

Mutter gefunden worden sind und/oder der direkte Coombstest beim Kind schwach positiv ist. Hierdurch soll ein schneller Abbau der insbesondere während der Geburt in den mütterlichen Kreislauf übergetretenen Rh-positiven Erythrozyten bewirkt werden, um die Bildung von Rh-Antikörpern bei der Mutter zu verhindern.

2. **Rh-negativen Frauen mit Fehlgeburt bzw. Schwangerschaftsabbruch** sollte so bald wie möglich, jedoch innerhalb 72 Stunden post abortum bzw. nach Schwangerschaftsabbruch, Anti-D-Immunglobulin injiziert werden. Entsprechende blutgruppenserologische Untersuchungen sind erforderlichenfalls durchzuführen.

E. Voraussetzungen für die Durchführung serologischer Untersuchungen

Die serologischen Untersuchungen nach den Abschnitten C. und D. sollen nur von solchen Ärzten durchgeführt werden, die über die entsprechenden Kenntnisse und Einrichtungen verfügen. Dieselben Voraussetzungen gelten für Untersuchungen in Instituten.

F. Untersuchungen und Beratungen der Wöchnerin

1. Eine Untersuchung soll **innerhalb der ersten Woche nach der Entbindung** vorgenommen werden. Dabei soll das Hämoglobin bestimmt werden.
2. Eine weitere Untersuchung soll etwa sechs Wochen, **spätestens** jedoch **acht Wochen nach der Entbindung** durchgeführt werden. Die Untersuchung umfaßt: Allgemeinuntersuchung (falls erforderlich einschließlich Hb-Bestimmung), Feststellung des gynäkologischen Befundes, Blutdruckmessung, Untersuchung des Mittelstrahlurins auf Eiweiß, Zucker und Sediment, gegebenenfalls bakteriologische Untersuchungen (z. B. bei auffälliger Anamnese, Blutdruckerhöhung, Sedimentbefund) sowie Beratung der Mutter.

G. Medikamentöse Maßnahmen und Verordnung von Verband- und Heilmitteln

Medikamentöse Maßnahmen sowie die Verordnung von Verband- und Heilmitteln sind im Rahmen der Mutterschaftsvorsorge nur zulässig zur Behandlung von Beschwerden, die schwangerschaftsbedingt sind, aber noch keinen Krankheitswert haben. Bei Verordnungen wegen Schwangerschaftsbeschwerden und im Zusammenhang mit der Entbindung ist die Versicherte von der Entrichtung der Verordnungsblattgebühr befreit.

H. Aufzeichnungen und Bescheinigungen

1. Nach Feststellung der Schwangerschaft stellt der Arzt der Schwangeren einen **Mutterpaß** (Anlage 3)[5] aus, sofern sie nicht bereits einen Paß dieses Musters besitzt.
2. Nach diesem Mutterpaß richten sich auch die vom Arzt vorzunehmenden Eintragungen der Ergebnisse der Untersuchungen im Rahmen der ärztlichen Betreuung während der Schwangerschaft und nach der Entbindung. Darüber hinausgehende für die Schwangerschaft relevante Untersuchungsergebnisse sollen in den Mutterpaß eingetragen werden, soweit die Eintragung durch die Richtlinien nicht ausgeschlossen ist (Lues-Suchreaktion, AIDS-Beratung sowie HIV-Untersuchung).

---

[5] Auf einen Abdruck wurde verzichtet.

3. Die Befunde der ärztlichen Betreuung und der blutgruppenserologischen Untersuchungen hält der Arzt für seine **Patientenkartei** fest und stellt sie bei eventuellem Arztwechsel dem anderen Arzt auf dessen Anforderung zur Verfügung, sofern die Schwangere zustimmt.

4. Beim Anlegen eines weiteren Mutterpasses sind die Blutgruppenbefunde zu übertragen. Die Richtigkeit der Übertragung ist ärztlich zu bescheinigen.

5. Der **Arbeitsausschuß „Mutterschafts-Richtlinien"** des Bundesausschusses der Ärzte und Krankenkassen ist berechtigt, Änderungen am Mutterpaß vorzunehmen, deren Notwendigkeit sich aus der praktischen Anwendung ergibt, soweit dadurch der Mutterpaß nicht in seinem Aufbau und in seinem wesentlichen Inhalt verändert wird.

I. Inkrafttreten

Die Richtlinien treten am 28. März 1986 in Kraft.[6]

Köln, den 10. Dezember 1985, Bundesausschuß der Ärzte und Krankenkassen
Der Vorsitzende

Anlage 1 a (zu Abschnitt A. Nr. 5 der Mutterschafts-Richtlinien)

Ultraschall-Screening in der Schwangerschaft

Die nachfolgend aufgeführten Befunde sind mittels B-Mode-Verfahren im jeweiligen Zeitraum zu erheben. Dabei ist die jeweilige Bilddokumentation durchzuführen.

1. **Untersuchung von Beginn der 9. bis zum Ende der 12. SSW**
   Intrauteriner Sitz: ja/nein
   Embryo darstellbar: ja/nein
   V.a. Mehrlingsschwangerschaft: ja/nein
   Herzaktion: ja/nein
   Biometrie I (ein Maß):
   – Scheitelsteißlänge (SSL)
   – oder: Biparietaler Durchmesser (BPD)
   – Zeitgerechte Entwicklung: ja/nein/kontrollbedürftig
   Auffälligkeiten: ja/nein/kontrollbedürftig
   Weiterführende Untersuchung veranlaßt: ja/nein

Bilddokumentation der Biometrie und gegebenenfalls kontrollbedürftiger Befunde

2. **Untersuchung von Beginn der 19. bis zum Ende der 22. SSW.**
   Einlingsschwangerschaft: ja/nein
   Lebenszeichen: ja/nein
   Biometrie II (4 Maße):
   – Biparietaler Durchmesser (BPD)
   – Fronto-okzipitaler Durchmesser (FOD)
       oder: Kopfumfang (KU)
   – Abdomen/Thorax-quer-Durchmesser (ATD)
       oder: Abdomen/Thorax-a.p.-Durchmesser (APD)
       oder: Abdomen/Thorax-Umfang (AU)

---

[6]   Letzte Änderung vom 24. April ist am 26. Juli 1998 in Kraft getreten.

- Femurlänge (FL)
  oder: Humeruslänge (HL)

Zeitgerechte Entwicklung:	ja/nein/kontrollbedürftig

Hinweiszeichen für Entwicklungsstörungen hinsichtlich:

– Fruchtwassermenge	ja/nein/kontrollbedürftig
– körperlicher Entwicklung	ja/nein/kontrollbedürftig
– Körperumriß	ja/nein/kontrollbedürftig
– fetaler Strukturen	ja/nein/kontrollbedürftig
– Herzaktion	ja/nein/kontrollbedürftig
– Bewegungen	ja/nein/kontrollbedürftig
Plazentalokalisation und -struktur	ja/nein/kontrollbedürftig
Weiterführende Untersuchung veranlaßt	ja/nein

Bilddokumentation je eines Kopf-, Rumpf- und Extremitätenmaßes sowie gegebenenfalls kontrollbedürftiger Befunde

3. Untersuchung von Beginn der 29. bis zum Ende der 32. SSW

Einlingsschwangerschaft	ja/nein
Lebenszeichen	ja/nein
Kindslage	ja/nein

Biometrie III (4 Maße):
- Biparietaler Durchmesser (BPD)
- Fronto-okzipitaler Durchmesser (FOD)
  oder: Kopfumfang (KU)
  Abdomen/Thorax-quer-Durchmesser (ATD)
  oder: Abdomen/Thorax-a.p.-Durchmesser (APD)
  oder: Abdomen/Thorax-Umfang (AU)
- Femurlänge (FL)
  oder: Humeruslänge (HL)

Zeitgerechte Entwicklung	ja/nein/kontrollbedürftig

Kontrolle der Hinweiszeichen für Entwicklungsstörungen gemäß dem 2. Screening

Plazentalokalisation und -struktur	ja/nein/kontrollbedürftig
Weiterführende Untersuchung veranlaßt	ja/nein

Anlage 1 b (zu den Abschnitten A. Nr. 5 und B. Nr. 4 der Mutterschafts-Richtlinien)

Über die in Anlage 1 a genannten Screening-Untersuchungen hinaus können bei Vorliegen einer der nachfolgend angeführten Indikationen weitere sonographische Untersuchungen zur Überwachung der Schwangerschaft angezeigt sein, die als Kontrolluntersuchungen Bestandteil des Screening sind.

1. **Sicherung des Schwangerschaftsalters** bei
   - unklarer Regelanamnese
   - Diskrepanz zwischen Uterusgröße und berechnetem Gestationsalter aufgrund des klinischen oder sonographischen Befundes
   - fehlenden Untersuchungsergebnissen aus dem Ultraschall-Screening bei Übernahme der Mutterschaftsvorsorge durch einen anderen Arzt.

2. **Kontrolle des fetalen Wachstums** bei
   - Schwangeren mit einer Erkrankung, die zu Entwicklungsstörungen des Feten führen kann
   - Verdacht auf Entwicklungsstörung des Feten aufgrund vorausgegangener Untersuchungen
3. Überwachung einer **Mehrlingsschwangerschaft**
4. Neu- oder Nachbeurteilung des **Schwangerschaftsalters** bei auffälligen Ergebnissen der in der Mutterschaftsvorsorge notwendigen serologischen Untersuchungen der Mutter
5. Diagnostik und Kontrolle des **Plazentasitzes** bei vermuteter oder nachgewiesener Plazenta praevia
6. Erstmaliges Auftreten einer **uterinen Blutung**
7. Verdacht auf **intrauterinen Fruchttod**
8. **Verdacht auf Lageanomalie** ab Beginn der 36. SSW.

Anlage 1 c (zu Abschnitt B. Nr. 4 der Mutterschafts-Richtlinien)

Weitere Ultraschalluntersuchungen

Über die in Anlage 1 a und 1 b genannten Untersuchungen hinaus können weitere Ultraschalluntersuchungen mittels B-Mode oder auch mit anderen sonographischen Verfahren angezeigt sein, wenn sie der **Abklärung und/oder Überwachung von pathologischen Befunden** dienen und eine der nachfolgend aufgeführten Indikationen vorliegt. Diese Untersuchungen gehören zwar zum Programm der Mutterschaftsvorsorge, sind aber nicht mehr Bestandteil des Screening.

1. Rezidivierende oder persistierende uterine Blutung
2. Gestörte intrauterine Frühschwangerschaft
3. Frühschwangerschaft bei liegendem IUP, Uterus myomatosus, Adnextumor
4. Nachkontrolle intrauteriner Eingriffe
5. Cervixmessung mittels Ultraschall bei Cervixinsuffizienz oder Verdacht
6. Bestätigter vorzeitiger Blasensprung und/oder vorzeitige Wehentätigkeit
7. Kontrolle und gegebenenfalls Verlaufsbeobachtung nach Bestätigung einer bestehenden Anomalie oder Erkrankung des Fetus
8. Verdacht auf vorzeitige Plazentalösung
9. Ultraschall-Kontrollen bei gestörtem Geburtsverlauf z. B. vor, während und nach äußerer Wendung aus Beckenend- oder Querlage in Schädellage.

II.[7] 1. **Durchführung intrauteriner Eingriffe** wie Amniocentese, Chorionzottenbiopsie, Fetalblutgewinnung, Körperhöhlen- oder Gefäßpunktionen, Fruchtwasserersatz-Auffüllungen, Transfusionen, Anlegen von Shunts, Fetoskopie

---

[7] Für die Durchführung der unter 1. angeführten Ultraschalluntersuchungen ist die Erfüllung der Anforderungen gemäß Abschnitt 11.1 der Ultraschall-Vereinbarung Voraussetzung, für die unter 11. angeführten Ultraschalluntersuchungen sind die Anforderungen nach Abschnitt 11.2 der Ultraschall-Vereinbarung zu erfüllen.

2. **Gezielte Ausschlußdiagnostik** bei erhöhtem Risiko für Fehlbildungen oder Erkrankungen des Fetus aufgrund von
   a) ultraschalldiagnostischen Hinweisen
   b) laborchemischen Befunden
   c) genetisch bedingten oder familiär gehäuften Erkrankungen oder Fehlbildungen in der Familienanamnese
   d) teratogenen Noxen

   oder als Alternative zur invasiven pränatalen Diagnostik.

Anlage 1 d (zu Abschnitt B. 4 der Mutterschafts-Richtlinien)

Dopplersonographische Untersuchungen

Die Anwendung der Dopplersonographie als Maßnahme der Mutterschaftsvorsorge ist nur bei einer oder mehreren der nachfolgend aufgeführten **Indikationen** und – mit Ausnahme der Fehlbildungsdiagnostik – nur in der zweiten Schwangerschaftshälfte zulässig.
1. Verdacht auf intrauterine Wachstumsretardierung
2. Schwangerschaftsinduzierte Hypertonie/Präeklampsie/Eklampsie
3. Zustand nach Mangelgeburt/intrauterinem Fruchttod
4. Zustand nach Präeklampsie/Eklampsie
5. Auffälligkeiten der fetalen Herzfrequenzregistrierung
6. Begründeter Verdacht auf Fehlbildung/fetale Erkrankung
7. Mehrlingsschwangerschaft bei diskordantem Wachstum
8. Abklärung bei Verdacht auf Herzfehler/Herzerkrankungen.

Anlage 2 (zu Abschnitt B. Nr. 4 c der Mutterschafts-Richtlinien)

Indikationen zur Kardiotokographie (CTG) während der Schwangerschaft

Die Kardiotokographie ist im Rahmen der Schwangerenvorsorge nur angezeigt, wenn eine der nachfolgend aufgeführten Indikationen vorliegt:

A. Indikationen zur erstmaligen CTG
- in der 26. und 27. Schwangerschaftswoche
  Drohende Frühgeburt
- ab der 28. Schwangerschaftswoche
  a) Auskultatorisch festgestellte Herztonalterationen
  b) Verdacht auf vorzeitige Wehentätigkeit.

B. Indikationen zur CTG-Wiederholung
1. CTG-Alterationen
   a) Anhaltende Tachykardie (> 160/Minute)
   b) Bradykardie (< 100/Minute)
   c) Dezeleration(en) (auch wiederholter Dip null)
   d) Hypooszillation, Anoszillation
   e) Unklarer Kardiotokogramm-Befund bei Verdacht auf vorzeitige Wehentätigkeit
   f) Mehrling
   g) Intrauteriner Fruchttod bei früherer Schwangerschaft
   h) Verdacht auf Placenta-Insuffizienz nach klinischem oder biochemischem Befund
   i) Verdacht auf Übertragung
   j) Uterine Blutung
2. Medikamentöse Wehenhemmung.

Nach dem in Abschnitt B.1 (S. 10) aufgeführten, sehr umfangreichen Katalog zur Definition einer Risikoschwangerschaft müßte also ein großer Teil aller Schwangeren als Risikoschwangere angesehen werden und käme daher für eine Schwangerenvorsorge durch die Hebamme nicht in Betracht. Allerdings werden die Mutterschaftsrichtlinien vom Bundesausschuß der Ärzte und Krankenkassen herausgegeben und regeln ausdrücklich die **ärztliche** Schwangerenvorsorge. Sie sind daher für den Hebammenstand nicht zwangsläufig bindend.

In dem für Hebammen und Entbindungspfleger geltenden Artikel 4 der EG Richtlinien, die – wie oben dargestellt – die rechtliche Grundlage für die jeweilige Hebammenberufsordnung der Länder bilden, heißt es dagegen, daß die Hebamme die **normal verlaufende** Schwangerschaft durchaus selbständig betreuen darf, so daß zumindest die meisten der in Absatz B.1.I. der Mutterschaftsrichtlinien nur nach der Anamnese und nicht nach pathologischen Befunden als Risikoschwangere anzusehenden Frauen, deren aktuelle Schwangerschaft aber normal verläuft, nicht unbedingt von der Hebammenvorsorge ausgenommen werden müssen. Sollte sich die Hebamme entschließen, auch solche Frauen im Rahmen der Schwangerenvorsorge zu betreuen, so ist es aber sicherlich ratsam, dies besonders bei diesem Kollektiv in enger Zusammenarbeit mit einer Frauenärztin oder einem Frauenarzt zu tun, um späteren (Rechts-)Konflikten so weit wie möglich vorzubeugen, da im Zweifel wahrscheinlich die ärztlichen Rechtsvorschriften als Maßstab auch für das Verhalten der Hebamme herangezogen werden.

Außerdem sei noch auf den Absatz A. Nr. 7 hingewiesen, in dem folgendes festgelegt ist: „Untersuchungen nach Nr. 4 können auf Grund einer ärztlichen Anordnung im Einzelfall auch von einer Hebamme im Rahmen ihrer beruflichen Befugnisse durchgeführt und im Mutterpaß dokumentiert werden."

Diese Passage steht **im Widerspruch zum § 10 des Hebammengesetzes**, in dem auf Artikel 4 der Richtlinie 80/155/EWG verwiesen wird. Wie bereits oben beschrieben geht aus diesem Artikel, der die Grundlage für die Hebammenberufsordnungen der Länder bildet, klar hervor, daß Hebammen sehr wohl **in eigener Verantwortung** zur Feststellung und Beobachtung der normal verlaufenden Schwangerschaft und zur Durchführung der zur Beobachtung des Verlaufs der normalen Schwangerschaft notwendigen Untersuchungen befugt sind. Darüber hinaus ist ihnen auch die Verschreibung von Untersuchungen, die für eine möglichst frühzeitige Feststellung einer Risikoschwangerschaft notwendig sind bzw. die Aufklärung über diese Untersuchungen gestattet.

Die Hebammen sollten deshalb in der Schwangerenvorsorge möglichst die derzeit in den Mutterschaftsrichtlinien festgelegten Untersuchungen durchführen, um dem aktuellen medizinischen Standard gerecht zu werden, es bedarf dazu aber keiner ärztlichen Anordnung.

Gesetz zum Schutze der erwerbstätigen Mutter
(Mutterschutzgesetz – MuSchG)
Neufassung, gültig seit 1.1.97

Erster Abschnitt: Allgemeine Vorschriften

§1 Geltungsbereich

Dieses Gesetz gilt
1. für Frauen, die in einem Arbeitsverhältnis stehen,
2. für weibliche in Heimarbeit Beschäftigte und ihnen Gleichgestellte (§1 Abs. 1 und 2 des Heimarbeitsgesetzes vom 14. März 1951 – Bundesgesetzbl. I S. 191 –), soweit sie am Stück mitarbeiten.

§2 Gestaltung des Arbeitsplatzes

(1) Wer eine werdende oder stillende Mutter beschäftigt, hat bei der Einrichtung und der Unterhaltung des Arbeitsplatzes einschließlich der Maschinen, Werkzeuge und Geräte und bei der Regelung der Beschäftigung die erforderlichen Vorkehrungen und Maßnahmen zum Schutze von Leben und Gesundheit der werdenden oder stillenden Mutter zu treffen.

(2) Wer eine werdende oder stillende Mutter mit Arbeiten beschäftigt, bei denen sie ständig stehen oder gehen muß, hat für sie eine Sitzgelegenheit zum kurzen Ausruhen bereitzustellen.

(3) Wer eine werdende oder stillende Mutter mit Arbeiten beschäftigt, bei denen sie ständig sitzen muß, hat ihr Gelegenheit zu kurzen Unterbrechungen ihrer Arbeit zu geben.

(4) Die Bundesregierung wird ermächtigt, durch Rechtsverordnung mit Zustimmung des Bundesrates den Arbeitgeber zu verpflichten, zur Vermeidung von Gesundheitsgefährdungen der werdenden oder stillenden Mütter oder ihrer Kinder Liegeräume für diese Frauen einzurichten und sonstige Maßnahmen zur Durchführung des in Absatz 1 enthaltenen Grundsatzes zu treffen.

(5) Unabhängig von den auf Grund des Absatzes 4 erlassenen Vorschriften kann die Aufsichtsbehörde in Einzelfällen anordnen, welche Vorkehrungen und Maßnahmen zur Durchführung des Absatzes 1 zu treffen sind.

Zweiter Abschnitt: Beschäftigungsverbote

§3 Beschäftigungsverbote für werdende Mütter

(1) Werdende Mütter dürfen nicht beschäftigt werden, soweit nach ärztlichem Zeugnis Leben oder Gesundheit von Mutter oder Kind bei Fortdauer der Beschäftigung gefährdet ist.

(2) Werdende Mütter dürfen in den letzten sechs Wochen vor der Entbindung nicht beschäftigt werden, es sei denn, daß sie sich zur Arbeitslei-

stung ausdrücklich bereit erklären; die Erklärung kann jederzeit widerrufen werden.

§4 Weitere Beschäftigungsverbote

(1) Werdende Mütter dürfen nicht mit schweren körperlichen Arbeiten und nicht mit Arbeiten beschäftigt werden, bei denen sie schädlichen Einwirkungen von gesundheitsgefährdenden Stoffen oder Strahlen, von Staub, Gasen oder Dämpfen, von Hitze, Kälte oder Nässe, von Erschütterungen oder Lärm ausgesetzt sind.

(2) Werdende Mütter dürfen insbesondere nicht beschäftigt werden

1. mit Arbeiten, bei denen regelmäßig Lasten von mehr als 5 kg Gewicht oder gelegentlich Lasten von mehr als 10 kg Gewicht ohne mechanische Hilfsmittel von Hand gehoben, bewegt oder befördert werden. Sollen größere Lasten mit mechanischen Hilfsmitteln von Hand gehoben, bewegt oder befördert werden, so darf die körperliche Beanspruchung der werdenden Mutter nicht größer sein als bei Arbeiten nach Satz 1,
2. nach Ablauf des fünften Monats der Schwangerschaft mit Arbeiten, bei denen sie ständig stehen müssen, soweit diese Beschäftigung täglich 4 Stunden überschreitet,
3. mit Arbeiten, bei denen sie sich häufig erheblich strecken oder beugen oder bei denen sie dauernd hocken oder sich gebückt halten müssen,
4. mit der Bedienung von Geräten und Maschinen aller Art mit hoher Fußbeanspruchung, insbesondere von solchen mit Fußantrieb,
5. mit dem Schälen von Holz,
6. mit Arbeiten, bei denen sie infolge ihrer Schwangerschaft in besonderem Maße der Gefahr, an einer Berufskrankheit zu erkranken, ausgesetzt sind oder bei denen durch das Risiko der Entstehung einer Berufskrankheit eine erhöhte Gefährdung für die werdende Mutter oder eine Gefahr für die Leibesfrucht besteht,
7. nach Ablauf des dritten Monats der Schwangerschaft auf Beförderungsmitteln,
8. mit Arbeiten, bei denen sie erhöhten Unfallgefahren, insbesondere der Gefahr auszugleiten, zu fallen oder abzustürzen, ausgesetzt sind.

(3) Die Beschäftigung von werdenden Müttern mit

1. Akkordarbeit und sonstigen Arbeiten, bei denen durch ein gesteigertes Arbeitstempo ein höheres Entgelt erzielt werden kann,
2. Fließarbeit mit vorgeschriebenem Arbeitstempo

ist verboten. Die Aufsichtsbehörde kann Ausnahmen bewilligen, wenn die Art der Arbeit und das Arbeitstempo eine Beeinträchtigung der Gesundheit von Mutter oder Kind nicht befürchten lassen. Die Aufsichtsbehörde kann die Beschäftigung für alle werdenden Mütter eines Betriebes oder einer Betriebsabteilung bewilligen, wenn die Voraussetzungen des Satzes 2 für alle im Betrieb oder in der Betriebsabteilung beschäftigten Frauen gegeben sind.

(4) Die Bundesregierung wird ermächtigt, zur Vermeidung von Gesundheitsgefährdungen der werdenden oder stillenden Mütter und ihrer Kinder durch Rechtsverordnung mit Zustimmung des Bundesrates

1. Arbeiten zu bestimmen, die unter die Beschäftigungsverbote der Absätze 1 und 2 fallen,

2. weitere Beschäftigungsverbote für werdende und stillende Mütter vor und nach der Entbindung zu erlassen.

(5) Die Aufsichtsbehörde kann in Einzelfällen bestimmen, ob eine Arbeit unter die Beschäftigungsverbote der Absätze 1 bis 3 oder einer von der Bundesregierung gemäß Absatz 4 erlassenen Verordnung fällt. Sie kann in Einzelfällen die Beschäftigung mit bestimmten anderen Arbeiten verbieten.

§5 Mitteilungspflicht, ärztliches Zeugnis

(1) Werdende Mütter sollen dem Arbeitgeber ihre Schwangerschaft und den mutmaßlichen Tag der Entbindung mitteilen, sobald ihnen ihr Zustand bekannt ist. Auf Verlangen des Arbeitgebers sollen sie das Zeugnis eines Arztes oder einer Hebamme vorlegen. Der Arbeitgeber hat die Aufsichtsbehörde unverzüglich von der Mitteilung der werdenden Mutter zu benachrichtigen. Er darf die Mitteilung der werdenden Mutter Dritten nicht unbefugt bekanntgeben.

(2) Für die Berechnung der in §3 Abs. 2 bezeichneten Zeiträume vor der Entbindung ist das Zeugnis eines Arztes oder einer Hebamme maßgebend; das Zeugnis soll den mutmaßlichen Tag der Entbindung angeben. Irrt sich der Arzt oder die Hebamme über den Zeitpunkt der Entbindung, so verkürzt oder verlängert sich diese Frist entsprechend.

(3) Die Kosten für die Zeugnisse nach den Absätzen 1 und 2 trägt der Arbeitgeber.

§6 Beschäftigungsverbote nach der Entbindung

(1) Wöchnerinnen dürfen bis zum Ablauf von acht Wochen nach der Entbindung nicht beschäftigt werden. Für Mütter nach Früh- oder Mehrlingsgeburten verlängert sich diese Frist auf zwölf Wochen, bei Frühgeburten zusätzlich um den Zeitraum, der nach §3 Abs. 2 nicht in Anspruch genommen werden konnte. Beim Tode ihres Kindes kann die Mutter auf ihr ausdrückliches Verlangen schon vor Ablauf dieser Frist wieder beschäftigt werden, wenn nach ärztlichem Zeugnis nichts dagegen spricht. Sie kann ihre Erklärung jederzeit widerrufen.

(2) Frauen, die in den ersten Monaten nach der Entbindung nach ärztlichem Zeugnis nicht voll leistungsfähig sind, dürfen nicht zu einer ihre Leistungsfähigkeit übersteigenden Arbeit herangezogen werden.

(3) Stillende Mütter dürfen mit den in §4 Abs. 1, 2 Nr. 1, 3, 4, 5, 6 und 8 sowie Abs. 3 Satz 1 genannten Arbeiten nicht beschäftigt werden. Die Vorschriften des §4 Abs. 3 Satz 2 und 3 sowie Abs. 5 gelten entsprechend.

§7 Stillzeit

(1) Stillenden Müttern ist auf ihr Verlangen die zum Stillen erforderliche Zeit, mindestens aber zweimal täglich eine halbe Stunde oder einmal täglich eine Stunde freizugeben. Bei einer zusammenhängenden Arbeitszeit von mehr als acht Stunden soll auf Verlangen zweimal eine Stillzeit von mindestens fünfundvierzig Minuten oder, wenn in der Nähe der Arbeitsstätte keine Stillgelegenheit vorhanden ist, einmal eine Stillzeit von mindestens neunzig Minuten gewährt werden. Die Arbeitszeit gilt als zusammenhängend, soweit sie nicht durch eine Ruhepause von mindestens zwei Stunden unterbrochen wird.

(2) Durch die Gewährung der Stillzeit darf ein Verdienstausfall nicht eintreten. Die Stillzeit darf von stillenden Müttern nicht vor- oder nachgearbeitet und nicht auf die in dem Arbeitszeitgesetz oder in anderen Vorschriften festgesetzten Ruhepausen angerechnet werden.

(3) Die Aufsichtsbehörde kann in Einzelfällen nähere Bestimmungen über Zahl, Lage und Dauer der Stillzeiten treffen; sie kann die Einrichtung von Stillräumen vorschreiben.

(4) Der Auftraggeber oder Zwischenmeister hat den in Heimarbeit Beschäftigten und den ihnen Gleichgestellten für die Stillzeit ein Entgelt von 75 vom Hundert eines durchschnittlichen Stundenverdienstes, mindestens aber 0,75 Deutsche Mark für jeden Werktag zu zahlen. Ist die Frau für mehrere Auftraggeber oder Zwischenmeister tätig, so haben diese das Entgelt für die Stillzeit zu gleichen Teilen zu gewähren. Auf das Entgelt finden die Vorschriften der §§ 23 bis 25 des Heimarbeitsgesetzes vom 14. März 1951 (Bundesgesetzbl. I S. 191) über den Entgeltschutz Anwendung.

§ 8 Mehrarbeit, Nacht- und Sonntagsarbeit

(1) Werdende und stillende Mütter dürfen nicht mit Mehrarbeit, nicht in der Nacht zwischen 20 und 6 Uhr und nicht an Sonn- und Feiertagen beschäftigt werden.

(2) Mehrarbeit im Sinne des Absatzes 1 ist jede Arbeit, die
1. von Frauen unter 18 Jahren über 8 Stunden täglich oder 80 Stunden in der Doppelwoche,
2. von sonstigen Frauen über $8^1/2$ Stunden täglich oder 90 Stunden in der Doppelwoche

hinaus geleistet wird. In die Doppelwoche werden die Sonntage eingerechnet.

(3) Abweichend vom Nachtarbeitsverbot des Absatzes 1 dürfen werdende Mütter in den ersten vier Monaten der Schwangerschaft und stillende Mütter beschäftigt werden
1. in Gast- und Schankwirtschaften und im übrigen Beherbergungswesen bis 22 Uhr,
2. in der Landwirtschaft mit dem Melken von Vieh ab 5 Uhr.
3. als Künstlerinnen bei Musikaufführungen, Theatervorstellungen und ähnlichen Aufführungen bis 23 Uhr.

(4) Im Verkehrswesen, in Gast- und Schankwirtschaften und im übrigen Beherbergungswesen, im Familienhaushalt, in Krankenpflege- und in Badeanstalten, bei Musikaufführungen, Theatervorstellungen, anderen Schaustellungen, Darbietungen oder Lustbarkeiten dürfen werdende oder stillende Mütter, abweichend von Absatz 1, an Sonn- und Feiertagen beschäftigt werden, wenn ihnen in jeder Woche einmal eine ununterbrochene Ruhezeit von mindestens 24 Stunden im Anschluß an eine Nachtruhe gewährt wird.

(5) An in Heimarbeit Beschäftigte und ihnen Gleichgestellte, die werdende oder stillende Mütter sind, darf Heimarbeit nur in solchem Umfang und mit solchen Fertigungsfristen ausgegeben werden, daß sie von der werdenden Mutter voraussichtlich während einer achtstündigen Tagesarbeitszeit, von der stillenden Mutter voraussichtlich während einer $7^1/4$stündigen Tagesarbeitszeit an Werktagen ausgeführt werden kann. Die Aufsichtsbehörde kann in Einzelfällen nähere Bestimmungen über die Arbeitsmenge treffen; falls ein Heimarbeitsausschuß besteht, hat sie diesen vorher zu hören.

(6) Die Aufsichtsbehörde kann in begründeten Einzelfällen Ausnahmen von den vorstehenden Vorschriften zulassen.

Dritter Abschnitt: Kündigung

§9 Kündigungsverbot

(1) Die Kündigung gegenüber einer Frau während der Schwangerschaft und bis zum Ablauf von vier Monaten nach der Entbindung ist unzulässig, wenn dem Arbeitgeber zur Zeit der Kündigung die Schwangerschaft oder Entbindung bekannt war oder innerhalb zweier Wochen nach Zugang der Kündigung mitgeteilt wird; das Überschreiten dieser Frist ist unschädlich, wenn es auf einem von der Frau nicht zu vertretenden Grund beruht und die Mitteilung unverzüglich nachgeholt wird. Die Vorschrift des Satzes 1 gilt für Frauen, die den in Heimarbeit Beschäftigten gleichgestellt sind, nur, wenn sich die Gleichstellung auch auf den Neunten Abschnitt – Kündigung – des Heimarbeitsgesetzes vom 14. März 1951 (BGBl. I S. 191) erstreckt.

(2) Kündigt eine schwangere Frau, gilt §5 Abs. 1 Satz 3 entsprechend.

(3) Die für den Arbeitsschutz zuständige oberste Landesbehörde oder die von ihr bestimmte Stelle kann in besonderen Fällen, die nicht mit dem Zustand einer Frau während der Schwangerschaft oder ihrer Lage bis zum Ablauf von vier Monaten nach der Entbindung in Zusammenhang stehen, ausnahmsweise die Kündigung für zulässig erklären. Die Kündigung bedarf der schriftlichen Form und sie muß den zulässigen Kündigungsgrund angeben.

(4) In Heimarbeit Beschäftigte und ihnen Gleichgestellte dürfen während der Schwangerschaft und bis zum Ablauf von vier Monaten nach der Entbindung nicht gegen ihren Willen bei der Ausgabe von Heimarbeit ausgeschlossen werden; die Vorschriften der §§3, 4, 6 und 8 Abs. 5 bleiben unberührt.

§9a

(*weggefallen*)

§10 Erhaltung von Rechten

(1) Eine Frau kann während der Schwangerschaft und während der Schutzfrist nach der Entbindung (§6 Abs. 1) das Arbeitsverhältnis ohne Einhaltung einer Frist zum Ende der Schutzfrist nach der Entbindung kündigen.

(2) Wird das Arbeitsverhältnis nach Absatz 1 aufgelöst und wird die Frau innerhalb eines Jahres nach der Entbindung in ihrem bisherigen Betrieb wieder eingestellt, so gilt, soweit Rechte aus dem Arbeitsverhältnis von der Dauer der Betriebs- oder Berufszugehörigkeit oder von der Dauer der Beschäftigungs- oder Dienstzeit abhängen, das Arbeitsverhältnis als nicht unterbrochen. Dies gilt nicht, wenn die Frau in der Zeit von der Auflösung des Arbeitsverhältnisses bis zur Wiedereinstellung bei einem anderen Arbeitgeber beschäftigt war.

Vierter Abschnitt: Leistungen

§11 Arbeitsentgelt bei Beschäftigungsverboten

(1) Den unter den Geltungsbereich des §1 fallenden Frauen ist, soweit sie nicht Mutterschaftsgeld nach den Vorschriften der Reichsversicherungsordnung beziehen können, vom Arbeitgeber mindestens der Durchschnittsverdienst der letzten dreizehn Wochen oder der letzten drei Monate vor Beginn des Monats, in dem die Schwangerschaft eingetreten

ist, weiter zu gewähren, wenn sie wegen eines Beschäftigungsverbots nach § 3 Abs. 1, §§ 4, 6 Abs. 2 oder 3 oder wegen des Mehr-, Nacht- oder Sonntagsarbeitsverbots nach § 8 Abs. 1, 3 oder 5 teilweise oder völlig mit der Arbeit aussetzen. Dies gilt auch, wenn wegen dieser Verbote die Beschäftigung oder die Entlohnungsart wechselt. Wird das Arbeitsverhältnis erst nach Eintritt der Schwangerschaft begonnen, so ist der Durchschnittsverdienst aus dem Arbeitsentgelt der ersten dreizehn Wochen oder drei Monate der Beschäftigung zu berechnen. Hat das Arbeitsverhältnis nach Satz 1 oder 3 kürzer gedauert, so ist der kürzere Zeitraum der Berechnung zugrunde zu legen. Zeiten, in denen kein Arbeitsentgelt erzielt wurde, bleiben außer Betracht.

(2) Bei Verdiensterhöhungen nicht nur vorübergehender Natur, die während oder nach Ablauf des Berechnungszeitraumes eintreten, ist von dem erhöhten Verdienst auszugehen. Verdienstkürzungen, die im Berechnungszeitraum infolge von Kurzarbeit, Arbeitsausfällen oder unverschuldeter Arbeitsversäumnis eintreten, bleiben für die Berechnung des Durchschnittsverdienstes außer Betracht.

(3) Die Bundesregierung wird ermächtigt, durch Rechtsverordnung mit Zustimmung des Bundesrates Vorschriften über die Berechnung des Durchschnittsverdienstes im Sinne der Absätze 1 und 2 zu erlassen.

§ 12   *(weggefallen)*

§ 13 Mutterschaftsgeld

(1) Frauen, die Mitglied in einer Krankenkasse sind, erhalten für die Zeit der Schutzfristen des § 3 Abs. 2 und des § 6 Abs. 1 sowie für den Entbindungstag Mutterschaftsgeld nach den Vorschriften der Reichsversicherungsordnung oder des Gesetzes über die Krankenversicherung der Landwirte über das Mutterschaftsgeld.

(2) Frauen, die nicht Mitglied einer Krankenkasse sind, erhalten, wenn sie bei Beginn der Schutzfrist nach § 3 Abs. 2 in einem Arbeitsverhältnis stehen oder in Heimarbeit beschäftigt sind oder ihr Arbeitsverhältnis während ihrer Schwangerschaft vom Arbeitgeber zulässig aufgelöst worden ist, für die Zeit der Schutzfristen des § 3 Abs. 2 und des § 6 Abs. 1 sowie für den Entbindungstag Mutterschaftsgeld zu Lasten des Bundes in entsprechender Anwendung der Vorschriften der Reichsversicherungsordnung über das Mutterschaftsgeld, höchstens jedoch insgesamt vierhundert Deutsche Mark. Das Mutterschaftsgeld wird diesen Frauen vom Bundesversicherungsamt gezahlt.

§ 14 Zuschuß zum Mutterschaftsgeld

(1) Frauen, die Anspruch auf Mutterschaftsgeld nach § 200 Abs. 1, 2 Satz 1 bis 4 und Abs. 3 der Reichsversicherungsordnung, § 29 Abs. 1, 2 und 4 des Gesetzes über die Krankenversicherung der Landwirte oder § 13 Abs. 2 haben, erhalten für die Zeit der Schutzfristen des § 3 Abs. 2 und § 6 Abs. 1 sowie für den Entbindungstag von ihrem Arbeitgeber einen Zuschuß in Höhe des Unterschiedsbetrages zwischen 25 Deutsche Mark und dem um die gesetzlichen Abzüge verminderten durchschnittlichen kalendertäglichen Arbeitsentgelt. Das durchschnittliche kalendertägliche Arbeitsentgelt ist aus den letzten drei abgerechneten Kalendermonaten, bei wöchentlicher Abrechnung aus den letzten dreizehn abgerechneten Wochen vor Beginn der Schutzfrist nach § 3 Abs. 2 zu berechnen. Nicht nur vorübergehende Erhöhungen des Arbeitsentgeltes, die während der

Schutzfristen des § 3 Abs. 2 und § 6 Abs. 1 wirksam werden, sind ab diesem Zeitpunkt in die Berechnung einzubeziehen. Einmalig gezahltes Arbeitsentgelt (§ 23a des Vierten Buches Sozialgesetzbuch) sowie Tage, an denen infolge von Kurzarbeit, Arbeitsausfällen oder unverschuldeter Arbeitsversäumnis kein oder ein vermindertes Arbeitsentgelt erzielt wurde, bleiben außer Betracht. Ist danach eine Berechnung nicht möglich, so ist das durchschnittliche kalendertägliche Arbeitsentgelt einer gleichartig Beschäftigten zugrunde zu legen.

(2) Frauen, deren Arbeitsverhältnis während ihrer Schwangerschaft oder während der Schutzfrist des § 6 Abs. 1 vom Arbeitgeber zulässig aufgelöst worden ist, erhalten den Zuschuß nach Absatz 1 zu Lasten des Bundes von der für die Zahlung des Mutterschaftsgeldes zuständigen Stelle.

(3) Kann der Arbeitgeber seine Verpflichtung zur Zahlung des Zuschusses nach Absatz 1 für die Zeit nach Eröffnung des Konkursverfahrens oder nach rechtskräftiger Abweisung des Konkurseröffnungsantrages [8] mangels Masse bis zur zulässigen Auflösung des Arbeitsverhältnisses wegen Zahlungsunfähigkeit nicht erfüllen, erhalten die Frauen den Zuschuß zu Lasten des Bundes von der für die Zahlung des Mutterschaftsgeldes zuständigen Stelle.

§ 15 Sonstige Leistungen bei Schwangerschaft und Mutterschaft

Frauen, die in der gesetzlichen Krankenversicherung versichert sind, erhalten auch die folgenden Leistungen bei Schwangerschaft und Mutterschaft nach den Vorschriften der Reichsversicherungsordnung oder des Gesetzes über die Krankenversicherung der Landwirte:
1. ärztliche Betreuung und Hebammenhilfe,
2. Versorgung mit Arznei-, Verband- und Heilmitteln,
3. stationäre Entbindung,
4. häusliche Pflege,
5. Haushaltshilfe,
6. Entbindungsgeld.

§ 16 Freizeit für Untersuchungen

Der Arbeitgeber hat der Frau die Freizeit zu gewähren, die zur Durchführung der Untersuchungen im Rahmen der Leistungen der gesetzlichen Krankenversicherung bei Schwangerschaft und Mutterschaft erforderlich ist. Entsprechendes gilt zugunsten der Frau, die nicht in der gesetzlichen Krankenversicherung versichert ist. Ein Entgeltausfall darf hierdurch nicht eintreten.

§ 17

(*weggefallen*)

Fünfter Abschnitt: Durchführung des Gesetzes

§ 18 Auslage des Gesetzes

(1) In Betrieben und Verwaltungen, in denen regelmäßig mehr als drei Frauen beschäftigt werden, ist ein Abdruck dieses Gesetzes an geeigneter Stelle zur Einsicht auszulegen oder auszuhängen.

---

[8] Gemäß Artikel 92 des Gesetzes vom 5. Oktober 1994 (BGBl. I S. 2911) werden am 1. Januar 1999 die Worte „des Konkursverfahrens" durch die Worte „des Insolvenzverfahrens" und die Worte „des Konkurseröffnungsverfahrens" durch die Worte „des Antrags auf Eröffnung des Insolvenzverfahrens" ersetzt.

(2) Wer Heimarbeit ausgibt oder abnimmt, hat in den Räumen der Ausgabe und Abnahme einen Abdruck dieses Gesetzes an geeigneter Stelle zur Einsicht auszulegen oder auszuhängen.

§ 19 Auskunft

(1) Der Arbeitgeber ist verpflichtet, der Aufsichtsbehörde auf Verlangen
1. die zur Erfüllung der Aufgaben dieser Behörde erforderlichen Angaben wahrheitsgemäß und vollständig zu machen,
2. Die Unterlagen, aus denen Namen, Beschäftigungsart und -zeiten der werdenden und stillenden Mütter sowie Lohn- und Gehaltszahlungen ersichtlich sind, und alle sonstigen Unterlagen, die sich auf die zu Nummer 1 zu machenden Angaben beziehen, zur Einsicht vorzulegen oder einzusenden.

Die Unterlagen sind mindestens bis zum Ablauf von zwei Jahren nach der letzten Eintragung aufzubewahren.

§ 20 Aufsichtsbehörden

(1) Die Aufsicht über die Ausführung der Vorschriften dieses Gesetzes und der auf Grund dieses Gesetzes erlassenen Vorschriften obliegt den nach Landesrecht zuständigen Behörden (Aufsichtsbehörden).
(2) Die Aufsichtsbehörden haben dieselben Befugnisse und Obliegenheiten wie nach § 139 b der Gewerbeordnung die dort genannten besonderen Beamten. Das Grundrecht der Unverletzlichkeit der Wohnung (Artikel 13 des Grundgesetzes) wird insoweit eingeschränkt.

Sechster Abschnitt: Straftaten und Ordnungswidrigkeiten

§ 21 Straftaten und Ordnungswidrigkeiten

(1) Ordnungswidrig handelt der Arbeitgeber, der vorsätzlich oder fahrlässig
1. den Vorschriften der §§ 3, 4 Abs. 1 bis 3 Satz 1 oder § 6 Abs. 1 bis 3 Satz 1 über die Beschäftigungsverbote vor und nach der Entbindung,
2. den Vorschriften des § 7 Abs. 1 Satz 1 oder Abs. 2 Satz 2 über die Stillzeit,
3. den Vorschriften des § 8 Abs. 1 Satz 1 oder Abs. 3 bis 5 Satz 1 über Mehr-, Nacht- oder Sonntagsarbeit,
4. den auf Grund des § 4 Abs. 4 erlassenen Vorschriften, soweit sie für einen bestimmten Tatbestand auf diese Bußgeldvorschrift verweisen,
5. einer vollziehbaren Verfügung der Aufsichtsbehörde nach § 2 Abs. 5, § 4 Abs. 5, § 6 Abs. 3 Satz 2, § 7 Abs. 3 oder § 8 Abs. 5 Satz 2 Halbsatz 1,
6. den Vorschriften des § 5 Abs. 1 Satz 3 über die Benachrichtigung,
7. der Vorschrift des § 16 Satz 1, auch in Verbindung mit Satz 2, über die Freizeit für Untersuchungen oder
8. den Vorschriften des § 18 über die Auslage des Gesetzes oder des § 19 über die Einsicht, Aufbewahrung und Vorlage der Unterlagen und über die Auskunft
zuwiderhandelt.
(2) Die Ordnungswidrigkeit nach Absatz 1 Nr. 1 bis 5 kann mit einer Geldbuße bis zu dreißigtausend Deutsche Mark, die Ordnungswidrigkeit nach Absatz 1 Nr. 6 bis 8 mit einer Geldbuße bis zu fünftausend Deutsche Mark geahndet werden.
(3) Wer vorsätzlich eine der in Absatz 1 Nr. 1 bis 5 bezeichneten Handlungen begeht und dadurch die Frau in ihrer Arbeitskraft oder Gesundheit

gefährdet, wird mit Freiheitsstrafe bis zu einem Jahr oder mit Geldstrafe bestraft.

(4) Wer in den Fällen des Absatzes 3 die Gefahr fahrlässig verursacht, wird mit Freiheitsstrafe bis zu sechs Monaten oder mit Geldstrafe bis zu einhundertachtzig Tagessätzen bestraft.

§§ 22 und 23   (*weggefallen*)

Siebter Abschnitt: Schlußvorschriften

§ 24 In Heimarbeit Beschäftigte

Für die in Heimarbeit Beschäftigten und die ihnen Gleichgestellten gelten

1. die §§ 3, 4 und 6 mit der Maßgabe, daß an die Stelle der Beschäftigungsverbote das Verbot der Ausgabe von Heimarbeit tritt,
2. § 2 Abs. 4, § 5 Abs. 1 und 3, § 9 Abs. 1, § 11 Abs. 1, § 13 Abs. 2, die §§ 14, 16, 19 Abs. 1 und § 21 Abs. 1 mit der Maßgabe, daß an die Stelle des Arbeitgebers der Auftraggeber oder Zwischenmeister tritt.

§ 25   (*weggefallen*)

Verordnung zur ergänzenden Umsetzung der EG-Mutterschutz-Richtlinie (Mutterschutz-richtlinienverordnung – MuSchRiV)[9] vom 15. April 1997

Auf Grund
- des § 2 Abs. 4 Nr. 2 und des § 4 Abs. 4 des Mutterschutzgesetzes in der Fassung der Bekanntmachung vom 17. Januar 1997 (BGBl. I S. 22, 293),
- des § 19 Abs. 1 in Verbindung mit Abs. 3 des Chemikaliengesetzes in der Fassung der Bekanntmachung vom 25. Juli 1994 (BGBl. I S. 1703),
- des § 18 Abs. 1 in Verbindung mit § 19 des Arbeitsschutzgesetzes vom 7. August 1996 (BGBl. I S. 1246) und
- des § 8 Satz 1 des Arbeitszeitgesetzes vom 6. Juni 1994 (BGBl. I S. 1170)

verordnet die Bundesregierung:

Artikel 1: Verordnung zum Schutze der Mütter am Arbeitsplatz

§ 1 Beurteilung der Arbeitsbedingungen

(1) Der Arbeitgeber muß rechtzeitig für jede Tätigkeit, bei der werdende oder stillende Mütter durch die chemischen Gefahrstoffe, biologischen Arbeitsstoffe, physikalischen Schadfaktoren, die Verfahren oder Arbeitsbedingungen nach Anlage 1 dieser Verordnung gefährdet werden kön-

---

[9]   Die Verordnung dient der Umsetzung der Artikel 4 bis 6 der Richtlinie 92/85/EWG des Rates vom 19. Oktober 1992 über die Durchführung von Maßnahmen zur Verbesserung der Sicherheit und des Gesundheitsschutzes von schwangeren Arbeitnehmerinnen, Wöchnerinnen und stillenden Arbeitnehmerinnen am Arbeitsplatz (10. Einzelrichtlinie im Sinne des Artikels 16 Abs. 1 der Richtlinie 89/391/EWG) (ABl. EG Nr. L 348 S. 1) (EG-Mutterschutz-Richtlinie).

nen, Art, Ausmaß und Dauer der Gefährdung beurteilen. Die Pflichten nach dem Arbeitsschutzgesetz bleiben unberührt.

(2) Zweck der Beurteilung ist es,

1. alle Gefahren für die Sicherheit und Gesundheit sowie alle Auswirkungen auf Schwangerschaft oder Stillzeit der betroffenen Arbeitnehmerinnen abzuschätzen und
2. die zu ergreifenden Schutzmaßnahmen zu bestimmen.

(3) Der Arbeitgeber kann zuverlässige und fachkundige Personen schriftlich damit beauftragen, ihm obliegende Aufgaben nach dieser Verordnung in eigener Verantwortung wahrzunehmen.

§ 2 Unterrichtung

Der Arbeitgeber ist verpflichtet, werdende oder stillende Mütter sowie die übrigen bei ihm beschäftigten Arbeitnehmerinnen und, wenn ein Betriebs- oder Personalrat vorhanden ist, diesen über die Ergebnisse der Beurteilung nach § 1 und über die zu ergreifenden Maßnahmen für Sicherheit und Gesundheitsschutz am Arbeitsplatz zu unterrichten, sobald das möglich ist. Eine formlose Unterrichtung reicht aus. Die Pflichten nach dem Arbeitsschutzgesetz sowie weitergehende Pflichten nach dem Betriebsverfassungs- und den Personalvertretungsgesetzen bleiben unberührt.

§ 3 Weitere Folgerungen aus der Beurteilung

(1) Ergibt die Beurteilung nach § 1, daß die Sicherheit oder Gesundheit der betroffenen Arbeitnehmerinnen gefährdet ist und daß Auswirkungen auf Schwangerschaft oder Stillzeit möglich sind, so trifft der Arbeitgeber die erforderlichen Maßnahmen, damit durch eine einstweilige Umgestaltung der Arbeitsbedingungen und gegebenenfalls der Arbeitszeiten für werdende oder stillende Mütter ausgeschlossen wird, daß sie dieser Gefährdung ausgesetzt sind.

(2) Ist die Umgestaltung der Arbeitsbedingungen oder gegebenenfalls der Arbeitszeiten unter Berücksichtigung des Standes von Technik, Arbeitsmedizin und Hygiene sowie sonstiger gesicherter arbeitswissenschaftlicher Erkenntnisse nicht möglich oder wegen des nachweislich unverhältnismäßigen Aufwandes nicht zumutbar, so trifft der Arbeitgeber die erforderlichen Maßnahmen für einen Arbeitsplatzwechsel der betroffenen Arbeitnehmerinnen.

(3) Ist der Arbeitsplatzwechsel nicht möglich oder nicht zumutbar, dürfen werdende oder stillende Mütter so lange nicht beschäftigt werden, wie dies zum Schutze ihrer Sicherheit und Gesundheit erforderlich ist.

§ 4 Verbot der Beschäftigung

(1) Werdende oder stillende Mütter dürfen nicht mit Arbeiten beschäftigt werden, bei denen die Beurteilung ergeben hat, daß die Sicherheit oder Gesundheit von Mutter oder Kind durch die chemischen Gefahrstoffe, biologischen Arbeitsstoffe, physikalischen Schadfaktoren oder die Arbeitsbedingungen nach Anlage 2 dieser Verordnung gefährdet wird. Andere Beschäftigungsverbote aus Gründen des Mutterschutzes bleiben unberührt.

(2) § 3 gilt entsprechend, wenn eine Arbeitnehmerin, die eine Tätigkeit nach Absatz 1 ausübt, schwanger wird oder stillt und ihren Arbeitgeber davon unterrichtet.

§ 5 Besondere Beschäftigungsbeschränkungen

(1) Nicht beschäftigt werden dürfen

1. werdende oder stillende Mütter mit sehr giftigen, giftigen, gesundheitsschädlichen oder in sonstiger Weise den Menschen chronisch schädigenden Gefahrstoffen, wenn der Grenzwert überschritten wird;
2. werdende oder stillende Mütter mit Stoffen, Zubereitungen oder Erzeugnissen, die ihrer Art nach erfahrungsgemäß Krankheitserreger übertragen können, wenn sie den Krankheitserregern ausgesetzt sind;
3. werdende Mütter mit krebserzeugenden, fruchtschädigenden oder erbgutverändernden Gefahrstoffen;
4. stillende Mütter mit Gefahrstoffen nach Nummer 3, wenn der Grenzwert überschritten wird;
5. gebärfähige Arbeitnehmerinnen beim Umgang mit Gefahrstoffen, die Blei oder Quecksilberalkyle enthalten, wenn der Grenzwert überschritten wird;
6. werdende oder stillende Mütter in Druckluft (Luft mit einem Überdruck von mehr als 0,1 bar).

In Nummer 2 bleibt § 4 Abs. 2 Nr. 6 des Mutterschutzgesetzes unberührt. Nummer 3 gilt nicht, wenn die werdenden Mütter bei bestimmungsgemäßem Umgang den Gefahrstoffen nicht ausgesetzt sind.

(2) Für den Absatz 1 Satz 1 Nr. 1 bis 5 gelten die Vorschriften der Gefahrstoffverordnung entsprechend.

§ 6 Straftaten und Ordnungswidrigkeiten

(1) Ordnungswidrig im Sinne des § 25 Abs. 1 Nr. 1 des Arbeitsschutzgesetzes handelt, wer vorsätzlich oder fahrlässig entgegen § 2 eine werdende oder stillende Mutter nicht, nicht richtig oder nicht vollständig unterrichtet.

(2) Ordnungswidrig im Sinne des § 21 Abs. 1 Nr. 4 des Mutterschutzgesetzes handelt, wer vorsätzlich oder fahrlässig entgegen § 3 Abs. 3 oder § 5 Abs. 1 Satz 1 Nr. 1, 2, 3, 4 oder 6 eine werdende oder stillende Mutter beschäftigt.

(3) Ordnungswidrig im Sinne des § 26 Abs. 1 Nr. 8 Buchstabe b des Chemikaliengesetzes handelt, wer vorsätzlich oder fahrlässig entgegen § 5 Abs. 1 Satz 1 Nr. 5 eine gebärfähige Arbeitnehmerin beschäftigt.

(4) Wer vorsätzlich oder fahrlässig durch eine in Absatz 2 bezeichnete vorsätzliche Handlung eine Frau in ihrer Arbeitskraft oder Gesundheit gefährdet, ist nach § 21 Abs. 3, 4 des Mutterschutzgesetzes strafbar.

(5) Wer vorsätzlich oder fahrlässig durch eine in Absatz 3 bezeichnete Handlung das Leben oder die Gesundheit einer Frau gefährdet, ist nach § 27 Abs. 2 bis 4 des Chemikaliengesetzes strafbar.

Artikel 2: Änderung der Gefahrstoffverordnung

Gefahrstoffverordnung

Die Gefahrstoffverordnung vom 26. Oktober 1993 (BGBl. I S. 1782, 2049), zuletzt geändert durch Artikel 3 des Gesetzes vom 24. Februar 1997 (BGBl. I S. 311), wird wie folgt geändert:

1. Im Inhaltsverzeichnis wird die Angabe „§ 46 Mutterschutzgesetz" durch die Angabe „§ 46 (entfällt)" ersetzt.
2. § 15b Abs. 5 bis 7 wird aufgehoben.
3. § 20 Abs. 2 Satz 2 wird aufgehoben.
4. § 46 wird aufgehoben.
5. In § 50 Abs. 1 werden die Nummern 5, 6 und 16 aufgehoben.

Artikel 3: Änderung der Druckluftverordnung

**Druckluftverord-
nung**

Die Druckluftverordnung vom 4. Oktober 1972 (BGBl. I S. 1909), geändert durch § 69 Abs. 3 des Gesetzes vom 12. April 1976 (BGBl. I S. 965), wird wie folgt geändert:

1. Im Inhaltsverzeichnis wird die Angabe „§ 24 Bußgeldvorschriften und Hinweise auf die Anwendung der Strafvorschriften des Mutterschutzgesetzes" durch die Angabe „§ 24 (entfällt)" ersetzt.
2. In § 6 wird in der Klammer die Angabe „Nr. 1" gestrichen.
3. In § 9 Abs. 2 werden die Nummer 2 und nach dem Wort „dürfen" die Angabe „1." und nach dem Wort „Jahren" das Komma gestrichen.
4. In § 22 Abs. 1 Nr. 2 wird die Angabe „Nr. 1" gestrichen.
5. In § 22a wird die Angabe „Nr. 1" gestrichen.
6. § 24 wird aufgehoben.

Artikel 4: Inkrafttreten

Inkrafttreten

Diese Verordnung tritt am Tage nach der Verkündung in Kraft.

Der Bundesrat hat zugestimmt.
Bonn, den 15. April 1997

Anlage 1 (zu Artikel 1 § 1 Abs. 1): Nicht erschöpfende Liste der chemischen Gefahrstoffe und biologischen Arbeitsstoffe, der physikalischen Schadfaktoren sowie der Verfahren und Arbeitsbedingungen nach § 1 Abs. 1

**A. Gefahr- und
Arbeitsstoffe (Agen-
zien) und Schadfak-
toren**

1. **Chemische Gefahrstoffe**
   Folgende chemische Gefahrstoffe, soweit bekannt ist, daß sie die Gesundheit der schwangeren Arbeitnehmerin und des ungeborenen Kindes gefährden und soweit sie noch nicht in Anlage 2 dieser Verordnung aufgenommen sind:
   a. nach der Richtlinie 67/548/EWG[10] beziehungsweise nach § 4a der Gefahrstoffverordnung als R 40, R 45, R 46 und R 61 gekennzeichnete Stoffe, sofern sie noch nicht in Anlage 2 aufgenommen sind,
   b. die in Anhang I der Richtlinie 90/394/EWG[11] aufgeführten chemischen Gefahrstoffe,
   c. Quecksilber und Quecksilberderivate,
   d. Mitosehemmstoffe,
   e. Kohlenmonoxid,
   f. gefährliche chemische Gefahrstoffe, die nachweislich in die Haut eindringen

---

[10] ABl. EG Nr. 196 S. 1; Richtlinie zuletzt geändert durch die Richtlinie 92/32/ EWG (ABl. EG Nr. L 154 S. 1
[11] ABl. EG Nr. L S. 1.

2. **Biologische Arbeitsstoffe**

Biologische Arbeitsstoffe der Risikogruppen 2 bis 4 im Sinne des Artikels 2 Buchstabe d der Richtlinie 90/679/EWG[12], soweit bekannt ist, daß diese Arbeitsstoffe oder die durch sie bedingten therapeutischen Maßnahmen die Gesundheit der schwangeren Arbeitnehmerin und des ungeborenen Kindes gefährden und soweit sie noch nicht in Anlage 2 dieser Verordnung aufgenommen sind

3. **Physikalische Schadfaktoren**, die zu Schädigungen des Fötus führen und/oder eine Lösung der Plazenta verursachen können, insbesondere
   a. Stöße, Erschütterungen oder Bewegungen,
   b. Bewegen schwerer Lasten von Hand, gefahrenträchtig insbesondere für den Rücken- und Lendenwirbelbereich,
   c. Lärm,
   d. ionisierende Strahlungen,
   e. nicht ionisierende Strahlungen,
   f. extreme Kälte oder Hitze,
   g. Bewegungen und Körperhaltungen, sowohl innerhalb als auch außerhalb des Betriebs, geistige und körperliche Ermüdung und sonstige körperliche Belastungen, die mit der Tätigkeit der werdenden oder stillenden Mutter verbunden sind.

B. Verfahren

Die in Anhang I der Richtlinie 90/394/EWG aufgeführten industriellen Verfahren

C. Arbeitsbedingungen

Tätigkeiten im Bergbau unter Tage

Anlage 2 (zu Artikel 1 § 4 Abs. 1): Nicht erschöpfende Liste der chemischen Gefahrstoffe und biologischen Arbeitsstoffe, der physikalischen Schadfaktoren und der Arbeitsbedingungen nach § 4 Abs. 1

A. Werdende Mütter

1. **Gefahr- und Arbeitsstoffe (Agenzien) und Schadfaktoren**
   a. Chemische Gefahrstoffe
      Blei und Bleiderivate, soweit die Gefahr besteht, daß diese Gefahrstoffe vom menschlichen Organismus absorbiert werden. Die Bekanntmachungen des Bundesministeriums für Arbeit und Sozialordnung nach § 52 Abs. 3 der Gefahrstoffverordnung sind zu beachten.
   b. Biologische Arbeitsstoffe
      Toxoplasma,
      Rötelnvirus,
      außer in Fällen, in denen nachgewiesen wird, daß die Arbeitnehmerin durch Immunisierung ausreichend gegen diese Arbeitsstoffe geschützt ist

---

[12] ABl. EG Nr. L 374 S. 1; Richtlinie geändert durch die Richtlinie 93/88/EWG (ABl. EG Nr. L 268 S. 71), angepaßt durch die Richtlinie 95/30/EWG (ABl. EG Nr. L 155 S. 41).

c. Physikalische Schadfaktoren
Arbeit bei Überdruck, zum Beispiel in Druckkammern, beim Tauchen

2. **Arbeitsbedingungen**
Tätigkeiten im Bergbau unter Tage

B. Stillende Mütter

1. **Gefahrstoffe (Agenzien) und Schadfaktoren**
a. Chemische Gefahrstoffe
Blei und Bleiderivate, soweit die Gefahr besteht, daß diese Gefahrstoffe vom menschlichen Organismus absorbiert werden
b. Physikalische Schadfaktoren
Arbeit bei Überdruck, zum Beispiel in Druckkammern, beim Tauchen

2. **Arbeitsbedingungen**
Tätigkeiten im Bergbau unter Tage

Jede in der Schwangerenvorsorge und Geburtsvorbereitung tätige Hebamme kann mit Fragen zu dieser Thematik konfrontiert werden. Da es im Einzelfall schwierig sein kann, korrekte Auskunft zu geben, sei hier auf das Gewerbeaufsichtsamt verwiesen, das die Einhaltung der Bestimmungen aus dem Mutterschutzgesetz überwacht und als Ansprechpartner zur Verfügung steht.

Verständliche Broschüren zum Thema Mutterschutzgesetz gibt es vom Bundesministerium für Frauen und Jugend, von den Landessozialministerien und von einigen Krankenkassen.

Reichsversicherungsordnung (RVO)

Weitere gesetzliche Grundlagen der Schwangerenvorsorge für Frauen, die in einer gesetzlichen Krankenkasse versichert sind, ergeben sich aus der Reichsversicherungsordnung (RVO).

III. Leistungen bei Schwangerschaft und Mutterschaft

§ 195 [Umfang]   I. d. F. des G vom 20. 12. 1988 (BGBl I S. 2477).
(1) Die Leistungen bei Schwangerschaft und Mutterschaft umfassen
1. ärztliche Betreuung und Hebammenhilfe,
2. Versorgung mit Arznei-, Verband- und Heilmitteln,
3. stationäre Entbindung,
4. häusliche Pflege,
5. Haushaltshilfe,
6. Mutterschaftsgeld, Entbindungsgeld.
(2) $_1$Für die Leistungen nach Absatz 1 gelten die für die Leistungen nach dem SGB V geltenden Vorschriften entsprechend, soweit nichts Abweichendes bestimmt ist. $_2$§ 16 Abs. 1 SGB V gilt nicht für den Anspruch auf Mutterschaftsgeld und Entbindungsgeld. $_3$Bei Anwendung des § 65 Abs. 2 SGB V bleiben die Leistungen nach Absatz 1 unberücksichtigt.

§ 196 [Ärztliche Betreuung, Hebammenhilfe]

I. d. F. des G vom 20. 12. 1988 (BGBl I S. 2477).
(1) Die Versicherte hat während der Schwangerschaft, bei und nach der Entbindung Anspruch auf ärztliche Betreuung einschließlich der Untersuchungen zur Feststellung der Schwangerschaft und zur Schwangerenvorsorge sowie auf Hebammenhilfe.
(2) Bei Schwangerschaftsbeschwerden und im Zusammenhang mit der Entbindung erhält die Versicherte Arznei-, Verband- und Heilmittel. ₂§ 31 Abs. 3 und § 32 Abs. 2 SGB V gelten nicht.

§ 197 [Stationäre Entbindung]

₁Wird die Versicherte zur Entbindung in ein Krankenhaus oder eine andere Einrichtung aufgenommen, hat sie für sich und das Neugeborene auch Anspruch auf Unterkunft, Pflege und Verpflegung, für die Zeit nach der Entbindung jedoch für längstens 6 Tage. ₂Für diese Zeit besteht kein Anspruch auf Krankenhausbehandlung. ₃§ 39 Abs. 2 SGB V gilt entsprechend.
I. d. F. des G vom 20. 12. 1988 (BGBl I S. 2477).

§ 198 [Häusliche Pflege]

₁Die Versicherte hat Anspruch auf häusliche Pflege, soweit diese wegen Schwangerschaft oder Entbindung erforderlich ist. ₂§ 37 Abs. 3 und 4 SGB V gilt entsprechend.
I. d. F. des G vom 20. 12. 1988 (BGBl I S. 2477).

§ 199 [Haushaltshilfe]

₁Die Versicherte erhält Haushaltshilfe, soweit ihr wegen Schwangerschaft oder Entbindung die Weiterführung des Haushalts nicht möglich ist und eine andere im Haushalt lebende Person den Haushalt nicht weiterführen kann. ₂§ 38 Abs. 4 SGB V gilt entsprechend.
I. d. F. des G vom 20. 12. 1988 (BGBl I S. 2477).

§ 200 [Mutterschaftsgeld]

I. d. F. des G vom 20. 12. 1988 (BGBl I S. 2477).
(1) Weibliche Mitglieder, die bei Arbeitsunfähigkeit Anspruch auf Krankengeld haben oder denen wegen der Schutzfristen nach § 3 Abs. 2 und § 6 Abs. 1 MuSchG kein Arbeitsentgelt gezahlt wird, erhalten Mutterschaftsgeld, wenn sie vom Beginn des 10. bis zum Ende des 4. Monats vor der Entbindung mindestens 12 Wochen Mitglieder waren oder in einem Arbeitsverhältnis standen.
(2) Für Mitglieder, die bei Beginn der Schutzfrist nach § 3 Abs. 2 MuSchG in einem Arbeitsverhältnis stehen oder in Heimarbeit beschäftigt sind oder deren Arbeitsverhältnis während ihrer Schwangerschaft vom Arbeitgeber zulässig aufgelöst worden ist, wird als Mutterschaftsgeld das um die gesetzlichen Abzüge verminderte durchschnittliche kalendertägliche Arbeitsentgelt der letzten 3 abgerechneten Kalendermonate vor Beginn der Schutzfrist nach § 3 Abs. 2 MuSchG gezahlt. Es beträgt höchstens 25 DM für den Kalendertag. Einmalig gezahltes Arbeitsentgelt (§ 227 SGB V) sowie Tage, an denen infolge von Kurzarbeit, Arbeitsausfällen oder unverschuldeter Arbeitsversäumnis kein oder ein vermindertes Arbeitsentgelt erzielt wurde, bleiben außer Betracht. Ist danach eine Berechnung nicht möglich, ist das durchschnittliche kalendertägliche Arbeitsentgelt einer gleichartig Beschäftigten zugrunde zu legen. Übersteigt das Arbeitsentgelt 25 DM kalendertäglich, wird der übersteigende Betrag vom Arbeitgeber oder vom Bund nach den Vorschriften des MuSchG gezahlt. Für andere Mitglieder wird das Mutterschaftsgeld in Höhe des Krankengeldes gezahlt.

(3) Das Mutterschaftsgeld wird für die letzten 6 Wochen vor der Entbindung, den Entbindungstag und für die ersten 8 Wochen, bei Mehrlings- und Frühgeburten für die ersten 12 Wochen nach der Entbindung gezahlt. Für die Zahlung des Mutterschaftsgeldes vor der Entbindung ist das Zeugnis eines Arztes oder einer Hebamme maßgebend, in dem der mutmaßliche Tag der Entbindung angegeben ist. Das Zeugnis darf nicht früher als 1 Woche vor Beginn der Schutzfrist nach § 3 Abs. 2 MuSchG ausgestellt sein. Irrt sich der Arzt oder die Hebamme über den Zeitpunkt der Entbindung, verlängert sich die Bezugsdauer entsprechend.
(4) Der Anspruch auf Mutterschaftsgeld ruht, soweit und solange das Mitglied beitragspflichtiges Arbeitsentgelt oder Arbeitseinkommen erhält. Dies gilt nicht für einmalig gezahltes Arbeitsentgelt.

§ 200 a

gestrichen durch G vom 21. 12. 1993 (BGBl I S. 2374), **in Kraft ab 1.1.1994.**

§ 200 b
[Entbindungsgeld]

Versicherte, die keinen Anspruch auf Mutterschaftsgeld nach § 200 haben, erhalten nach der Entbindung ein Entbindungsgeld von 150 DM. Eingefügt durch G vom 21. 12. 1967 (BGBl I S. 1259). I. d. F. des G vom 20. 12. 1988 (BGBl I S. 2477).

§§ 200 c und 200 d

gestrichen durch G vom 20. 12. 1988 (BGBl I S. 2477).

IIIa. bis VI. . . .

§§ 200 e bis 224

gestrichen durch G vom 27. 7. 1992 (BGBl I S. 1398) (§§ 200 e bis 200 g), 20. 12. 1988 (BGBl I S. 2477) (§§ 201 bis 205 b, 206 bis 209 a, 210 bis 224), 4. 11. 1982 (BGBl I S. 1450) (§ 205 c), 20. 12. 1965 (BGBl I S. 2065) (§ 205 d) und 19. 6. 1950 (BGBl S. 221) (§ 209 b).

Dritter Abschnitt

§§ 225 bis 305

gestrichen durch G vom 20. 12. 1988 (BGBl I S. 2477) (§§ 225 bis 226, 231 bis 234, 238 bis 241, 243 bis 253, 255 bis 263, 265 bis 296, 298 bis 305), 10. 8. 1972 (BGBl I S. 1433) (§§ 227 bis 230, 235 bis 237 und 264), V vom 26. 7. 1930 (RGBl I S. 311) (§ 242), G vom 3. 9. 1953 (BGBl I S. 1239) (§ 254) und 18. 8. 1980 (BGBl I S. 1469) (§ 297).

Vierter Abschnitt

Verfassung

I. bis III. . . .

§§ 306 bis 348

gestrichen durch G vom 20. 12. 1988 (BGBl I S. 2477) (§§ 306 bis 313, 314 bis 318 a, 318 c, 318 d bis 326, 342 bis 348), 27. 6. 1977 (BGBl I S. 1069) (§ 313 a), 24. 6. 1975 (BGBl I S. 1536) (§ 313 b), 10. 8. 1972 (BGBl I S. 1433) (§ 318 b), 3. 8. 1967 (BGBl I S. 845) (§§ 327, 328, 332 bis 335, 337 bis 341) und 9. 1. 1926 (RGBl I S. 9) (§§ 329 bis 331 und 336).

Bundessozialhilfegesetz (BSHG)

Für Empfängerinnen von Sozialhilfe sind die Leistungen bei Schwangerschaft und Mutterschaft durch das Bundessozialhilfegesetz geregelt.

Auszug aus dem Bundessozialhilfegesetz (BSHG)

§5 Einsetzen der Sozialhilfe

Die Sozialhilfe setzt ein, sobald dem Träger der Sozialhilfe oder den von ihm beauftragten Stellen bekannt wird, daß die Voraussetzungen für die Gewährung vorliegen.

§37a Hilfe bei Schwangerschaftsabbruch oder bei Sterilisation

Bei einem nicht rechtswidrigen Abbruch einer Schwangerschaft oder bei einer nicht rechtswidrigen Sterilisation ist Hilfe zu gewähren, wenn der Eingriff von einem Arzt vorgenommen wird. Die Hilfe umfaßt die in §200f Satz 2 der Reichsversicherungsordnung genannten Leistungen.

Unterabschnitt 5a

Hilfe zur Familienplanung

§37b
Zur Familienplanung ist Hilfe zu gewähren. Maßnahmen der Hilfe sind vor allem Übernahme der Kosten
1. der notwendigen ärztlichen Beratung einschließlich der erforderlichen Untersuchungen und Verordnung,
2. der ärztlich verordneten empfängnisregelnden Mittel.

Unterabschnitt 6

Hilfe für werdende Mütter und Wöchnerinnen

§38
(1) Werdenden Müttern und Wöchnerinnen ist Hilfe zu gewähren.
(2) Die Hilfe umfaßt
1. ärztliche Betreuung und Hilfe sowie Hebammenhilfe,
2. Versorgung mit Arznei-, Verband- und Heilmitteln,
3. einen Pauschbetrag für die im Zusammenhang mit der Entbindung entstehenden Aufwendungen,
4. Pflege in einer Anstalt oder einem Heim sowie häusliche Wartung und Pflege nach den Bestimmungen des §69 Abs.2,
5. Mutterschaftsgeld.
Die Leistungen sollen in der Regel den Leistungen entsprechen, die nach den Vorschriften über die gesetzliche Krankenversicherung Versicherten für ihre Familienangehörigen gewährt werden; erhöhen die Ortskrankenkassen durch ihre Satzung den Betrag des Mutterschaftsgeldes, so kann der Träger der Sozialhilfe, dessen Bereich mit dem der Kassen ganz oder teilweise übereinstimmt, diese Leistungen bis zur gleichen Höhe, bei unterschiedlichen Erhöhungen bis zum Betrage der geringsten Erhöhung, gewähren. Satz 1 Nr.5 und §23 Abs.1 Nr.3 sind nebeneinander anzuwenden.

§121 Erstattung von Aufwendungen anderer

Hat jemand in einem Eilfall einem anderen Hilfe gewährt, die der Träger der Sozialhilfe bei rechtzeitiger Kenntnis nach diesem Gesetz gewährt haben würde, sind ihm auf Antrag die Aufwendungen in gebotenem Umfange zu erstatten, wenn er sie nicht auf Grund rechtlicher oder sittlicher Pflicht selbst zu tragen hat. Dies gilt nur, wenn er den Antrag innerhalb angemessener Frist stellt.

Gesetz über die Gewährung von Erziehungsurlaub und Erziehungsgeld (Bundeserziehungsgeldgesetz – BErzGG)

Vom 6. Dezember 1985 (BGBl. I S. 2154)
in der Fassung vom 25. Juli 1989 (BGBl. I S. 1550)

Erster Abschnitt: Erziehungsgeld

§1 Berechtigte

(1) Anspruch auf Erziehungsgeld hat, wer
1. einen Wohnsitz oder seinen gewöhnlichen Aufenthalt im Geltungsbereich dieses Gesetzes hat,
2. mit einem Kind, für das ihm die Personensorge zusteht, in einem Haushalt lebt,
3. dieses Kind selbst betreut und erzieht und
4. keine oder keine volle Erwerbstätigkeit ausübt.

   Für den Anspruch eines Ausländers ist Voraussetzung, daß er im Besitz einer Aufenthaltsgenehmigung oder Aufenthaltserlaubnis ist, die nicht nur für einen bestimmten seiner Natur nach vorübergehenden Zweck erteilt worden ist.

(2) Anspruch auf Erziehungsgeld hat auch, wer ohne eine der Voraussetzungen des Absatzes 1 Nr. 1 zu erfüllen,
1. von seinem im Geltungsbereich dieses Gesetzes ansässigen Arbeitgeber oder Dienstherrn zur vorübergehenden Dienstleistung in ein Gebiet außerhalb dieses Geltungsbereiches entsandt, abgeordnet, versetzt oder kommandiert ist,
2. als Bediensteter der Deutschen Bundesbahn, der Deutschen Bundespost oder der Bundesfinanzverwaltung in einem der Bundesrepublik Deutschland benachbarten Staat beschäftigt ist,
3. Versorgungsbezüge nach beamten- oder soldatenrechtlichen Vorschriften oder Grundsätzen oder eine Versorgungsrente von einer Zusatzversorgungsanstalt für Arbeitnehmer des öffentlichen Dienstes erhält, oder
4. Entwicklungshelfer im Sinne des §1 des Entwicklungshelfer-Gesetzes ist.

   Dies gilt auch für den Ehegatten einer hiernach berechtigten Person, wenn die Ehegatten in einem Haushalt leben.

(3) Einem in Absatz 1 Nr. 2 genannten Kind steht gleich
1. ein Kind, das mit dem Ziel der Annahme als Kind in die Obhut des Annehmenden aufgenommen ist,

2. ein Stiefkind, das der Antragsteller in seinen Haushalt aufgenommen hat.

(4) Anspruch auf Erziehungsgeld hat auch, wer als

1. Angehöriger eines Mitgliedstaates der Europäischen Gemeinschaften oder

2. Grenzgängerin aus Österreich oder der Schweiz

ein Arbeitsverhältnis im Geltungsbereich dieses Gesetzes hat und die Voraussetzungen des Absatzes 1 Nr. 2 bis 4 erfüllt.

(5) Der Anspruch auf Erziehungsgeld bleibt unberührt, wenn der Antragsteller aus einem wichtigen Grund die Betreuung und Erziehung des Kindes nicht sofort aufnehmen kann oder sie unterbrechen muß.

§ 2 Nicht volle Erwerbstätigkeit

(1) Der Antragsteller übt keine volle Erwerbstätigkeit aus, wenn

1. die wöchentliche Arbeitszeit 19 Stunden nicht übersteigt,

2. bei einer Beschäftigung, die nicht die Beitragspflicht nach dem Arbeitsförderungsgesetz begründet, die durch Gesetz oder auf Grund eines Gesetzes festgelegte Mindestdauer einer Teilzeitbeschäftigung nicht überschritten wird, oder

3. eine Beschäftigung zur Berufsausbildung ausgeübt wird.

(2) Einer vollen Erwerbstätigkeit stehen gleich:

1. der Bezug von Arbeitslosengeld,

2. der Bezug von Krankengeld, Übergangsgeld und Unterhaltsgeld, wenn der Bemessung dieser Leistung ein Arbeitsentgelt für eine Beschäftigung mit einer wöchentlichen Arbeitszeit von mehr als 19 Stunden oder ein entsprechendes Arbeitseinkommen zugrunde liegt; diese Regelung gilt nicht für die zu ihrer Berufsbildung Beschäftigten.

(3) Während des Bezuges von Arbeitslosengeld wird Erziehungsgeld gewährt, wenn dem Arbeitnehmer nach der Geburt eines Kindes aus einem Grund gekündigt worden ist, den er nicht zu vertreten hat, die Kündigung nach § 9 des Mutterschutzgesetzes oder § 18 zulässig war und der Wegfall des Erziehungsgeldes für ihn eine unbillige Härte bedeuten würde.

(4) Während des Bezugs von Erziehungsgeld wird der Anspruch auf Arbeitslosenhilfe nicht dadurch ausgeschlossen, daß der Arbeitnehmer wegen der Betreuung und Erziehung eines Kindes die Voraussetzungen des § 103 Abs. 1 Satz 1 Nr. 1 und 2 des Arbeitsförderungsgesetzes nicht erfüllt; insoweit ist § 136 Abs. 2 Satz 2 des Arbeitsförderungsgesetzes nicht anzuwenden.

§ 3 Zusammentreffen von Ansprüchen; Änderung in der Person des Berechtigten

(1) Für die Betreuung und Erziehung eines Kindes wird nur einer Person Erziehungsgeld gewährt. Werden in einem Haushalt mehrere Kinder betreut und erzogen, wird für jedes nach dem 30. Juni 1989 geborene Kind Erziehungsgeld gewährt.

(2) Erfüllen beide Ehegatten die Anspruchsvoraussetzungen, so wird das Erziehungsgeld demjenigen gewährt, den sie zum Berechtigten bestimmen. Dabei kann jeder Ehegatte für einen zusammenhängenden Teil des Zeitraums, für den Erziehungsgeld gewährt wird, zum Berechtigten bestimmt werden. Die Bestimmung ist schriftlich gegenüber der zuständigen Stelle zu erklären. Wird diese Bestimmung nicht bis zum Ablauf des dritten Lebensmonats des Kindes getroffen oder wird keine Einigung erzielt, ist die Ehefrau die Berechtigte.

(3) Die Bestimmung nach Absatz 2 kann nur geändert werden, wenn aus einem wichtigen Grund die Betreuung und Erziehung des Kindes durch die Person, die Erziehungsgeld bezieht, nicht mehr sichergestellt werden kann.

(4) Der Wechsel in der Anspruchsberechtigung wird mit Beginn des folgenden Lebensmonats des Kindes wirksam.

§ 4 Beginn und Ende des Anspruchs

(1) Erziehungsgeld wird vom Tag der Geburt bis zur Vollendung des zwölften Lebensmonats gewährt. Für Kinder, die nach dem 30. Juni 1989 geboren werden, wird Erziehungsgeld bis zur Vollendung des fünfzehnten Lebensmonats, für Kinder, die nach dem 30. Juni 1990 geboren werden, bis zur Vollendung des achtzehnten Lebensmonats gewährt. Für angenommene und Kinder im Sinne des § 1 Abs. 3 Nr. 1 wird Erziehungsgeld von der Inobhutnahme an für die jeweils geltende Bezugsdauer, längstens bis zur Vollendung des dritten Lebensjahres gewährt, wenn das Kind nach dem 30. Juni 1989 geboren ist; Erziehungsgeld, das den leiblichen Eltern gewährt worden ist, wird angerechnet.

(2) Das Erziehungsgeld wird auf schriftlichen Antrag gewährt, rückwirkend höchstens für sechs Monate vor Antragstellung.

(3) Vor Erreichen der Altersgrenze (Absatz 1) endet der Anspruch mit dem Ablauf des Lebensmonats, in dem eine der Anspruchsvoraussetzungen entfallen ist. In den Fällen des § 16 Abs. 4 wird das Erziehungsgeld bis zur Beendigung des Erziehungsurlaubs weitergewährt.

§ 5 Höhe des Erziehungsgeldes; Einkommensgrenze

(1) Das Erziehungsgeld beträgt 600 Deutsche Mark monatlich.

(2) Vom Beginn des siebten Lebensmonats an wird das Erziehungsgeld gemindert, wenn das Einkommen nach § 6 bei Verheirateten, die von ihrem Ehegatten nicht dauernd getrennt leben, 29 400 Deutsche Mark und bei anderen Berechtigten 23 700 Deutsche Mark übersteigt. Diese Beträge erhöhen sich um 4200 Mark für jedes weitere Kind des Berechtigten oder seines nicht dauernd von ihm getrennt lebenden Ehegatten, für das ihm oder seinem Ehegatten Kindergeld gewährt wird oder ohne Anwendung des § 8 Abs. 1 des Bundeskindergeldgesetzes gewährt würde. Maßgeblich sind die Verhältnisse am Beginn des siebten Lebensmonats.

(3) Übersteigt das Einkommen die Grenze nach Absatz 2, mindert sich das Erziehungsgeld um den zwölften Teil von 40 vom Hundert des die Grenze übersteigenden Einkommens (§ 6).

(4) Das Erziehungsgeld wird im Laufe des Lebensmonats gezahlt, für den es bestimmt ist. Soweit Erziehungsgeld für Teile von Monaten zu leisten ist, beträgt es für einen Kalendertag ein Dreißigstel von 600 Deutsche Mark. Ein Betrag von monatlich weniger als 40 Deutsche Mark wird ab dem siebten Lebensmonat des Kindes nicht gewährt. Auszuzahlende Beträge sind auf Deutsche Mark zu runden, und zwar unter 50 Deutsche Pfennige nach unten, sonst nach oben.

§ 6 Einkommen

(1) Als Einkommen gilt die Summe der im vorletzten Kalenderjahr vor der Geburt oder bei angenommenen Kindern vor der Inobhutnahme erzielten positiven Einkünfte im Sinne des § 2 Abs. 1 und 2 des Einkommensteuergesetzes des Berechtigten und seines nicht dauernd von ihm getrennt lebenden Ehegatten, und zwar so, wie sie der Besteuerung

zugrunde gelegt worden sind. Ein Ausgleich mit Verlusten aus anderen Einkunftsarten und mit Verlusten des Ehegatten ist nicht zulässig. Steht das Einkommen des vorletzten Kalenderjahres vor der Geburt nicht fest, so kann der Berechtigte das Einkommen glaubhaft machen; Absatz 4 Satz 3 ist anzuwenden.

(2) Vom Einkommen nach Absatz 1 werden abgezogen

1. die Einkommensteuer und die Kirchensteuer für das nach Absatz 1 oder 4 maßgebliche Kalenderjahr,

2. die steuerlich anerkannten Vorsorgeaufwendungen für das nach Absatz 1 oder 4 maßgebliche Kalenderjahr, soweit sie im Rahmen der Höchstbeträge nach § 10 des Einkommensteuergesetzes abziehbar sind, zumindest die Vorsorgepauschale oder der Vorsorge-Pauschbetrag (§ 10 c des Einkommensteuergesetzes),

3. die Unterhaltsleistungen des Berechtigten oder seines nicht dauernd von ihm getrennt lebenden Ehegatten in dem nach Absatz 1 oder 4 maßgeblichen Kalenderjahr

   a) an Kinder, für die die Einkommensgrenze nicht nach § 5 Abs. 2 Satz 2 erhöht worden ist, jedoch nur bis zu dem durch Unterhaltstitel oder durch Vereinbarung festgelegten Betrag.

   b) an sonstige Personen, soweit die Leistungen nach § 10 Abs. 1 Nr. 1 oder § 33 a Abs. 1 des Einkommensteuergesetzes berücksichtigt werden,

4. die Beträge, die in dem nach Absatz 1 oder 4 maßgeblichen Kalenderjahr wie Sonderausgaben nach § 10 e des Einkommensteuergesetzes berücksichtigt worden sind, soweit sie die Summe der positiven Einkünfte, die der Berechtigte und sein nicht dauernd von ihm getrennt lebender Ehegatte in diesem Jahr aus Vermietung und Verpachtung hatten, nicht übersteigen.

(3) Ist der Berechtigte in der Zeit, in der das Erziehungsgeld einkommensabhängig ist, nicht erwerbstätig, bleiben sein im vorletzten Kalenderjahr erzieltes Erwerbseinkommen und die darauf entfallende Einkommen- und Kirchensteuer unberücksichtigt.

(4) Auf Antrag ist das Einkommen des Kalenderjahres zugrunde zu legen, in dem der siebte Lebensmonat des Kindes beginnt, wenn es voraussichtlich geringer ist als im vorletzten Kalenderjahr vor der Geburt. Hierbei ist Absatz 3 entsprechend anzuwenden. Für diesen Fall wird das Erziehungsgeld unter dem Vorbehalt der Rückforderung gewährt.

§ 7 Vorrang von Mutterschaftsgeld und entsprechenden Bezügen während der Schutzfrist

Für die Zeit vor oder nach der Geburt laufend zu zahlendes Mutterschaftsgeld, das der Mutter nach der Reichsversicherungsordnung, dem Gesetz über die Krankenversicherung der Landwirte oder dem Mutterschutzgesetz gewährt wird, wird auf das Erziehungsgeld angerechnet. Das gleiche gilt für die Dienstbezüge und Anwärterbezüge, die nach beamten- oder soldatenrechtlichen Vorschriften für die Zeit der Beschäftigungsverbote gezahlt werden. Soweit die Mutter, die mit dem Vater des Kindes in einem Haushalt lebt, Leistungen (Sätze 1 und 2) erhält, werden diese auch auf das Erziehungsgeld des Vaters angerechnet.

§ 8 Andere Sozialleistungen

(1) Das Erziehungsgeld und vergleichbare Leistungen der Länder sowie das Mutterschaftsgeld nach § 7 Satz 1 und Leistungen nach § 7 Satz 2, soweit sie auf das Erziehungsgeld angerechnet worden sind, bleiben als

Einkommen bei Sozialleistungen, deren Gewährung von anderen Einkommen abhängig ist, unberücksichtigt. Bei gleichzeitiger Gewährung von Erziehungsgeld und vergleichbaren Leistungen der Länder sowie von Sozialhilfe findet § 15 b des Bundessozialhilfegesetzes keine Anwendung. (2) Auf Rechtsvorschriften beruhende Leistungen anderer, auf die kein Anspruch besteht dürfen nicht deshalb versagt werden, weil in diesem Gesetz Leistungen vorgesehen sind. (3) Leistungen, die außerhalb des Geltungsbereiches dieses Gesetzes in Anspruch genommen werden und dem Erziehungsgeld oder dem Mutterschaftsgeld vergleichbar sind, schließen Erziehungsgeld aus.

§9 Unterhalts-pflichten

Unterhaltsverpflichtungen werden durch die Gewährung des Erziehungsgeldes und anderer vergleichbarer Leistungen der Länder nicht berührt. Dies gilt nicht in den Fällen des § 1361 Abs. 3, der §§ 1579, 1603 Abs. 2 und des § 1611 Abs. 1 des Bürgerlichen Gesetzbuchs.

§10 Zuständigkeit, Verfahren bei der Ausführung

(1) Die Landesregierungen oder die von ihnen bestimmten Stellen bestimmen die für die Ausführung dieses Gesetzes zuständigen Behörden. (2) Bei der Ausführung des Ersten Abschnitts ist das Erste Kapitel des Zehnten Buchs Sozialgesetzbuch anzuwenden.

§11 Kostentragung

Der Bund trägt die Ausgaben für das Erziehungsgeld.

§12 Einkommens- und Arbeitszeit-nachweis; Aus-kunftspflicht des Arbeitgebers

(1) § 60 Abs. 1 des Ersten Buches Sozialgesetzbuch gilt auch für den Ehegatten des Antragstellers. (2) Soweit es zur Durchführung des § 5 Abs. 2 und 3 und des § 6 erforderlich ist, haben die Arbeitgeber ihren Arbeitnehmern Bescheinigungen über den Arbeitslohn und die geleistete Arbeitszeit sowie die einbehaltenen Steuern und Sozialabgaben auszustellen. (3) Die nach dem Bundeskindergeldgesetz erhobenen Daten können auch für die Ausführung des Ersten Abschnitts dieses Gesetzes verwendet werden.

§13 Rechtsweg

Über öffentlich-rechtliche Streitigkeiten in Angelegenheiten der §§ 1 bis 12 entscheiden die Gerichte der Sozialgerichtsbarkeit. Die für Rechtsstreitigkeiten in Angelegenheiten der Rentenversicherung anzuwendenden Vorschriften gelten mit Ausnahme des § 78 Abs. 2 des Sozialgerichtsgesetzes entsprechend. § 85 Abs. 2 Nr. 2 des Sozialgerichtsgesetzes gilt mit der Maßgabe, daß die zuständige Stelle nach § 10 Abs. 1 Satz 1 bestimmt wird. Entscheidungen, die abweichend von den Regelungen und den Sätzen 2 und 3 vor dem 31. Dezember 1986 ergangen sind, können deswegen nicht angefochten werden.

§14 Bußgeldvor-schrift

(1) Ordnungswidrig handelt, wer vorsätzlich oder fahrlässig entgegen
1. § 60 Abs. 1 Nr. 1 oder 3 des Ersten Buches Sozialgesetzbuch in Verbindung mit § 12 Abs. 1 auf Verlangen die leistungserheblichen Tatsachen nicht angibt oder Beweisurkunden nicht vorlegt,
2. § 60 Abs. 1 Nr. 2 des Ersten Buches Sozialgesetzbuch eine Änderung in den Verhältnissen, die für den Anspruch auf Erziehungsgeld erheblich ist, der nach § 10 zuständigen Behörde nicht, nicht richtig, nicht vollständig oder nicht rechtzeitig mitteilt oder

3. § 12 Abs. 2 auf Verlangen eine Bescheinigung nicht, nicht richtig oder nicht vollständig ausstellt.

(2) Die Ordnungswidrigkeit kann mit einer Geldbuße geahndet werden.

(3) Verwaltungsbehörden im Sinne des § 36 Abs. 1 Nr. 1 des Gesetzes über Ordnungswidrigkeiten sind die nach § 10 zuständigen Behörden.

Zweiter Abschnitt: Erziehungsurlaub für Arbeitnehmer

§ 15 Anspruch auf Erziehungsurlaub; Teilzeitbeschäftigung neben dem Bezug von Erziehungsgeld

(1) Arbeitnehmer haben Anspruch auf Erziehungsurlaub, wenn sie einen Anspruch auf Erziehungsgeld haben oder nur deshalb nicht haben, weil die Voraussetzungen des § 1 Abs. 1 Satz 2 nicht vorliegen oder das Einkommen (§ 6) die Einkommensgrenze (§ 5 Abs. 2) übersteigt. Der Erziehungsurlaub wird nach Maßgabe des § 16 für denselben Zeitraum wie das Erziehungsgeld gewährt.

(2) Ein Anspruch auf Erziehungsurlaub besteht nicht, solange

1. die Mutter als Wöchnerin bis zum Ablauf von acht Wochen, bei Früh- und Mehrlingsgeburten von zwölf Wochen, nicht beschäftigt werden darf oder

2. der mit dem Erziehungsgeldberechtigten in einem Haushalt lebende Ehegatte nicht erwerbstätig ist; das gilt nicht, wenn der Ehegatte arbeitslos ist oder sich in Ausbildung befindet.

Satz 1 Nr. 1 gilt nicht, wenn ein Kind in Adoptionspflege genommen ist oder wegen eines anderen Kindes Erziehungsurlaub in Anspruch genommen wird.

(3) Kann die Betreuung und Erziehung des Kindes in den Fällen des Absatzes 2 nicht sichergestellt werden, so hat auch der erwerbstätige Ehegatte einen Anspruch auf Erziehungsurlaub.

(4) Der Anspruch kann nicht durch Vertrag ausgeschlossen oder beschränkt werden.

(5) Während des Erziehungsurlaubs darf eine nach § 1 Abs. 1 Nr. 4 und § 2 Abs. 1 zulässige Teilzeitarbeit nicht bei einem anderen Arbeitgeber geleistet werden.

§ 16 Inanspruchnahme des Erziehungsurlaubs

(1) Der Arbeitnehmer muß den Erziehungsurlaub spätestens vier Wochen vor dem Zeitpunkt, von dem ab er ihn in Anspruch nehmen will, von dem Arbeitgeber verlangen und gleichzeitig erklären, bis zu welchem Lebensmonat des Kindes er den Erziehungsurlaub in Anspruch nehmen will. Eine Verlängerung kann nur verlangt werden, wenn ein vorgesehener Wechsel in der Anspruchsberechtigung aus einem wichtigen Grund nicht erfolgen kann.

(2) Kann der Arbeitnehmer aus einem von ihm nicht zu vertretenden Grund einen sich unmittelbar an das Beschäftigungsverbot des § 6 Abs. 1 des Mutterschutzgesetzes anschließenden Erziehungsurlaub nicht rechtzeitig verlangen, kann er dies innerhalb einer Woche nach Wegfall des Grundes nachholen.

(3) Der Erziehungsurlaub endet nicht dadurch, daß der Anspruch auf Erziehungsgeld entfällt. Er kann jedoch mit Zustimmung des Arbeitgebers vorzeitig beendet werden. Satz 1 gilt nicht, wenn ein Wechsel nach § 3 Abs. 3 erfolgt ist. Hat der Arbeitgeber für den bisherigen Anspruchsbe-

rechtigten befristet eine Ersatzkraft eingestellt, so endet der Erziehungsurlaub, vorbehaltlich des Satzes 2, jedoch erst zu dem Zeitpunkt, zu dem
der Arbeitgeber das Arbeitsverhältnis mit der Ersatzkraft nach § 21 Abs. 4
frühestens kündigen könnte. Ein erneuter Antritt des Erziehungsurlaubs
ist ausgeschlossen.
(4) Stirbt das Kind während des Erziehungsurlaubs, endet dieser spätestens drei Wochen nach dem Tode des Kindes. Absatz 3 Satz 4 gilt sinnge-
mäß.
(5) Anspruchsvoraussetzungen für den Erziehungsurlaub können durch
Vorlage des Bewilligungsbescheides über das Erziehungsgeld dargelegt
und bewiesen werden. Eine Änderung in der Anspruchsberechtigung hat
der Arbeitnehmer dem Arbeitgeber unverzüglich mitzuteilen und einen
Bescheid über den Wegfall des Erziehungsgeldes vorzulegen.

§ 17 Erholungs-urlaub

(1) Der Arbeitgeber kann den Erholungsurlaub, der dem Arbeitnehmer
für das Urlaubsjahr aus dem Arbeitsverhältnis zusteht, für jeden vollen
Kalendermonat, für den der Arbeitnehmer Erziehungsurlaub nimmt, um
ein Zwölftel kürzen. Satz 1 gilt nicht, wenn der Arbeitnehmer während
des Erziehungsurlaubs bei seinem Arbeitgeber Teilzeitarbeit leistet.
(2) Hat der Arbeitnehmer den ihm zustehenden Urlaub vor dem Beginn
des Erziehungsurlaubs nicht oder nicht vollständig erhalten, so hat der
Arbeitgeber den Resturlaub nach dem Erziehungsurlaub im laufenden
oder im nächsten Urlaubsjahr zu gewähren.
(3) Endet das Arbeitsverhältnis während des Erziehungsurlaubs oder setzt
der Arbeitnehmer im Anschluß an den Erziehungsurlaub das Arbeitsverhältnis nicht fort, so hat der Arbeitgeber den noch nicht gewährten
Urlaub abzugelten.
(4) Hat der Arbeitnehmer vor dem Beginn des Erziehungsurlaubs mehr
Urlaub erhalten, als ihm nach Absatz 1 zusteht, so kann der Arbeitgeber
den Urlaub, der dem Arbeitnehmer nach dem Ende des Erziehungsurlaubs zusteht, um die zuviel gewährten Urlaubstage kürzen.

§ 18 Kündigungs-schutz

(1) Der Arbeitgeber darf das Arbeitsverhältnis während des Erziehungsurlaubs nicht kündigen. Die für den Arbeitsschutz zuständige oberste Landesbehörde oder die von ihr bestimmte Stelle kann in besonderen Fällen
ausnahmsweise die Kündigung für zulässig erklären. Der Bundesminister
für Arbeit und Sozialordnung wird ermächtigt, mit Zustimmung des Bundesrates allgemeine Verwaltungsvorschriften zur Durchführung des Satzes 2 zu erlassen.
(2) Absatz 1 gilt entsprechend, wenn der Arbeitnehmer
1. Während des Erziehungsurlaubs bei seinem Arbeitgeber Teilzeitarbeit
   leistet oder
2. ohne Erziehungsurlaub in Anspruch zu nehmen, bei seinem Arbeitgeber Teilzeitarbeit leistet und Anspruch auf Erziehungsgeld hat oder
   nur deshalb nicht hat, weil das Einkommen (§ 6) die Einkommensgrenze (§ 5 Abs. 2) übersteigt. Der Kündigungsschutz nach Nummer 2
   besteht nicht, solange kein Anspruch auf Erziehungsurlaub nach § 15
   besteht.

§19 Kündigung durch den Erziehungsurlaubsberechtigten

Zum Ende des Erziehungsurlaubs kann der Erziehungsberechtigte das Arbeitsverhältnis nur unter Einhaltung einer Kündigungsfrist von drei Monaten kündigen.

§20 Zur Berufsbildung Beschäftigte; in Heimarbeit Beschäftigte

(1) Die zu ihrer Berufsbildung Beschäftigten gelten als Arbeitnehmer im Sinne dieses Gesetzes. Die Zeit des Erziehungsurlaubs wird auf Berufsbildungszeiten nicht angerechnet.

(2) Anspruch auf Erziehungsurlaub haben auch die in Heimarbeit Beschäftigten und die ihnen Gleichgestellten (§ 1 Abs. 1 und 2 des Heimarbeitsgesetzes), soweit sie am Stück mitarbeiten. Für sie tritt an die Stelle des Arbeitgebers der Auftraggeber oder Zwischenmeister und an die Stelle des Arbeitsverhältnisses das Beschäftigungsverhältnis.

§21 Befristete Arbeitsverträge

(1) Ein sachlicher Grund, der die Befristung eines Arbeitsvertrages rechtfertigt, liegt vor wenn ein Arbeitgeber einen Arbeitnehmer zur Vertretung eines Arbeitnehmers für die Dauer der Beschäftigungsverbote nach dem Mutterschutzgesetz oder für die Dauer eines zu Recht verlangten Erziehungsurlaubs oder für beide Zeiten zusammen oder für Teile davon einstellt.

(2) Über die Dauer der Vertretung nach Absatz 1 hinaus ist die Befristung für notwendige Zeiten einer Einarbeitung zulässig.

(3) Die Dauer der Befristung des Arbeitsvertrages muß kalendermäßig bestimmt oder bestimmbar sein.

(4) Das befristete Arbeitsverhältnis kann unter Einhaltung einer Frist von drei Wochen gekündigt werden, wenn der Erziehungsurlaub ohne Zustimmung des Arbeitgebers nach § 16 Abs. 3 Satz 3 und 4 vorzeitig beendet werden kann und der Arbeitnehmer dem Arbeitgeber die vorzeitige Beendigung seines Erziehungsurlaubs mitgeteilt hat; die Kündigung ist frühestens zu dem Zeitpunkt zulässig, zu dem der Erziehungsurlaub endet.

(5) Das Kündigungsschutzgesetz ist im Falle des Absatzes 4 nicht anzuwenden.

(6) Absatz 4 gilt nicht, soweit seine Anwendung vertraglich ausgeschlossen ist.

(7) Hängt die Anwendung arbeitsrechtlicher Gesetze oder Verordnungen von der Zahl der beschäftigten Arbeitnehmer ab, ist bei der Ermittlung dieser Zahl der Arbeitnehmer, der Erziehungsurlaub zu Recht verlangt hat, für die Zeit bis zur Beendigung des Erziehungsurlaubs nicht mitzuzählen, solange für ihn auf Grund von Absatz 1 ein Vertreter eingestellt ist. Dies gilt nicht, wenn nach diesen Vorschriften der Vertreter nicht mitzuzählen ist. Die Sätze 1 und 2 gelten entsprechend, wenn die Anwendung arbeitsrechtlicher Gesetze oder Verordnungen von der Zahl der Arbeitsplätze abhängt.

Allgemeine Verwaltungsvorschriften zum Kündigungsschutz bei Erziehungsurlaub

(§ 18 Abs. 1 Satz 3 des Bundeserziehungsgeldgesetzes)
Vom 2. Januar 1986 (BAnz. S. 4)
Nach § 18 Abs. 1 Satz 3 des Bundeserziehungsgeldgesetzes vom 6. Dezember 1985 (BGBl. I S. 2154) werden mit Zustimmung des Bundesrates folgende Allgemeine Verwaltungsvorschriften erlassen:

§ 1 Prüfung durch oberste Arbeitsschutzbehörde

Die für den Arbeitsschutz zuständige oberste Landesbehörde oder die von ihr bestimmte Stelle (Behörde) hat zu prüfen, ob ein besonderer Fall gegeben ist. Ein solcher besonderer Fall liegt vor, wenn es gerechtfertigt erscheint, daß das nach § 18 Abs. 1 Satz 1 des Gesetzes als vorrangig angesehene Interesse des Arbeitnehmers am Fortbestand des Arbeitsverhältnisses wegen außergewöhnlicher Umstände hinter die Interessen des Arbeitgebers zurücktritt.

§ 2 Zulässigkeit der Kündigung im Erziehungsurlaub

(1) Bei der Prüfung nach Maßgabe des § 1 hat die Behörde davon auszugehen, daß ein besonderer Fall im Sinne des § 18 Abs. 1 Satz 2 des Gesetzes insbesondere dann gegeben ist, wenn
1. der Betrieb, in dem der Arbeitnehmer beschäftigt ist, stillgelegt wird und der Arbeitnehmer nicht in einem anderen Betrieb des Unternehmens weiterbeschäftigt werden kann,
2. die Betriebsabteilung, in der der Arbeitnehmer beschäftigt ist, stillgelegt wird und der Arbeitnehmer nicht in einer anderen Betriebsabteilung des Betriebes oder in einem anderen Betrieb des Unternehmens weiterbeschäftigt werden kann.
3. der Betrieb oder die Betriebsabteilung, in denen der Arbeitnehmer beschäftigt ist, verlagert wird und der Arbeitnehmer an dem neuen Sitz des Betriebes oder der Betriebsabteilung und auch in einer anderen Betriebsabteilung oder in einem anderen Betrieb des Unternehmens nicht weiterbeschäftigt werden kann,
4. der Arbeitnehmer in den Fällen der Nummern 1 bis 3 eine ihm vom Arbeitgeber angebotene, zumutbare Weiterbeschäftigung auf einem anderen Arbeitsplatz ablehnt,
5. durch die Aufrechterhaltung des Arbeitsverhältnisses nach Beendigung des Erziehungsurlaubs die Existenz des Betriebes oder die wirtschaftliche Existenz des Arbeitgebers gefährdet wird,
6. besonders schwere Verstöße des Arbeitnehmers gegen arbeitsvertragliche Pflichten oder vorsätzliche strafbare Handlungen des Arbeitnehmers dem Arbeitgeber die Aufrechterhaltung des Arbeitsverhältnisses unzumutbar machen.

(2) Ein besonderer Fall im Sinne des § 18 Abs. 1 Satz 2 des Gesetzes kann auch dann gegeben sein, wenn die wirtschaftliche Existenz des Arbeitgebers durch die Aufrechterhaltung des Arbeitsverhältnisses nach Beendigung des Erziehungsurlaubs unbillig erschwert wird, so daß er in die Nähe der Existenzgefährdung kommt. Eine solche unbillige Erschwerung kann auch dann angenommen werden, wenn der Arbeitgeber in die Nähe der Existenzgefährdung kommt, weil

1. der Arbeitnehmer in einem Betrieb mit in der Regel 5 oder weniger Arbeitnehmern ausschließlich der zu ihrer Berufsbildung Beschäftigten beschäftigt ist und der Arbeitgeber zur Fortführung des Betriebes dringend auf eine entsprechend qualifizierte Ersatzkraft angewiesen ist, die er nur einstellen kann, wenn er mit ihr einen unbefristeten Arbeitsvertrag abschließt; bei der Feststellung der Zahl der beschäftigten Arbeitnehmer sind nur Arbeitnehmer zu berücksichtigen, deren regelmäßige Arbeitszeit wöchentlich 10 Stunden oder monatlich 45 Stunden übersteigt, oder
2. der Arbeitgeber wegen der Aufrechterhaltung des Arbeitsverhältnisses nach Beendigung des Erziehungsurlaubs keine entsprechend qualifizierte Ersatzkraft für einen nur befristeten Arbeitsvertrag findet und deshalb mehrere Arbeitsplätze wegfallen müßten.

§ 3 Entscheidung nach pflichtgemäßem Ermessen

Kommt die Behörde zu dem Ergebnis, daß ein besonderer Fall im Sinne des § 18 Abs. 1 Satz 2 des Gesetzes gegeben ist, so hat sie im Rahmen ihres pflichtgemäßen Ermessens zu entscheiden, ob das Interesse des Arbeitgebers an einer Kündigung während des Erziehungsurlaubs so erheblich überwiegt, daß ausnahmsweise die vom Arbeitgeber beabsichtigte Kündigung für zulässig zu erklären ist.

§ 4 Schriftlicher Antrag

Die Zulässigkeitserklärung der Kündigung hat der Arbeitgeber bei der für den Sitz des Betriebes oder der Dienststelle zuständigen Behörde schriftlich oder zu Protokoll zu beantragen. Im Antrag sind der Arbeitsort und die vollständige Anschrift des Arbeitnehmers, dem gekündigt werden soll, anzugeben. Der Antrag ist zu begründen; etwaige Beweismittel sind beizufügen oder zu benennen.

§ 5 Anhörungsrechte

(1) Die Behörde hat die Entscheidung unverzüglich zu treffen.
(2) Die Behörde hat vor ihrer Entscheidung dem betroffenen Arbeitnehmer sowie dem Betriebs- oder Personalrat Gelegenheit zu geben, sich mündlich oder schriftlich zu dem Antrag nach § 4 zu äußern.

§ 6 Wirksamwerden zum Ende des Erziehungsurlaubs

Die Zulässigkeit der Kündigung kann unter Bedingungen erklärt werden, z. B., daß sie erst zum Ende des Erziehungsurlaubs ausgesprochen wird.

§ 7 Schriftform der Entscheidung, Zustellung

Die Behörde hat ihre Entscheidung (Zulässigkeitserklärung oder Ablehnung mit Rechtsbehelfsbelehrung) schriftlich zu erlassen, schriftlich zu begründen und dem Arbeitgeber und dem Arbeitnehmer zuzustellen. Dem Betriebs- oder Personalrat ist eine Abschrift zu übersenden.

§ 8 Auszubildende, Heimarbeiter

(1) Die zu ihrer Berufsausbildung Beschäftigten gelten als Arbeitnehmer im Sinne der vorstehenden Vorschriften.
(2) Für die in Heimarbeit Beschäftigten und die ihnen Gleichgestellten (§ 1 Abs. 1 und 2 des Heimarbeitsgesetzes), soweit sie am Stück mitarbeiten, gelten die vorstehenden Vorschriften entsprechend mit der Maßgabe, daß an die Stelle des Arbeitgebers der Auftraggeber oder der Zwischenmeister tritt (vgl. § 20 des Gesetzes).

3 Prägravide Vorsorge

Sinn und Bedeutung der prägraviden Vorsorge

Für viele Frauen/Eltern beginnt die Auseinandersetzung mit einer Schwangerschaft schon lange Zeit vor der Zeugung. Da viele Kinder „geplant" werden, können gerade in der störungsanfälligen Früh-schwangerschaft Probleme durch eine ungesunde Lebensweise oder bestehende Grunderkrankungen weitgehend vermieden werden, wenn schon vor der Schwangerschaft eine entsprechende Beratung und evtl. Therapie stattgefunden hat.

> Die prägravide Vorsorge kann daher die beste Grundlage für eine gesunde Schwangerschaft schaffen.

Familienplanung

Verhütungsmittel

Für viele Frauen beginnt die Familienplanung zunächst mit der Aus-wahl eines **geeigneten Kontrazeptivums** zur Vermeidung einer unge-wollten Schwangerschaft.

Bei der Beratung über die möglichen Verhütungsmittel sollten die Vor- und Nachteile der verschiedenen Methoden mit dem nötigen Einfühlungsvermögen dargestellt werden. Wenn sich die Klientin für ein verschreibungspflichtiges Mittel entscheidet, so sollte ein Frauen-arzt zur Beratung und ggf. zur Anpassung (Diaphragma) oder zur Ein-lage (IUP) hinzugezogen werden.

Im Hinblick auf eine spätere Schwangerschaft kann man heute, ent-gegen der Aussage älterer Arbeiten zu diesem Thema, sagen, daß sowohl die vorangegangene sachgemäße Anwendung oraler Kontra-zeptiva („Pille") als auch der Einsatz lokaler Spermatizide oder des Intrauterinpessars keine negativen Auswirkungen hinsichtlich späte-rer Schwangerschaften haben.

Optimaler Zeit-punkt

Wird die Beratung zur Familienplanung im Hinblick auf eine **gewünschte Schwangerschaft** in Anspruch genommen, so sollte als optimaler Zeitpunkt das 25. bis 29. Lebensjahr der Frau empfohlen werden, da hier die durchschnittliche mütterliche und kindliche Mor-talität am geringsten ist. Unterhalb des 20. und oberhalb des 35. Lebensjahres nimmt die Gefährdung deutlich zu. Der – wiederum aus medizinischer Sicht – **günstigste Abstand zwischen zwei Geburten** beträgt 2–3 Jahre; liegt die Geburtenfolge unter 2 oder über 7 Jahren, so sind Schwangerschafts- und Geburtskomplikationen häufiger, die perinatale Mortalität ist erhöht.

Nie dürfen jedoch über den statistisch gesehen günstigsten Zeit-punkt die **individuellen Lebensumstände der Frau** außer acht gelas-sen werden, denn sie können einen entscheidenden positiven oder negativen Einfluß auf den Verlauf der Schwangerschaft haben. Ein Beratungsgespräch zum Thema Familienplanung sollte daher immer mit genügend Zeit und möglichst mit Frau und Mann gemeinsam geführt werden.

Sterilität

Nur am Rande soll hier das Thema „Sterilität" angesprochen werden. Man spricht von Sterilität, wenn trotz Kinderwunsch und regelmäßigem ungeschützten Geschlechtsverkehr innerhalb eines Jahres keine Schwangerschaft eintritt. Etwa 15% aller Paare bleiben ungewollt kinderlos. Die Ursache hierfür liegt in 40–50% der Fälle bei Mann und Frau, in 10–15% allein beim Mann und in 40–50% allein bei der Frau.

Manchmal kann schon allein durch eine Beratung über den Zyklus und somit über den günstigsten Zeitpunkt für die Konzeption das Problem behoben werden. Falls dies nicht möglich oder nicht nötig ist, kann die Hebamme die Frau als nächsten Schritt über das Führen einer Basaltemperaturkurve informieren und sie über die Methode aufklären. Parallel sollte sie dem Mann die Konsultation eines Urologen, eventuell auch eines Gynäkologen, empfehlen.

Liegen die Untersuchungsergebnisse des Mannes sowie die Basaltemperaturkurven von mindestens 3, besser 6 Monaten vor, sollten die weiteren diagnostischen Schritte möglichst von einem in der Sterilitätsbehandlung erfahrenen Frauenarzt durchgeführt werden.

Anamneseerhebung, Allgemeinuntersuchung und Erkennung vorbestehender Risiken

Eigenanamnese

Bei der Eigenanamnese sollten neben der allgemeinen Vorgeschichte vor allem die **Krankheiten** erfaßt werden, die durch eine Schwangerschaft eine Verschlechterung erfahren oder ihrerseits einen negativen Einfluß auf die Schwangerschaft ausüben können. Hierzu gehören z.B. der Diabetes mellitus, Nieren- und Harnwegserkrankungen, Erkrankungen des Herz-Kreislauf-Systems, schwere Infektionskrankheiten, Krebserkrankungen und – in letzter Zeit zunehmend häufiger – eine vorausgegangene Organtransplantation.

Insbesondere die **medikamentöse Therapie** bzw. die schwangerschaftsverträgliche Umstellung der Medikation sollte frühzeitig, also ggf. schon vor dem Eintritt der Schwangerschaft, erfolgen. Auch sollte eine ausführliche Beratung über das gesundheitliche Risiko und die Belastung für die Mutter möglichst mit allen an der Behandlung der Erkrankung beteiligten Fachärzten besprochen werden.

Familienanamnese

Im Bezug auf die Familienanamnese sind in der prägraviden Vorsorge besonders die **Erbkrankheiten** von großer Bedeutung. Hier sollte bei familiärer Belastung gemeinsam mit einem Humangenetiker das Risiko für den Einzelfall sorgfältig abgewogen werden. Darüber hinaus kann in diesem Rahmen bereits auf die Möglichkeiten der pränatalen Diagnostik und Therapie hingewiesen werden (S. 94).

Sozialanamnese

Gerade im Hinblick auf Probleme, die sich aus der Sozialanamnese ergeben, kann die Hebamme der Frau wichtige Ratschläge geben und über mögliche Hilfsangebote informieren. Diesem Punkt kommt deshalb eine große Bedeutung zu, weil ein intaktes soziales Umfeld für einen problemlosen Schwangerschaftsverlauf sehr wichtig ist.

Bei Kinderwunsch trotz hoher Belastung durch Beruf, Haushalt und Familie gibt es z. B. die Möglichkeit der Inanspruchnahme einer durch die Krankenkasse bezahlten **Haushaltshilfe**. Bei Krisen in der Partnerschaft kann neben dem persönlichen Gespräch eine Weitervermittlung an professionelle Familienberatungsstellen hilfreich sein.

Körperliche Untersuchung zur Erkennung von Risikofaktoren

Bei der **Allgemeinuntersuchung** zur Erkennung von bisher nicht bekannten vorbestehenden Risiken – die mangels ausreichender Ausbildung und Ausrüstung der Hebamme auf diesem Gebiet möglichst zusammen mit dem Gynäkologen oder Allgemeinmediziner durchgeführt werden sollte – müssen neben der Kontrolle der Herz-Kreislauf-Funktion unbedingt Blutuntersuchungen – z. B. Hb-Kontrolle, Röteln-, Windpocken-, Hepatitis- und Toxoplasmose-Titer und HIV – Antikörper empfohlen werden. Im Fall eines nicht ausreichenden Röteln-, Windpocken- oder Hepatitis-Schutzes kann bzw. sollte vor dem Eintritt einer geplanten Schwangerschaft noch eine entsprechende Schutzimpfung stattfinden.

Wenn bei der prägraviden Allgemeinuntersuchung schwere Erkrankungen diagnostiziert werden, gelten die bei der Eigenanamnese beschriebenen Empfehlungen (S. 55).

Genetische Beratung

Eine genetische Beratung sollte unbedingt durchgeführt werden, wenn sich in der Anamnese oder anhand der sonstigen Untersuchungen Hinweise auf ein erhöhtes Risiko für eine Erbkrankheit oder eine Fehlbildung ergeben haben.

Nach Möglichkeit sollte dann ein genetisches Zentrum in die Beratung einbezogen werden, dessen Mitarbeiter z. B. auch die Wahrscheinlichkeit des Auftretens der jeweiligen Erkrankung berechnen und Auskünfte über eine mögliche prä- oder postnatale Behandlung der Störung geben können.

Gesunde Lebensweise

In diesem Bereich kann die Hebamme selbständige und kompetente Beratung leisten, die für die geplante Schwangerschaft von großer Bedeutung sein kann. Gerade zu Beginn der Schwangerschaft, also zwischen Konzeption und erwarteter Regelblutung, reagiert die Frucht besonders empfindlich auf Belastungen z. B. durch Giftstoffe. Wird also bereits vor dem Eintritt der Schwangerschaft bewußt auf diese Noxen verzichtet, so werden auch schon zu einer Zeit, in der die Schwangerschaft noch gar nicht bekannt ist, optimale Bedingungen geschaffen, welche die in den ersten Tagen nach der Konzeption bekannt hohe Abortrate von ca. 30% sicherlich günstig beeinflussen.

Außerdem haben neuere Untersuchungen gezeigt, daß durch eine **frühzeitige Erhöhung der Folsäure-Aufnahme** sowohl das Risiko fetaler Neuralrohrdefekte wie Spina bifida, Meningomyelozele und Anenzephalie als auch die Rate an Fehl- und Frühgeburten vermindert werden kann. Folsäure gehört zur Gruppe der Vitamine und ist für verschiedene Vorgänge während der Zellteilung und im Stoffwechsel des Nervensystems erforderlich. Der durchschnittliche Tagesbedarf in der Schwangerschaft ist mit ca. 600 μg etwa doppelt so hoch wie außerhalb der Gravidität. Zwar sind einige Lebensmittel, z. B. Milchprodukte, Kohl, Spinat u. a. relativ reich an Folsäure (siehe auch „Ernährung in der Schwangerschaft", S. 109), durch Erhitzen wird jedoch der größte Teil davon zerstört, so daß eine sicher ausreichende Zufuhr am besten durch die Einnahme von Folsäure in Tablettenform (empfohlen werden 0,4–4 mg pro Tag) gewährleistet wird. Da der Neuralrohrschluß des Embryo etwa zwischen dem 20. und 30. Tag der Schwangerschaft erfolgt, muß die Folsäurezufuhr zur Vermeidung von Neuralrohrdefekten schon vorher beginnen. Deshalb sollte bereits bei der prägraviden Beratung auf dieses Thema hingewiesen und ggf. eine prophylaktische Folsäure-Einnahme empfohlen werden.

Zusammenfassend sollten folgende Themen bei der prägraviden Beratung angesprochen werden:

- Ausgewogener Schlaf-Wach-Rhythmus,
- Ausgewogene und gesunde Ernährung
- Ausreichende Aufnahme von Vitaminen, insbesondere von Folsäure
- Verzicht auf Drogen und Genußmittel wie Alkohol und Nikotin,
- Einschränkung des Kaffee- und Schwarzteekonsums,
- Verzicht auf Medikamente, die nicht ärztlich verordnet wurden,
- Vermeidung von Belastungen durch Strahlen, Giftstoffe oder Krankheitserreger (sowohl am Arbeitsplatz als auch im Freizeitbereich),
- Vermeidung von großer körperlicher Belastung (am Arbeitsplatz und im Freizeitbereich).

Insgesamt sollte der Frau empfohlen werden, so zu leben, als ob eine Schwangerschaft bereits eingetreten wäre.

Praxis
der Schwangerenvorsorge

4 Sinn und Bedeutung der Schwangerenvorsorge

Durch regelmäßige Schwangerenvorsorge-Untersuchungen in angemessenen Abständen soll der Verlauf der Schwangerschaft beobachtet werden, um Abweichungen und krankhafte Veränderungen bei Mutter und/oder Kind so früh wie möglich erkennen und behandeln zu können.

Oberstes Ziel ist also die Gesunderhaltung von Mutter und Kind und somit eine Minimierung der perinatalen Morbidität und Mortalität.

Neben den medizinischen Maßnahmen spielt aber auch die psychische Betreuung und Begleitung der Schwangeren durch möglichst immer dieselbe Person eine große Rolle. Im Laufe der 10 Schwangerschaftsmonate sollte eine gute Vertrauensbeziehung aufgebaut werden, aus der heraus die Schwangere das Gefühl bekommt, nicht nur medizinisch, sondern auch menschlich gut betreut zu werden.

5 Anamnese

Hat keine prägravide Vorsorge stattgefunden, so findet die Anamneseerhebung beim ersten Kontakt mit der schwangeren Frau statt. Es ist sehr wichtig, daß die Hebamme bei diesem Gespräch einen positiven Eindruck bei der Frau hinterläßt, um für die weitere Betreuung eine tragfähige Vertrauensbasis zu schaffen. Die Anamneseerhebung sollte mit Zeit, Ruhe und echtem Interesse erfolgen, zum einen, um möglichst umfangreiche und lückenlose Informationen zu erhalten, zum anderen, damit die Frau sich in der für sie sehr besonderen und neuen Situation „Schwangerschaft" ernstgenommen fühlt.

Durch den Mutterpaß ist eine gewisse inhaltliche Gliederung der Anamnese vorgegeben, die allerdings sehr knapp gehalten ist und nicht wie ein Register abgefragt werden sollte. Die Anamnese sollte immer in einem Gespräch erhoben werden, wobei der Frau genügend Zeit für einen freien Bericht gelassen werden sollte, da sich aus diesem ein sehr viel aussagekräftiger Gesamteindruck ergeben kann. Gezielte Fragen können dann abschließend gestellt werden.

Eigenanamnese

In der Eigenanamnese werden die Gewohnheiten und die Krankengeschichte der Frau erfaßt.

Von Interesse sind hier die Ernährungsgewohnheiten, die Einnahme von Medikamenten oder Suchtmitteln (z. B. Zigaretten, Alkohol oder sonstige Drogen), chronische Krankheiten, vorausgegangenen Operationen sowie Allergien. Auch Körperbau und Konstitution sollten beurteilt werden.

Alkohol, Tabakwaren, Drogen, Medikamente

Wurden Alkohol, Tabakwaren oder sonstige Drogen regelmäßig und/oder in größeren Mengen konsumiert, so muß nachgefragt werden, ob und wie sich diese Gewohnheiten in der Schwangerschaft verändert haben. Gleiches gilt für die Einnahme von Medikamenten, insbesondere, wenn sie nicht ärztlich verordnet worden sind.

Schwere Allgemeinerkrankung

Bei Schwangeren mit einer schweren Allgemeinerkrankung (z. B. Diabetes mellitus) ist von Bedeutung, ob ein entsprechender Facharzt regelmäßig konsultiert wird und den Verlauf der Erkrankung während der Schwangerschaft überwacht, auch aus dem Grund, weil die Hebamme eine Risikoschwangerschaft nicht allein betreuen darf.

Zyklusanamnese und Bestimmung des Entbindungstermines

Zyklusanamnese

Zur Bestimmung des voraussichtlichen Entbindungstermines muß zunächst eine Zyklusanamnese erhoben werden. Hierbei sind folgende Fragen wichtig:

- Wie lange dauert der Zyklus normalerweise, ist er gleichbleibend lang und wie lange dauert die Regelblutung?
- Wann hat die letzte Regelblutung begonnen, war sie normal stark und fand sie zum erwarteten Zeitpunkt statt?
- Wurde eine Basaltemperaturkurve geführt und/oder ist der Zeitpunkt des Geschlechtsverkehrs bekannt, der zur Schwangerschaft geführt hat?

Naegelesche Regel

Bei einem regelmäßigen Zyklus kann man mit Hilfe der Naegeleschen Regel bzw. der erweiterten Naegeleschen Regel den voraussichtlichen Entbindungstermin berechnen.

Naegele-Regel (gilt für den regelmäßigen 28tägigen Zyklus):

Errechneter Geburtstermin (ET) = 1. Tag der letzten Regel
+ 7 Tage
– 3 Monate
+ 1 Jahr

Beispiel für einen regelmäßigen, 28tägigen Zyklus:
Erster Tag der letzten Regel = 15.07.96
+ 7 Tage   22.07.96
– 3 Monate   22.04.96
+ 1 Jahr   22.04.97 = ET

Erweiterte Naegele-Regel
(gilt für den regelmäßigen Zyklus > oder < 28 Tage):

Errechneter Geburtstermin (ET) = 1. Tag der letzten Regel
+ 7 Tage
± x Tage
– 3 Monate
+ 1 Jahr

wobei x die Anzahl der Tage angibt, die der Zyklus kürzer oder länger als 28 Tage war.

Beispiel für einen regelmäßigen, 30tägigen Zyklus:
erster Tag der letzten Regel = 15.07.96
+ 7 Tage   = 22.07.96
+ 2 Tage   = 24.07.96
– 3 Monate   = 24.04.96
+ 1 Jahr   = 24.04.97

Die **Schwangerschaftsdauer post menstruationem** (p.m.) beträgt bei einem 28tägigen Zyklus
280–282 Tage = 40 Wochen = 10 Lunarmonate (= „Mondmonate" à 28 Tage).

Die **Schwangerschaftdauer post conceptionem** (p.c.) beträgt
267 Tage = 38 Wochen = 9 $\frac{1}{2}$ Lunarmonate (= „Mondmonate" à 28 Tage).

Konzeptionstermin   Liegt eine **Basaltemperaturkurve** vor, aus der der Eisprung ersichtlich ist oder ist der Konzeptionstermin bekannt, so kann der voraussichtliche Geburtstermin wie folgt berechnet werden:

> **Berechnung bei bekanntem Konzeptionstermin**
> Konzeptionsdatum
> – 7 Tage
> – 3 Monate
> + 1 Jahr = Errechneter Geburtstermin (ET)

Frühe Ultraschall-untersuchung   Sind weder der Beginn der letzten Regelblutung noch der Konzeptionszeitpunkt bekannt oder war der Zyklus unregelmäßig, so sollte zur Bestimmung des voraussichtlichen Geburtstermines eine frühe Ultraschalluntersuchung durchgeführt werden. In jedem Fall ist es wichtig, den Geburtstermin festzulegen, um später die zeitgerechte Entwicklung des Kindes beurteilen zu können. Auch bei verschiedenen Schwangerschaftsstörungen hängen Diagnostik und Therapie vom Schwangerschaftsalter ab. So ist z. B. die korrekte Beurteilung der Ergebnisse eines Triple-Tests nur in Kenntnis des exakten Schwangerschaftsalters möglich. Auch die Beurteilung der kindlichen Überlebenschancen nach einem vorzeitigen Blasensprung oder nach einer Frühgeburt und die sich daraus ergebenden Konsequenzen hängen in erster Linie vom Entwicklungsstand des Kindes und damit vom Schwangerschaftsalter ab.

Geburtshilfliche Anamnese

Vorausgegangene Schwangerschaften und Geburten   Die Frage nach vorausgegangenen Schwangerschaften und Geburten sowie nach Schwangerschaftsabbrüchen und Fehlgeburten ist von großer Bedeutung, da deren Verlauf häufig Rückschlüsse auf zu erwartende Komplikationen oder Risiken in der aktuellen Schwangerschaft zuläßt.

Ergänzende Informationen können aus dem Mutterpaß der vorausgegangenen Schwangerschaften gewonnen werden.

Partner der Schwangeren   Falls der Partner der Schwangeren bei der Anamneseerhebung anwesend ist, muß bedacht werden, daß er möglicherweise bisher nicht von vorausgegangenen Schwangerschaftsabbrüchen gewußt hat. Daher sollte gerade diese Frage möglichst unter vier Augen gestellt werden, um der Frau die Möglichkeit einer wahrheitsgemäßen Antwort zu geben, ohne sie moralisch unter Druck zu setzen.

Familienanamnese

Bei der Familienanamnese ist sowohl die **mütterliche** als auch die **väterliche Familie** von Bedeutung. Besonders interessiert das Auftreten von Erbkrankheiten, Mißbildungen, Hypertonie und Stoffwechselleiden wie Diabetes mellitus, aber auch das Auftreten von Mehrlingsgeburten.

Es sollte außerdem erfragt werden, ob in der Familie bzw. in der engeren Umgebung der Schwangeren in der letzten Zeit Infektionskrankheiten wie Tuberkulose, Hepatitis, Röteln oder andere für einen ungestörten Schwangerschaftsverlauf möglicherweise gefährlichen Erkrankungen aufgetreten sind (s. Kap. 10, S. 132ff).

Sozialanamnese

Zur Sozialanamnese zählen Fragen über die Familien- und Wohnverhältnisse sowie über die berufliche, wirtschaftliche und häusliche Belastung der Schwangeren.

Berufliche Belastung

Abgesehen von den Fragen zur beruflichen Belastung, bei denen auf die durch das Mutterschutzgesetz vorgesehenen Arbeitseinschränkungen und Rechte für schwangere Arbeitnehmerinnen hingewiesen werden sollte (S. 21), berühren diese Fragen die Intimsphäre der Frau sehr. Es ist deshalb ratsam, zunächst nur allgemein zu fragen und eingehend zu beobachten.

Soziale Probleme

Ergibt sich bei weiteren Kontakten mit der Schwangeren der Verdacht, daß soziale Probleme vorliegen, so sollte vorsichtig danach gefragt werden. Signalisiert die Frau Bereitschaft, mit der Hebamme über diese Themen sprechen zu wollen, so sollte das Gespräch in dieser Richtung intensiviert werden. Darüber hinaus können Adressen von professionellen Beratungsstellen weitergegeben werden.

6 Erstuntersuchung

Nachweis der Schwangerschaft

Sucht eine Frau die Hebamme zur Schwangerschaftsberatung auf, dann geht sie meistens davon aus, daß bereits eine Schwangerschaft eingetreten ist. Dieser Verdacht gründet sich oft auf das Auftreten sogenannter **unsicherer Schwangerschaftszeichen** (z. B. morgendliche Übelkeit, Appetitstörungen („abnorme Gelüste")) oder **wahrscheinlicher Schwangerschaftszeichen** (z. B. Ausbleiben der erwarteten Regelblutung, Brustspannen, Dunklerwerden der Brustwarzenhöfe u. ä.). Manchmal hat die Frau aber auch schon zuhause einen Schwangerschaftstest durchgeführt, der positiv ausgefallen ist.

Zum Nachweis einer Schwangerschaft stehen verschiedenen Möglichkeiten zur Verfügung, die meist in Kombination angewandt werden.

Klinische Untersuchung

Bimanuelle Tastuntersuchung

Laut Mutterschaftsrichtlinien sollte die Feststellung der Schwangerschaft nach der Erhebung der Regelanamnese mit Hilfe der bimanuellen Tastuntersuchung stattfinden. Dies gelingt je nach der Erfahrung des Untersuchers frühestens 6–8 Wochen nach Beginn der letzten Regelblutung. Hierbei soll nicht unerwähnt bleiben, daß sich durch eine gynäkologische Tastuntersuchung in der Frühschwangerschaft nur wahrscheinliche Schwangerschaftszeichen nachweisen lassen, da definitionsgemäß nur der Nachweis von kindlichen Herztönen, von Kindsbewegungen oder das Fühlen von Kindsteilen als **sichere** Schwangerschaftszeichen gelten. Deshalb ist der sichere Nachweis einer Gravidität durch eine rein klinische Untersuchung nach diesen Begriffsdefinitionen erst in der zweiten Schwangerschaftshälfte möglich.

Klinische Befunde der Frühschwangerschaft

Klinische Befunde der Frühschwangerschaft sind vor allem die Auflockerung und die der Schwangerschaftswoche entsprechende Vergrößerung des Uterus sowie eine bei der Spekulumeinstellung zu erkennende bläulich-violette Verfärbung von Vulva, Vagina und Portio, die durch die vermehrte Durchblutung entsteht.

Im einzelnen können Scheiden- und Gebärmutterzeichen unterschieden werden:

Scheidenzeichen

Zu den Scheidenzeichen zählen
- **die Lividität des Scheideneinganges**:
  Durch eine vermehrte Durchblutung des Gewebes entsteht eine blau-rötliche (= livide) Verfärbung vor allem des Scheideneinganges, aber auch der Scheide selbst und der Portio. Diese Veränderungen sind am besten bei Tageslicht nach dem Spreizen der Labien zu sehen.

- **die samtartig aufgerauhte Scheidenhaut**:
  Durch eine Schwellung der Scheidenpapillen erscheint die Scheidenhaut leicht aufgerauht und erinnert beim Tasten an Samt.
- **die vermehrte Dehnbarkeit der Scheide**:
  Durch den Einfluß der Schwangerschaftshormone wird die Scheide weiter und dehnbarer.

Uteruszeichen

Zu den Uteruszeichen gehören
- **die Größenzunahme der Gebärmutter**: Durch die Schwangerschaft kommt es zu einem Größenwachstum der Gebärmutter, das durch die gynäkologische Tastuntersuchung festgestellt werden kann. Hierbei gilt, daß die Gebärmutter
  - am Ende des 1. Monats nicht oder wenig vergrößert,
  - am Ende des 2. Monats etwa gänseeigroß,
  - am Ende des 3. Monats etwa mannsfaustgroß und
  - am Ende des 4. Monats etwa so groß wie der Kopf eines Neugeborenen ist.
- die **Auflockerung der Gebärmutter**:
  Durch den Einfluß der Schwangerschaftshormone kommt es zu einer vermehrten Durchblutung und Flüssigkeitseinlagerung in die Gebärmuttermuskulatur, so daß sie sich beim Tasten während der Schwangerschaft im Vergleich zur sonst derben Konsistenz eher teigig und weich anfühlt.
- **das Holzapfelsche Zeichen**:
  Ähnlich wie die Scheidenhaut wird auch der Bauchfellüberzug der Gebärmutter in der Schwangerschaft rauher, so daß der Uterus zwischen den tastenden Fingern nicht mehr ohne weiteres hindurchgleitet, sondern sich nur langsam schieben läßt.
- **die Gaußsche Wackelportio**:
  Durch die Auflockerung vor allem im unteren Uterinsegment läßt sich bei der vaginalen Untersuchung die Portio gegenüber dem Corpus uteri in alle Richtungen hin- und herschieben.
- **das Pschyrembelsche Stock-Tuch-Zeichen**:
  Nimmt man bei der Tastuntersuchung im 2.–4. Monat die Portio zwischen die Finger und drückt, so hat man den Eindruck, daß es sich um einen derberen Gewebekern handelt, der von weicherem Gewebe umgeben ist (wie ein Stock, der mit einem Tuch umwickelt ist).
- **das Osiandersche Arterienzeichen**:
  Den Puls der Gebärmutterarterien (Aa. uterinae) kann man rechts und links der nicht schwangeren Gebärmutter nur kurz vor der Regelblutung angedeutet tasten, während beim schwangeren Uterus diese Pulsationen so deutlich zu tasten sind, daß man den Puls zählen kann.
- **das Pinardsche Zeichen**:
  Wenn man nach der 16. SSW das Kind vom vorderen Scheidengewölbe aus mit den Fingern anstößt, schwimmt es etwas auf und stößt danach wieder an die wartenden Finger („Ballotement").

Besonders wichtig ist, daß man die Schwangere vor der vaginalen Untersuchung die **Blase entleeren** läßt, da der Tasteindruck durch die gefüllte Harnblase sehr verfälscht werden kann.

Außerdem sollte die **Untersuchung schonend** und **schmerzfrei** erfolgen. Unbedingt sollten die tastenden Finger über die hintere Kommissur eingeführt werden und niemals vorn. Berührt man bei einer zuvor völlig entspannten Frau bei der vaginalen Untersuchung versehentlich die schmerzempfindliche Klitoris, wird man die Frau zumindest bei dieser Konsultation kaum noch dazu bewegen können, sich völlig zu entspannen und dadurch zu optimalen Untersuchungsbedingungen beizutragen!

Immunologische Schwangerschaftsreaktion

Ist eine sichere Bestätigung der Frühschwangerschaft mit Hilfe von Regelanamnese und klinischer Untersuchung (noch) nicht möglich, so kann der immunologische Schwangerschaftsnachweis als zusätzliches diagnostisches Verfahren eingesetzt werden.

Bestimmt wird hierbei das β-**Human-Chorion-Gonadotropin** (β-**HCG**), ein Hormon, das vom Trophoblasten gebildet wird und in erster Linie dazu dient, das Corpus luteum solange zur Produktion von Gelbkörperhormonen anzuregen, bis die Plazenta hierzu selbst ausreichend in der Lage ist. β-HCG kann sowohl im mütterlichen Serum als auch im Urin nachgewiesen werden.

Mit hochempfindlichen Labormethoden gelingt der **Nachweis im Blutserum** bereits wenige Tage nach der Konzeption, wobei im allgemeinen Werte > 5 mIE/ml Serum das Vorliegen einer Schwangerschaft anzeigen.

Die heute üblichen **Urin-Tests** werden etwa bei einer Konzentration von 30–50 mIE/ml Urin positiv. Dieser Wert ist im Morgenurin frühestens am 10.–12. Tag nach der Konzeption erreicht, also kurz vor oder um den Zeitpunkt der erwarteten Regelblutung.

Auch wenn heute der überwiegende Teil der Schwangerschaften zuerst mit einem Schwangerschaftstest festgestellt wird, ist nach den Mutterschaftsrichtlinien der immunologische Schwangerschaftsnachweis nur für Ausnahmefälle vorgesehen.

Die **im Blut gemessenen Werte des** β-**HCG** (Abb. 6.1) zeigen auch bei gleichem Schwangerschaftsalter eine große Streubreite. So können z. B. in der 5. Woche p.m. Werte zwischen 1.500 und 135.000 mIE/ml Serum als normal angesehen werden. Allgemein gilt, daß sich der Wert des β-HCG im Serum etwa alle zwei bis zweieinhalb Tage verdoppelt. Ein geringerer Anstieg kann ein Hinweis auf eine gestörte Frühschwangerschaft sein, ohne dieses jedoch zu beweisen. Der Mittelwert des β-HCG nimmt etwa bis zur 13. Schwangerschaftswoche zu und fällt danach wieder ab, da etwa zu diesem Zeitpunkt die Plazenta eine zur Aufrechterhaltung der Schwangerschaft ausreichende Menge an Gelbkörperhormonen produziert und die β-HCG-Stimulation des Corpus luteum hierfür nicht mehr erforderlich ist. Etwa ab einem β-HCG-Wert von 1250–1300 mIE/ml Serum kann bei der Ultraschalluntersuchung mit einem modernen Ultraschallgerät und einem Vaginalschallkopf die Schwangerschaft in der Gebärmutter dargestellt werden.

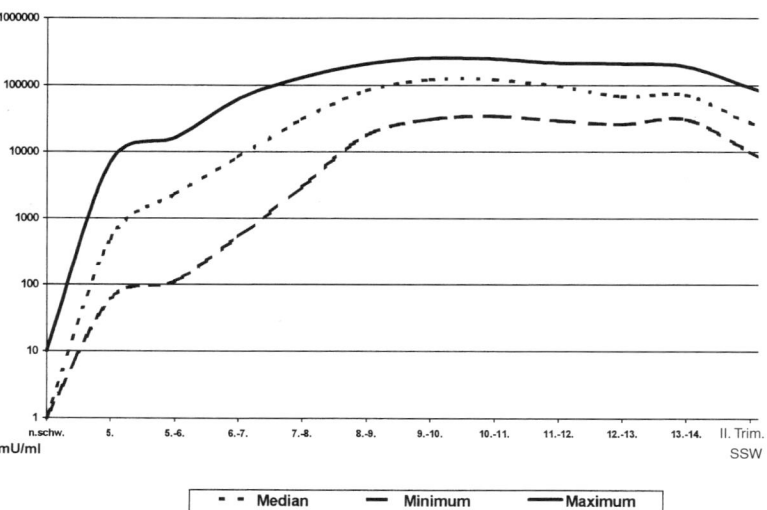

Abb. 6.1 β-HCG im Serum – Verlauf in der Schwangerschaft

Verlaufsbestimmungen des β-HCG im Blut können in der Frühschwangerschaft hilfreich sein, wenn z. B. Kontakt zu schwangerschaftsgefährdenden Stoffen stattgefunden hat oder der Verdacht auf eine gestörte Schwangerschaftsentwicklung oder eine Extrauteringravidität besteht. Mittels der handelsüblichen **Urin**-Tests ist eine Verlaufsbeobachtung nicht möglich.

Andere Schwangerschaftshormone

Die Bestimmung anderer Schwangerschaftshormone in der Frühschwangerschaft (Progesteron, Östriol, Hydroxyprogesteron) ist in ihrer prognostischen Aussagekraft umstritten, da zum einen nur bei einer Minderzahl aller in einem Abort endenden Schwangerschaften vorher eine zu niedrige Konzentration dieser Hormone festgestellt wird und sich zum anderen aus der Verlaufsbeobachtung dieser Hormone kaum therapeutische Konsequenzen ergeben. Lediglich Gestagene können – mit allerdings sehr fraglichem Nutzen – substituiert werden.

Ultraschalluntersuchung in der Frühschwangerschaft

Vaginalsonographie

Mit Hilfe der Vaginalsonographie kann eine Schwangerschaft bereits zu Beginn der 5. Woche nach dem Einsetzen der letzten Menstruationsblutung (p.m.), also bei einem tatsächlichen Schwangerschaftsalter von 3 Wochen (p.c.), nachgewiesen werden. Diese Untersuchung ist z. B. beim Verdacht auf das Vorliegen einer Extrauteringravidität oder sonstiger Störungen sinnvoll. Insbesondere bei Blutungen in der Frühschwangerschaft kann zuverlässig und schnell eine Aussage über die Vitalität des Embryos getroffen werden. Hiervon hängt dann das weitere Vorgehen – Abwarten oder Eingreifen – ab.

Da eine Blutung in der Frühschwangerschaft in vielen Fällen keine Beeinträchtigung des Kindes bedeutet, kann die frühe Ultraschalluntersuchung auch für die Mutter eine enorme Beruhigung bedeuten.

Frühe Ultraschall-untersuchung

In der neuesten Fassung der **Mutterschaftsrichtlinien** vom 24.04.98 ist grundsätzlich auch in der normal verlaufenden Schwangerschaft eine frühe Ultraschalluntersuchung zwischen der 9. und 12. Schwangerschaftswoche vorgesehen. Mit Hilfe dieser Untersuchung kann der voraussichtliche **Geburtstermin** exakt festgelegt werden, da zu diesem Zeitpunkt die Größe des Kindes lediglich vom Gestationsalter abhängig ist und noch nicht individuell abweichen kann. Bei bis zu 20 % aller Schwangerschaften ist gemäß des sonographisch ermittelten Schwangerschaftsalters eine Korrektur des nach Regelanamnese errechneten Entbindungstermines erforderlich. Erst nach der 20. SSW ist die Terminbestimmung mit Hilfe des Ultraschalls nicht mehr genau genug.

Parameter

Neben der Terminbestimmung bzw. -bestätigung mittels Biometrie sollten folgende Parameter abgeklärt werden:
- Gibt es Auffälligkeiten an Uterus oder Adnexen?
- Sitzt die Gravidität intrauterin?
- Ist das Kind vital (Herzaktion positiv?)?
- Handelt es sich um eine Einlings- oder um eine Mehrlingsgravidität?
- Stimmt die tatsächliche Größe des Embryo mit dem errechneten Schwangerschaftsalter überein?
- Gibt es Auffälligkeiten an Embryo oder Plazenta?

Wenn die Ultraschalluntersuchungen durch die Hebamme selbst vorgenommen werden, was allerdings nur bei ausreichender Ausbildung und entsprechenden Kenntnissen möglich ist, so hat die Hebamme dafür Sorge zu tragen, daß sie durch den Besuch entsprechender Fortbildungsveranstaltungen die praktische Vertiefung ihrer Kenntnisse unter Anleitung (z. B. bei einem niedergelassenen Gynäkologen oder in einer Frauenklinik) auch ausreichend dafür qualifiziert ist. Außerdem müssen auch die dafür erforderlichen Geräte zur Verfügung stehen.

Alle erhobenen Befunde müssen **sorgfältig dokumentiert** werden. Bei auffälligen Befunden muß ein Gynäkologe hinzugezogen werden.

Allgemeinuntersuchung der Schwangeren

Zur Allgemeinuntersuchung der Schwangeren gehört, wie bereits bei der prägraviden Vorsorge (S. 49) beschrieben, die Kontrolle der wichtigsten Organe und Organsysteme, um **vorbestehende Erkrankungen**, die den Verlauf der Schwangerschaft negativ beeinflussen könnten, frühzeitig zu entdecken und behandeln zu können.

Da die Ausbildung der Hebamme diesbezüglich nicht sehr umfassend ist, sollte dieser wichtige Anteil der Schwangerenvorsorge ggf. in Zusammenarbeit mit einem Allgemeinmediziner, Gynäkologen oder Internisten durchgeführt werden.

Zur ersten Untersuchung nach der Feststellung der Schwangerschaft gehören auch folgende diagnostische Maßnahmen:

- die Blutdruckmessung
- die Feststellung des Körpergewichtes
- die Untersuchung des Mittelstrahlurines auf Eiweiß, Zucker und ggf. die mikroskopische Untersuchung des Harn-Sediments sowie die bakteriologische Urin-Untersuchung
- die Hämoglobinbestimmung (siehe auch Kap. 7, S. 85).

Serologische Untersuchungen

Blutuntersuchungen

Laut Mutterschaftsrichtlinien sollten bei jeder Schwangeren zu einem möglichst frühen Zeitpunkt der Schwangerschaft folgende Blutuntersuchungen durchgeführt werden:

- die Bestimmung der **Blutgruppe** und des **Rh-Faktors**,
- ein **Antikörpersuchtest**,
- der **Röteln-HAH** (Röteln-Hämagglutinationshemmtest),
- die **Lues-Suchreaktion** mit dem TPHA-Test (Treponema-pallidum-Hämagglutinationstest),
- mit Einverständnis der Schwangeren ein **HIV-Test**,
- bei begründetem Verdacht **serologische Untersuchungen auf Toxoplasmose und andere Infektionskrankheiten**.

Die Durchführung und Dokumentation der Untersuchungen sollte möglichst wie in den Mutterschaftsrichtlinien festgelegt erfolgen (siehe S. 12).

Kontrolluntersuchungen

Kontrolluntersuchungen sollten ebenfalls wie in den MuSchRL beschrieben durchgeführt werden (siehe S. 14). Hierzu zählt eine **Wiederholung des Antikörper-Suchtestes in der 24.–27. SSW bei allen Schwangeren**, woran sich bei rh-negativen Schwangeren ohne nachweisbare Anti-D-Antikörper eine Anti-D-Immunglobulin-Gabe von 280–330 µg in der 28.–30. SSW anschließt, die im Mutterpaß vermerkt wird. Die Rhesus-Prophylaxe bei Schwangeren mit dem Rhesus-Merkmal „D^{weak}" (früher: „D^u") ist in der neuesten Fassung der Richtlinien vom 24.4.98 nicht mehr vorgesehen.

Weiterhin sollte bei Schwangeren ohne Röteln-Immunität in der 16.–17. SSW eine erneute Untersuchung auf **Röteln-Antikörper** durchgeführt werden, auch wenn kein Verdacht auf einen Röteln-Kontakt besteht.

Über diese Routinekontrollen hinaus sind selbstverständlich weitere Untersuchungen indiziert, wenn sich auffällige Befunde ergeben haben.

In der 32.–36. SSW ist die Untersuchung auf **HBsAg** vorgesehen. Im Falle eines positiven Ergebnisses sollte das Neugeborene unmittelbar nach der Geburt aktiv und passiv gegen Hepatitis B immunisiert werden. Die Untersuchung auf HBsAg ist nicht erforderlich, wenn zuvor Immunität (z. B. nach Schutzimpfung) nachgewiesen wurde.

Erläuterungen zur Blutgruppenbestimmung, zum Antikörpersuchtest und zur Rhesus-Prophylaxe

Rhesusfaktor

Neben der Zuordnung zu den bekannten Blutgruppen A, B, AB und 0 gehört zur Blutgruppenbestimmung auch die Feststellung des Rhesusfaktors. Der Rhesusfaktor wird durch das Vorhandensein oder Fehlen von drei unterschiedlichen Rhesus-Antigenen charakterisiert. Diese drei Merkmale werden als „C-c", „D-d" und „E-e" bezeichnet, wobei ein groß geschriebener Buchstabe in der Regel das Vorhandensein und ein klein geschriebener Buchstabe das Fehlen des Merkmals bzw. Antigens auf den roten Blutkörperchen kennzeichnet. Jedes Merkmal wird sowohl von der Mutter als auch vom Vater ererbt, so daß zur vollständigen Kennzeichnung der Rhesus-Blutgruppe für jedes der drei Antigene in der Regel zwei Buchstaben angegeben werden. Lediglich die Kombinationen „DD" und „Dd" werden aus labortechnischen Gründen häufig nur als „D." gekennzeichnet.

Die Rhesus-Merkmale werden **dominant vererbt**. Auch wenn jemand nur von einem Elternteil das Merkmal geerbt hat, ist er selbst positiv für dieses Merkmal (sog. „heterozygoter = mischerbiger Merkmalsträger"). So würde z.B. die Kennzeichnung „CcddEe" bedeuten, das die Erythrozyten die Rhesus-Antigene „C" und „E" aufweisen, das Antigen „D" aber nicht, wobei der Betreffende für das Merkmal „d" reinerbig, für die Merkmale „C" und „E" aber mischerbig wäre. Bei Mischerbigkeit kann entweder das positive oder das negative Rhesus-Merkmal weitervererbt werden. Ein Rhesus-positiver Elternteil kann also durchaus rhesus-negative Kinder haben, wenn bei ihm z.B. die Rhesus-Merkmale „CcDdEe" vorliegen.

Unverträglichkeiten im Rhesus-Blutgruppensystem

Da 98% aller Unverträglichkeiten im Rhesus-Blutgruppensystem (sog. „Rhesus-Inkompatibilität") durch das **Antigen „D"** hervorgerufen werden, ist das Vorhandensein oder Fehlen dieses Merkmals für die Klassifizierung als „Rhesus-positiv" oder „rhesus-negativ" entscheidend. Die zusätzliche Kennzeichnung des Merkmals „D" mit einem kleinen hochgestellten „weak" oder „variant" („D^{weak}", „weak" = engl. „schwach") bedeutet, daß das Merkmal „D" zwar vorhanden, aber nur sehr schwach ausgeprägt ist. Bis vor kurzem wurde „D^{weak}" als „D^{u}" bezeichnet.

Wenn in der Rhesus-Formel ein „D" erscheint, ist die betreffende Person Rhesus-positiv, sind alle Buchstaben klein geschrieben (also z.B. „ccddee"), ist der/die Betreffende rhesus-negativ. Bei den seltenen Kombinationen „dd" und gleichzeitig „C" oder „E" gilt der Betreffende als Blutspender als Rhesus-positiv, als Empfänger aber als rhesus-negativ. Träger von „D^{weak}" werden aufgrund neuester Erkenntnisse nunmehr sowohl als Spender als auch als Empfänger als Rhesus-positiv angesehen. Um Verwechslungen vorzubeugen, ist es empfehlenswert, das Vorhandensein oder Fehlen des Rhesusfaktors durch eine unterschiedliche Schreibweise zu kennzeichnen: „**R**hesus-positiv" bzw. „**R**h-pos." und „rhesus-negativ" bzw. „rh-neg.".

In Deutschland sind etwa 82% der Bevölkerung Rhesus-positiv und etwa 18% rhesus-negativ. Daraus läßt sich errechnen, daß etwa 12% aller Schwangeren selbst rhesus-negativ sind und ein Rhesus-positives Kind tragen (sog. „Rhesus-Konstellation"):

Von 100 Schwangeren sind:
82 Rhesus-positiv
18 rhesus-negativ, davon haben
 2 einen rhesus-negativen Partner und daher auch ein rhesus-negatives Kind
 4 einen mischerbig rhesus-negativen Partner und ein rhesus-negatives Kind
12 einen Rhesus-positiven Partner und auch ein Rhesus-positives Kind (= **„Rhesus-Konstellation"**)

„Fetomaternale Transfusion"

In jeder Schwangerschaft können bereits ab der 4./5. SSW fetale Erythrozyten in das Blut der Mutter übertreten (sog. „fetomaternale Transfusion"). Allerdings geschieht dies im letzten Schwangerschaftsdrittel und unter der Geburt am häufigsten. Wenn eine solche fetomaternale Transfusion bei einer Rhesus-Konstellation auftritt, also Rhesus-positive fetale Erythrozyten in das Blut einer rhesus-negativen Schwangeren gelangen, so führt dies bei der Mutter zur Bildung gegen das Rhesus-Merkmal gerichteter Antikörper („Sensibilisierung"). Diese Anti-D-Antikörper dienen im Normalfall der Zerstörung der eingedrungenen „falschen" Blutkörperchen durch die körpereigene Immunabwehr und bleiben in der Regel lebenslang im Blut nachweisbar. Da es meist erst kurz vor oder unter der Geburt zu einer fetomaternalen Transfusion kommt, können die daraufhin gebildeten Rhesus-Antikörper das dann schon geborene Kind zwar nicht mehr erreichen, wohl aber ein Kind während einer **späteren Schwangerschaft**. Auch bei operativen Eingriffen während der Schwangerschaft, z.B. bei einer Abortcurettage, einer Chorionzottenbiopsie, einer Amniozentese oder der operativen Beseitigung einer Eileiterschwangerschaft kann es zum Übertritt kindlichen Blutes in den mütterlichen Kreislauf kommen und dort eine Antikörper-Bildung ausgelöst werden. In selteneren Fällen ist dies auch bei Blutungen in der Schwangerschaft (z.B. bei Abortus imminens oder Plazenta praevia) oder bei einem Schwangerschaftshochdruck möglich.

Morbus haemolyticus fetalis

Ist es bei der Mutter (meist während einer früheren Schwangerschaft) zur **Bildung von Rhesus-Antikörpern** gekommen, dann können diese Antikörper über die Plazenta auf das Kind übertreten und dort zur Zerstörung fetaler Erythrozyten führen. Auf diese Weise kann beim Kind eine fortschreitende fetale Anämie (Morbus haemolyticus fetalis) entstehen. Die Anämie des Kindes führt zu generalisierten Ödemen, Pleuraergüssen und Aszites (sog. immunologischer Hydrops fetalis) sowie zu einer Größenzunahme der blutbildenden Organe, vor allem der Leber und der Milz (Hepatosplenomegalie). Das Bilirubin als hauptsächliches Abbauprodukt des roten Blutfarbstoffes geht vor der Geburt zum größten Teil über die Plazenta auf die Mutter über und wird dort abgebaut, so daß intrauterin keine Gelbsucht („Bilirubin-Ikterus") des Kindes entsteht. Als Zeichen der überschießenden Blutneubildung finden sich im kindlichen Blut zunehmend unreife Vorstufen der roten Blutkörperchen (Retikulozyten und Erythroblasten, daher auch die Bezeichnung der Krankheit als „Erythroblastose"). Später zeigen sich auch im CTG Zeichen der eingeschränkten Kreislauffunktion und der Sauerstoffmangelversorgung.

Unbehandelt führt die Rhesus-Krankheit aufgrund der intrauterinen Anämie meist zum Absterben des Kindes. Kommt es zur Geburt eines lebenden Kindes, so ist mit einer zunehmenden Neugeborenen-Gelbsucht (Hyperbilirubinämie, Ikterus gravis) zu rechnen, weil das Bilirubin nun nicht mehr vom mütterlichen Stoffwechsel mitabgebaut werden kann. Dieser schwere Neugeborenen-Ikterus kann zu irreparablen Hirnschäden (sog. Kernikterus) führen, wenn nicht rechtzeitig eine Blutaustausch-Transfusion vorgenommen wird.

Nach den Mutterschaftsrichtlinien soll im Rahmen der Schwangerschaftsvorsorge bezüglich der Blutgruppen-Inkompatibilität wie folgt vorgegangen werden:

- Nach der Feststellung der Schwangerschaft muß die **mütterliche Blutgruppe** einschließlich des Rhesus-Faktors bestimmt werden.
- Da es außer im AB0- und im Rhesus-System auch Blutgruppenunverträglichkeiten durch andere Erythrozyten-Antigene bzw. Antikörper (z. B. Kell-, Fy- und S-Antikörper) gibt, wird für diesen Zeitraum auch ein **Antikörper-Suchtest** auf diese Antikörper gefordert, der bei allen Schwangeren in der 24. bis 27. SSW wiederholt werden soll.
- Ist die **Schwangere rhesus-negativ**, so sollte in der 28. bis 30. SSW eine **Rhesus-Prophylaxe** durchgeführt werden. Hierfür werden der Schwangeren 280–330 µg Anti-D-Immunglobulin (z. B. 1 Ampulle Rhesogam® oder 1 Ampulle Partobulin®) intramuskulär injiziert. Diese Antikörper gegen das Rhesus-Antigen „D" sollen eventuell in den mütterlichen Kreislauf übergetretene Rhesus-positive Erythrozyten des Kindes zerstören, bevor bei der Mutter die Antikörper-Bildung einsetzt. Da vor der Geburt in der Regel nicht bekannt ist, ob das Kind tatsächlich Rhesus-positiv ist, soll diese Prophylaxe bei allen rhesus-negativen Schwangeren erfolgen, soweit sie nicht bereits eigene Antikörper aufweisen. Findet sich beim vorherigen Antikörper-Suchtest bei der Schwangeren bereits ein Anti-D-Antikörper-Titer ≥1 : 16, der nicht durch eine vorherige Injektion erklärbar ist, so ist die Rhesus-Prophylaxe sinnlos, da die Frau bereits sensibilisiert ist.

  Die im Rahmen der Rhesus-Prophylaxe verabreichten **Anti-D-Antikörper** gehen nur zu einem geringen Teil über die Plazenta auf das Kind über und sind für das Kind harmlos. Sie führen nicht zu einer fetalen Anämie oder zu anderen Beeinträchtigungen des Kindes.
- Zusätzlich soll die Rhesus-Prophylaxe bei rhesus-negativen Schwangeren immer dann durchgeführt werden, wenn ein **erhöh-**

tes **Risiko für eine fetomaternale Transfusion** besteht oder bestand. Dies ist z. B. nach einer Chorionzottenbiopsie, Amniozentese, Fehlgeburt, Extrauterin-Gravidität, Fetoskopie, nach anhaltenden Blutungen, auch bei einer Placenta praevia, und beim Schwangerschaftshochdruck mit diastolischen Werten > 100 mm Hg der Fall. Da der Antikörper-Schutz nur etwa 12 Wochen anhält, muß die Prophylaxe nach dieser Zeit wiederholt werden, sofern die Schwangerschaft dann noch besteht. Nach der Gabe von Rhesus-Immunglobulin sind die verabreichten Antikörper noch für mehrere Wochen im mütterlichen Blut nachweisbar, **so daß der Antikörper-Suchtest immer vor der Rhesus-Prophylaxe durchgeführt werden sollte.**

- **Ist eine rhesus-negative Frau entbunden** worden, so sollte baldmöglichst die **kindliche Blutgruppe** bestimmt werden.
- Ist das **Kind Rhesus-positiv**, so muß die Entbundene innerhalb von längstens 72 Stunden wiederum **Anti-D-Immunglobulin** verabreicht bekommen. Danach sollte das Blut der Mutter auf das Vorhandensein fetaler Erythrozyten (am besten durch die sog. HbF-Zell-Zählung) untersucht werden. Werden noch fetale rote Blutkörperchen festgestellt, so sollte man die Immunglobulin-Gabe wiederholen, wobei die erforderliche Dosis nach der Anzahl der nachgewiesenen kindlichen Erythrozyten berechnet werden kann.
- Ist die **rechtzeitige Gabe des Anti-D-Immunglobulins** innerhalb von 72 Stunden **verpaßt** worden, so ist auch eine spätere Verabreichung, dann allerdings der dreifachen Dosis, noch sinnvoll, der Erfolg jedoch unsicher. Auf jeden Fall sollte 4–6 Monate nach der Entbindung der Erfolg der Rhesus-Prophylaxe durch eine Antikörper-Untersuchung geprüft werden (wichtig für spätere Schwangerschaften!).
- Das bis vor kurzem übliche Vorgehen, bezüglich der Rhesus-Prophylaxe **Schwangere mit dem Nachweis eines „D^{weak}"** wie rhesus-negative Frauen zu behandeln, ist nach den heutigen Mutterschaftsrichtlinien nicht mehr vorgesehen, so daß in diesen Fällen eine Rhesus-Prophylaxe nicht mehr empfohlen wird.
- Werden bei einer Schwangeren **Blutgruppen-Antikörper** (vor allem Anti-D, aber auch andere) festgestellt, die nicht durch eine vorherige Rhesus-Prophylaxe erklärt werden können, so muß davon ausgegangen werden, daß bereits eine Sensibilisierung der Mutter stattgefunden hat. Bei Antikörper-Titern $\leq 1:8$ kann zunächst eine Kontrolle nach ca. 3–4 Wochen erfolgen. Bei höheren Titer-Werten muß das Kind engmaschig überwacht werden. Hierfür sollten etwa ab der 20. SSW wiederholt (je nach Befund alle 2–4 Wochen) Fruchtwasser-Entnahmen mittels **Amniozentese** durchgeführt werden. Im Fruchtwasser können die Abbauprodukte des kindlichen Blutes (vor allem Bilirubin) photometrisch gemessen werden. Wegen der zur Photometrie verwendeten Lichtwellenlänge (450 nm) wird der so ermittelte Wert auch als Delta-E-450-Wert oder kurz als delta-E-Wert bezeichnet. Zur Bewertung des Meßergebnisses in Abhängigkeit von der Schwangerschaftszeit wird dieser Wert in ein sogenanntes Liley-Diagramm eingetragen (s. Abb. 6.2). Hierbei wird ein Wert in der Liley-Zone I als ungefährlich ange-

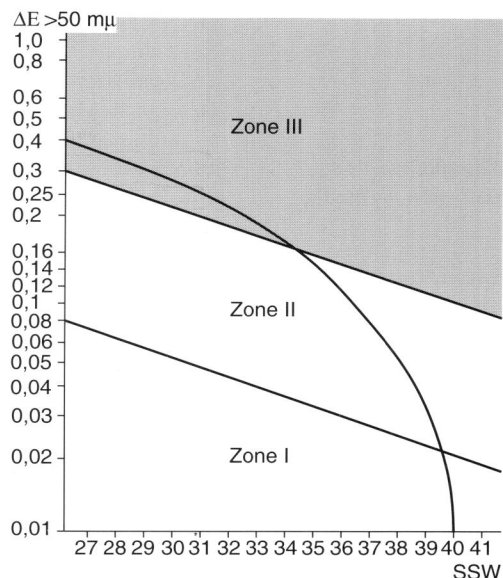

Abb. 6.2 Liley-Schema

sehen, ein Wert in Zone II ist kontrollbedürftig, ein Wert in Zone III signalisiert eine akute Bedrohung des Kindes. In diesem Fall oder wenn bereits andere Zeichen einer fetalen Anämie (z. B. Hydrops fetalis) vorliegen, sollte eine **Nabelschnurpunktion** (Chordozentese) zur Bestimmung des kindlichen Hb-Wertes und ggf. zur intrauterinen Transfusion in einer dafür geeigneten Klinik vorgenommen werden. In den meisten Fällen ist es auf diese Weise möglich, die Schwangerschaft bis in die 35. SSW zu erhalten. Danach sollte allerdings die baldige Entbindung erfolgen.

- Blutgruppenunverträglichkeiten können auch **im AB0-System** vorkommen, wenn die Schwangere die Blutgruppe 0, das Kind aber die Blutgruppe A oder B aufweist. Diese Konstellation besteht zwar bei etwa 20–25 % aller Schwangerschaften, führt aber nur in ca. 3 % der Fälle zu einer kindlichen Beeinträchtigung (AB0-Erythroblastose bzw. Morbus haemolyticus). Im Unterschied zur Rhesus-Inkompatibilität tritt dies häufiger auch schon bei der ersten Schwangerschaft auf. Der Verlauf der AB0-Erythroblastose ist in der Regel sehr viel leichter als der einer Rhesus-Unverträglichkeit und führt auch praktisch nie zum intrauterinen Absterben des Kindes. In der Regel tritt die Hämolyse erst nach der Geburt des Kindes auf und kann zu einer verstärkten und verlängerten Neugeborenen-Gelbsucht (Ikterus neonatorum) führen, die dann einer entsprechenden Behandlung, z. B. einer Phototherapie oder in seltenen Fällen einer Austauschtransfusion, bedarf. Spezielle Maßnahmen während der Schwangerschaft sind meist nicht erforderlich.

Gynäkologische Untersuchung

Zur ersten Untersuchung nach der Feststellung der Schwangerschaft gehört die sorgfältige gynäkologische Untersuchung.

Inspektion des äußeren Genitale

Hierbei sollte auf dem Untersuchungsstuhl zunächst eine Inspektion des äußeren Genitale erfolgen, um Varizen, Narben oder sonstige Auffälligkeiten zu entdecken.

Spekulumeinstellung

Anschließend folgt eine Spekulumeinstellung zur Beurteilung von Vagina und Portio, wobei die in der Schwangerschaft typische livide Verfärbung und samtartige Aufrauhung des Gewebes zu beobachten ist. Auch auf sichtbare Veränderungen an der Portio (z. B. Ektopien) muß geachtet werden. Weiterhin werden bei der Spekulumeinstellung **Zervixabstriche zur Krebsfrüherkennung** und **zum Chlamydiennachweis** abgenommen. Bei auffälligem Fluor ist auch ein Nativabstrich indiziert.

Bimanuelle Tastuntersuchung

Abschließend wird eine bimanuelle Tastuntersuchung durchgeführt. Beurteilt werden die Länge und Beschaffenheit der Zervix sowie die Größe und Konsistenz der Gebärmutter (siehe auch palpatorische Bestätigung der Schwangerschaft S. 59).

Untersuchung der Brust

Auch die Untersuchung der Brust ist ein Bestandteil der gynäkologischen Untersuchung. Hierzu sollten bei vollständig entblößtem Oberkörper zunächst beide Brüste inspiziert werden. Besondere Beachtung verdienen deutliche Größenunterschiede und Formveränderungen am Brustdrüsenkörper sowie an der Haut einschließlich der Brustwarzen (Einziehungen, Dellenbildung). Auch auf Rötungen oder Absonderungen aus der Mamille ist zu achten. Anschließend muß eine sorgfältige Palpation beider Brüste sowie der zugehörigen Lymphknotenregionen (Achselhöhlen, Schlüsselbeingruben) nach tastbaren Knoten erfolgen. Die Palpation sollte einmal bei herunterhängenden und einmal bei hinter dem Kopf verschränkten Armen durchgeführt werden.

Selbstverständlich sind Zuverlässigkeit und Aussagekraft der gynäkologischen Untersuchung abhängig von der Erfahrenheit des Untersuchers. Ist die Hebamme mit den beschriebenen Techniken nicht genügend vertraut, so ist es verantwortungslos, diese Untersuchungen trotzdem allein und eigenverantwortlich durchzuführen. Werden aus Unwissenheit oder Unerfahrenheit falsche Befunde erhoben und z. B. ein tastbarer Tumor in der Brust nicht erkannt oder der Zervixabstrich nicht fachgerecht durchgeführt, so stellt dies eine vermeidbare Gefährdung von Mutter und Kind dar, die für die Hebamme neben den ethischen auch rechtliche Konsequenzen haben kann.

Es ist deshalb sinnvoll und ratsam, die Anteile der Schwangerenvorsorge, die von der Hebamme aufgrund ihrer fehlenden Ausbildung oder Ausrüstung in diesen Bereichen nicht zuverlässig und sicher durchgeführt werden können, an einen Facharzt für Gynäkologie und Geburtshilfe abzugeben, denn aus falsch verstandenem Ehrgeiz dürfen Mutter und Kind niemals Nachteile erwachsen.

Beckendiagnostik

Mit Hilfe der Beckendiagnostik ist es bedingt möglich, sich einen Eindruck von der Form des mütterlichen Beckens zu verschaffen und daraus Rückschlüsse auf die Möglichkeit eines normalen Geburtsverlaufes zu ziehen.

Man unterscheidet zwischen der **anatomischen** und der **funktionellen Beckendiagnostik**. Während die anatomische Beckendiagnostik jederzeit durchgeführt werden kann, ist die funktionelle Beckendiagnostik erst unter Wehentätigkeit möglich und soll deshalb hier nicht weiter besprochen werden.

> **Zur anatomischen Beckendiagnostik gehören folgende Untersuchungen:**
>
> - äußere Beckenmessung mit dem Beckenzirkel
> - Beurteilung der Michaelis-Raute
> - Abformung des Schambogenwinkels
> - Baumm-Handgriff
> - Austastung des kleinen Beckens
> - sonographische Beckenmessung
> - röntgenologische Beckenmessung
> - computer- und kernspintomographische Beckenmessung

Äußere Beckenmessung

Bei der äußeren Beckenmessung mit dem Beckenzirkel werden in Rückenlage folgende 3 Quermaße erhoben:
- die **Distantia spinarum**, der Abstand zwischen den Darmbeinstacheln, der im Normalfall 25–26 cm betragen soll
- die **Distantia cristarum**, der Abstand zwischen den Darmbeinkämmen, der im Normalfall 28–29 cm betragen soll
- die **Distantia trochanterica**, der Abstand zwischen den Rollhügeln der Oberschenkelknochen (Trochanteren), der im Normalfall 31–32 cm betragen soll.

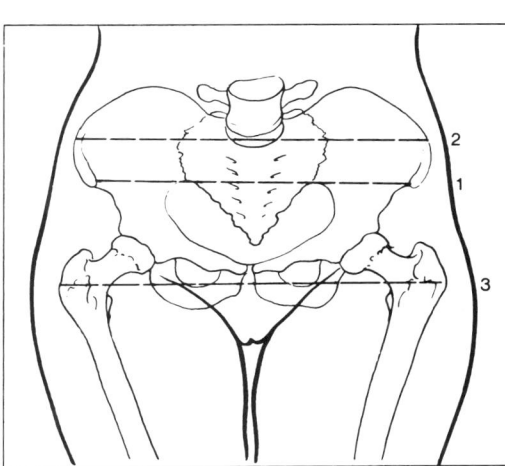

Abb. 6.3 Die äußeren queren Durchmesser des Beckens:
1 = Distantia spinarum = 25–26 cm, 2 = Distantia cristarum = 28–29 cm, 3 = Distantia trochanterica = 32 cm

Besonders wichtig sind die Abstände zwischen den einzelnen Quermaßen, die bei einem normal geformten Becken jeweils ca. 3 cm betragen.

Neben den Quermaßen wird noch ein gerader Durchmesser, die **Conjugata externa**, bestimmt. Hierzu wird in Seitenlage der Beckenzirkel vorn auf den oberen Rand der Symphyse und hinten auf den obersten Punkt der Michaelis-Raute gesetzt. Der Abstand sollte 19–20 cm betragen. Von der Conjugata externa kann durch Abzug von 8–9 cm die wichtige **Conjugata vera**, der gerade Durchmesser des Beckeneinganges, ungefähr bestimmt werden.

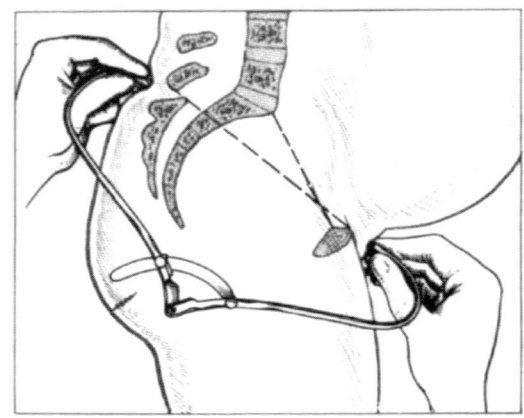

Abb. 6.4 Messung des äußeren geraden Durchmessers (Conjugata externa) mit dem geburtshilflichen Tasterzirkel. Der gerade innere „wahre" geburtshilfliche Durchmesser (Conjugata vera obstetrica) ist ebenfalls dargestellt

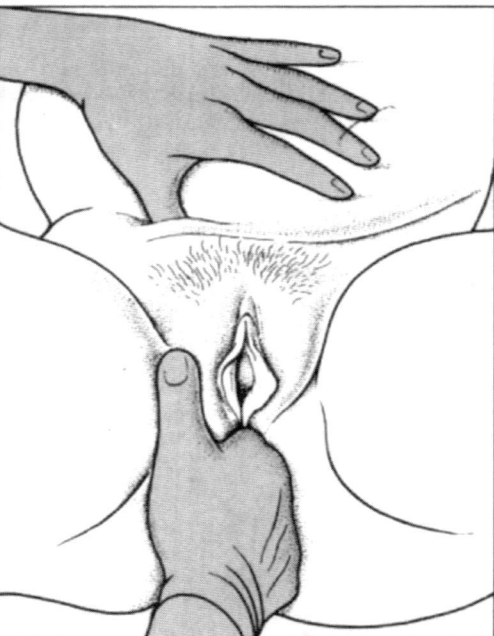

Abb. 6.5 Gleichzeitige innere und äußere Abtastung von Becken und kindlichem Kopf

Aus den mit dem Beckenzirkel ermittelten Maßen können folgende **Zusammenhänge** abgeleitet werden:
- Normale Maße und normale Abstände = normales Becken
- Durchgehend zu kleine Maße und normale Abstände = allgemein verengtes Becken
- Differenz zwischen Distantia cristarum und Distantia spinarum < 1,5 cm oder Werte identisch = plattes Becken

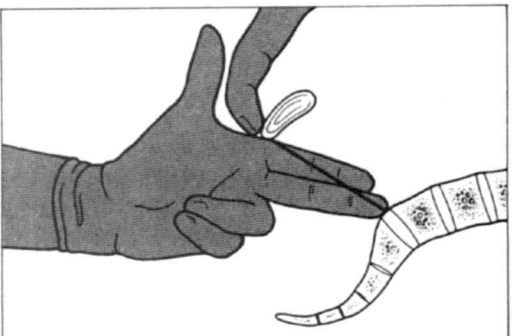

Abb. 6.6 Bestimmung der Conjugata vera durch Abgreifen der Conjugata diagonalis

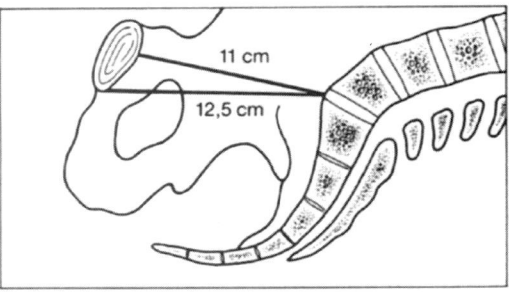

Abb. 6.7 Die beiden wichtigsten geraden Durchmesser des Beckeneinganges: Conjugata vera (obstetrica) = Verbindung zwischen der Mitte des Promontoriums und dem am weitesten vorspringenden Teil der Symphysenhinterwand = normal 11 cm; Conjugata diagonalis = Verbindung zwischen Mitte des Promontoriums und dem unteren Rand der Symphyse = 12,5–13 cm

Beurteilung der Michaelis-Raute

Als Michaelis-Raute bezeichnet man ein rautenförmiges Viereck, das aus folgenden vier Punkten gebildet wird (s. Abb. 6.9):
- der obere Punkt ist das Grübchen unter dem Dornfortsatz des 4. Lendenwirbels,
- der untere Punkt entspricht dem Beginn der Analfalte,
- die seitlichen Punkte werden durch die Grübchen über den hinteren oberen Darmbeinstacheln gebildet.

Die Michaelis-Raute wird an der stehenden oder auf der Seite liegenden Frau beurteilt (in Seitenlage sind die Punkte bei Anspannung der Gesäßbacken besonders gut sichtbar).

Bei einem normal geformten Becken sind alle 4 Seiten der Raute gleich lang, d.h. die Raute ist fast quadratisch. Hat die Raute die Form

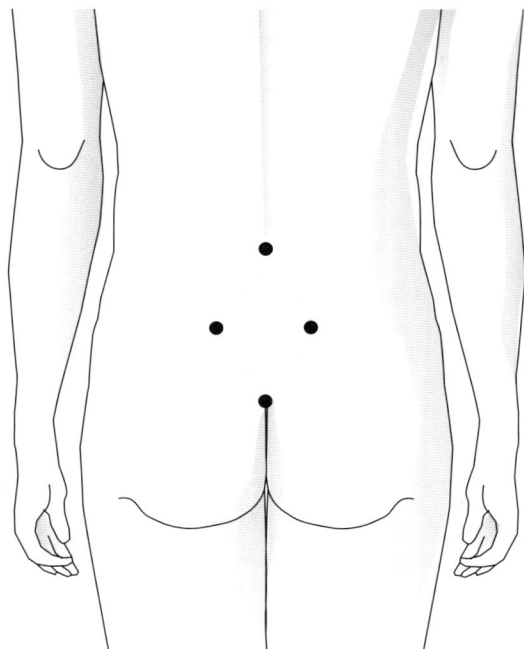

Abb. 6.8 Schmale Michaelis-Raute bei allgemeinverengtem (infantilen) Becken

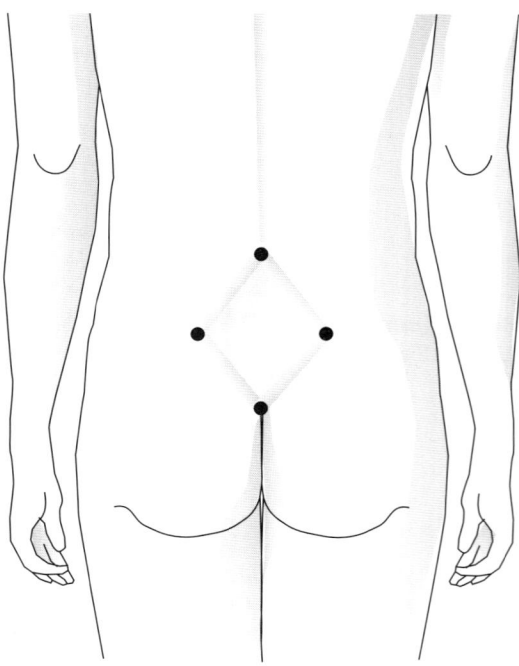

Abb. 6.9 Normale Michaelis-Raute

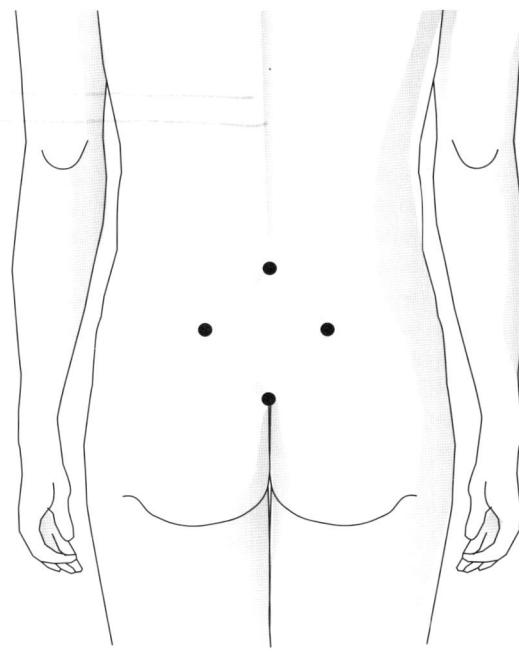

Abb. 6.10 Flache Michaelis-Raute beim platten Becken

eines Papierdrachens oder sogar Dreiecksform (oberer Winkel fehlt ganz), so kann auf ein **platt-rachitisches Becken** geschlossen werden. Letzteres stellt heute eine Seltenheit dar.

Die längliche, oben und unten spitz zulaufenden Raute ist ein Hinweis auf ein **allgemein verengtes Becken**. Beim **langen Becken** findet man ebenfalls eine Drachenform, die sich jedoch aus der hohen Position der Seitenpunkte (untere Rautenhälften verlängert) ergibt.

Kontrolle des Schambogen-winkels

Zur Kontrolle des Schambogenwinkels liegt die Frau auf dem Rücken und hält die Beine angewinkelt. Am besten läßt sich diese Untersuchung auf dem gynäkologischen Stuhl durchführen. Die Hebamme legt nun beide Daumen auf die absteigenden Äste des Schambeines. Bei normal geformtem Becken bilden die Daumen nun einen rechten Winkel. Ist der Winkel größer als 90°, so deutet dies auf ein platt-rachitisches, ist er kleiner als 90°, auf ein allgemein verengtes Becken hin.

Baumm-Handgriff

Beim Baumm-Handgriff liegt die Frau mit ausgestreckten Beinen in Rückenlage. Dieser Handgriff macht sichtbar, was mit dem Beckenzirkel gemessen werden kann: den Abstand zwischen den Spinae und Cristae iliacae. Die Daumen der Hebamme liegen dazu auf den Darmbeinstacheln, die Zeige- und Mittelfinger auf den Darmbeinkämmen. Man gewinnt so einen Eindruck von der Ausladung der Darmbeinkämme, die bei einem normalen Becken deutlich weiter voneinander entfernt sind als die Darmbeinstacheln. Bei einem **platten Becken** ist die Entfernung zwischen den Spinae und Cristae iliacae gleich oder das Verhältnis ist sogar umgekehrt. Das **allgemein-verengte Becken** zeigt gleichmäßig verkleinerte Knochenabstände.

Austastung des kleinen Beckens

Bei der Austastung des kleinen Beckens wird überprüft, ob mit dem Mittel- oder sogar Zeigefinger das Promontorium, also der am weitesten ins Becken einspringende Teil der Lendenwirbelsäule (im allgemeinen die Vorderkante des 5. LWK), erreicht werden kann. Ist dies der Fall, besteht der Verdacht auf eine Verengung des geraden Beckendurchmessers.

Mit demselben Handgriff erfolgt die **Messung der Conjugata diagonalis** (Entfernung vom Promontorium bis zum unteren Rand der Symphyse). Voraussetzung dafür ist, daß das Promontorium mit dem Finger erreicht werden kann, was, wie oben beschrieben, nur bei einem verengten Becken der Fall ist. Von der Conjugata diagonalis kann man durch den Abzug von 1,5–2 cm die Conjugata vera ermitteln.

Außerdem erfolgt eine **Abtastung der Linea terminalis**, deren seitliche und hintere Anteile bei einem normal geformten Becken nicht zu erreichen sind. Hierdurch kann eine allgemeine oder eine Querverengung des Beckens erkannt werden.

Auch die **Kreuzbeinwölbung** wird beurteilt: bei einem langen Becken ist sie nur flach zu tasten. Einspringende Sitzbeinstacheln weisen auf ein Trichterbecken hin.

Beim **Steißbein** wird sowohl die Beweglichkeit, als auch der Ansatz zum Kreuzbein beurteilt. Ein unbewegliches oder steil einspringendes Steißbein kann zum Geburtshindernis in der Beckenausgangsebene werden.

Schließlich sollten noch die **Weichteilverhältnisse** beurteilt werden, also ob die Beckenbodenmuskulatur oder der Bandapparat besonders straff oder nachgiebig erscheint und ob es Narben in diesem Bereich gibt.

Sonographische Beckenmessung

Die sonographische Beckenmessung mit der Vaginalsonde ermöglicht die Bestimmung der Conjugata vera. Diese Methode kann eine sinnvolle Ergänzung bei einer Beckenendlage oder beim Verdacht auf ein relatives Mißverhältnis sein, welche zusätzliche Informationen zur Planung des Geburtsmodus liefert.

Röntgenologische Beckenmessung

Die röntgenologische Beckenmessung (z. B. Aufnahmen in der Technik nach *Guthmann*, *Martius* oder *Colcher-Sußmann*) gibt zwar recht genaue Auskunft über Form und Größe des Beckens, prognostische Aussagen über den Geburtsverlauf können jedoch kaum gemacht werden, da man weder die kindlichen Kopfmaße feststellen noch die Anpassung des Kindes an den Geburtskanal vorsehen kann. Außerdem darf die Strahlenbelastung durch diese Untersuchung für Mutter und Kind nicht außer acht gelassen werden.

Computertomographie, Kernspintomographie

Gleiches gilt für die Computertomographie. Die Kernspintomographie sowie die **digitale Bildverstärkerradiographie** bieten zwar eine relativ geringere Strahlenbelastung, sind dafür aber auch sehr kostenintensiv. Da auch bei diesen Verfahren die prognostische Aussagekraft gering ist, da die Anpassung des kindlichen Kopfes an den Geburtskanal nicht vorhergesehen werden kann, sollten sie als diagnostische Zusatzuntersuchung nur in begründeten Ausnahmefällen, z. B. nach einer Beckenringfraktur, zur Anwendung kommen.

Der Nutzen der anatomischen Beckendiagnostik ist heute sehr umstritten, da einerseits schwere Formanomalien des Beckens eine große Rarität darstellen und andererseits, abhängig von der Größe des Kindes, auch bei bekannten Beckenanomalien durchaus ein normaler Geburtsverlauf möglich ist. Dennoch sollten diese Methoden der Hebamme bekannt sein.

7 Obligate Routinekontrollen während der normal verlaufenden Schwangerschaft

Unabhängig von Beschwerden oder Krankheitszeichen sollten bis zur 32. SSW im Abstand von vier, danach im Abstand von zwei Wochen folgende **Untersuchungen** routinemäßig durchgeführt werden:

- Feststellung des Körpergewichtes
- Blutdruckmessung
- Untersuchung des Mittelstrahlurins auf Eiweiß, Zucker und Sediment, ggf. bakteriologische Untersuchung
- Hämoglobinbestimmung
- Kontrolle der kindlichen Herzaktion
- Kontrolle des Höhenstandes des Gebärmutterfundus
- Feststellung von Lage, Stellung und Haltung des Kindes.

Darüber hinaus ist es sinnvoll, **Kindsbewegungen**, das Auftreten von **Varizen oder eine Ödembildung**, das Ergebnis der **vaginalen Untersuchungen** und sonstige Untersuchungsbefunde im Mutterpaß zu dokumentieren.

Feststellung des Körpergewichts

Die **Feststellung des Körpergewichtes** erfolgt auf einer geeichten Waage. Die Frau wird entweder immer mit oder immer ohne Schuhe gewogen, um größere kleidungsbedingte Gewichtsschwankungen zu vermeiden.

Normale Gewichtszunahme

Die **normale Gewichtszunahme** der Schwangerschaft beträgt 9–14 kg und setzt sich aus folgenden Komponenten zusammen:

– Kind	3,5 kg
– Placenta	0,5 kg
– Fruchtwasser	1,0 kg
– Uterus	1,0 kg
– Brust	0,5 kg
– Gewebswasser	2,5 kg
– vermehrtes Blutvolumen	1,0 kg
– Depotfettanlage	2,5 kg
physiologische Gewichtszunahme	**12,5 kg** (Mittelwert)

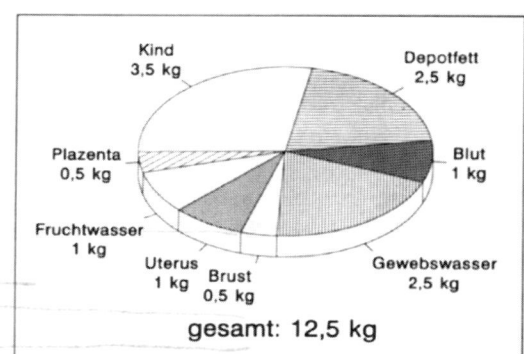

Abb. 7.1 Gewichtszu-
nahme während der
Schwangerschaft

Im ersten Trimenon kann es durch schwangerschaftsbedingte Übelkeit sogar zu einer Gewichtsabnahme kommen. Etwa ab der 12. SSW
beginnt die schwangerschaftsbedingte Gewichtszunahme, die nicht
linear verläuft.

Faustregel

Als Faustregel kann gelten, daß im 2. Trimenon ca. 250–300 g pro
Woche zugenommen werden dürfen und der Gewichtsanstieg ab
dem 3. Trimenon ca. 400–500 g pro Woche beträgt.

Liegt die Gewichtszunahme zwischen zwei Vorsorgeuntersuchun-
gen deutlich über der durchschnittlichen Gewichtszunahme, so ist
zunächst an vermehrte Wassereinlagerung zu denken. Ist die Ödem-
bildung nicht der Grund für die starke Gewichtszunahme, so sollte das
Eßverhalten der Schwangeren hinterfragt und gegebenenfalls ein
Ernährungsplan erarbeitet werden, mit dessen Hilfe die Frau ihre
Gewichtsprobleme beherrschen kann (S. 113 „Ernährung in der
Schwangerschaft").

Adipositas

Die Frau sollte bei dieser Gelegenheit unbedingt über die Schwanger-
schafts- und Geburtskomplikationen aufgeklärt werden, die sich aus
einer Adipositas ergeben können. Hierzu zählen ein erhöhtes Abort-
und Totgeburtsrisiko sowie eine erhöhte perinatale Mortalität, Hypertonie, Lageanomalien, vorzeitiger Blasensprung und eine erhöhte Sek-
tiorate.

Ein störungsfreier Schwangerschaftsverlauf ist aber auch dann
möglich, wenn die Gewichtszunahme ober- oder unterhalb dieses
Durchschnittswertes liegt. Insbesondere das sogenannte Vorschwan-
gerschaftsgewicht sollte bei der Gewichtszunahme Berücksichtigung
finden. Eine Frau, die schon zu Beginn der Schwangerschaft erheblich
übergewichtig ist, sollte in der Schwangerschaft wesentlich weniger
zunehmen als eine normal- oder sogar untergewichtige Frau.

Blutdruckmessung und Blutdruckveränderungen in der Schwangerschaft

Blutdruckveränderungen in der Schwangerschaft

Während einer normal verlaufenden Schwangerschaft kommt es zu einer Abnahme des peripheren Gefäßwiderstandes. Dies würde normalerweise zu einem Abfall des systolischen Blutdrucks um bis zu 15 mmHg führen. Da aber gleichzeitig das Blutvolumen der Schwangeren zunimmt (sog. „Schwangerschaftshydrämie") und die Pumpleistung des Herzens (das Herzzeitvolumen) ansteigt, tritt eine meßbare Senkung des arteriellen Blutdrucks entweder gar nicht oder nur in sehr geringem Umfang auf. Bei Frauen mit Schwangerschaftshochdruck kann jedoch der Tagesrhythmus im Blutdruckverlauf gestört sein und das sonst auftretende nächtliche Absinken des Blutdrucks fehlen. Gelegentlich kann es, z. B. bei der Präeklampsie, sogar zu nächtlichen Blutdruckspitzen kommen.

Grundlagen der Blutdruckmessung und praktische Hinweise

Für die auskultatorische Blutdruckmessung benötigt man eine Manschette mit einem uhrförmigen Manometer nach Recklinghausen oder mit einem Quecksilbermanometer nach Riva-Rocci (daher auch die Maßeinheit des Blutdrucks: RR = x mmHg oder „Riva-Rocci = x mm Quecksilbersäule"). Außerdem ist zum Blutdruckmessen ein Stethoskop mit Flachmembran oder Trichter erforderlich. Das Meßgerät muß geeicht sein. Allgemein sollte die Breite der Blutdruckmanschette mindestens 40% des Oberarmumfanges in Oberarmmitte betragen und der aufblasbare Anteil mindestens zweimal so lang sein wie breit.

Blutdruckmanschette

Oberarmumfang	Manschettengröße (Mindestmaße)
bis 32 cm	12 x 24 cm
33–40 cm	15 x 30 cm
über 40 cm	18 x 36 cm

Ist die Manschette zu schmal oder liegt sie dem Arm nicht richtig an, werden fälschlicherweise zu hohe Werte gemessen. Bei extrem Übergewichtigen kann die Verwendung einer sogenannten „Oberschenkel-Manschette" erforderlich sein.

Zur Blutdruckmessung sollte die Manschette luftleer und in Herzhöhe (das entspricht etwa dem 4. Zwischenrippenraum) straff am Oberarm angelegt werden. Der Unterarm sollte auf einer Unterlage aufliegen. Hängt der Arm herunter, wird der Blutdruck zu hoch gemessen. Außerdem sollte die Patientin bei der Messung möglichst sitzen, da im Liegen der Druck deutlich niedriger sein kann.

Auf jeden Fall sollte der Blutdruck immer in derselben Körperhaltung gemessen werden, da die Meßergebnisse bei standardisierten Meßbedingungen am aussagekräftigsten sind und andernfalls lagebedingt schwanken können.

Nach dem Anlegen wird die Manschette aufgeblasen, während man mit der anderen Hand den Pulsschlag am Handgelenk tastet. Ist der Radialispuls nicht mehr tastbar, werden noch weitere 30–40 mmHg aufgepumpt. Danach verschließt man das Ventil des Meßgerätes. Nun wird das Stethoskop unter leichtem Druck auf die Ellenbeuge über der Arterie (Arteria brachialis) aufgelegt und das Ventil des Meßgerätes langsam geöffnet, wobei ca. 2–3 mmHg pro Sekunde abgelassen werden sollen.

Korotkoff-Töne

Sobald der Manschettendruck den systolischen Blutdruck unterschreitet, werden über der Arterie Strömungsgeräusche, die sogenannten Korotkoff-Töne, hörbar. Diese Geräusche werden bei nachlassendem Manschettendruck zunächst lauter, dann wieder leiser und verschwinden schließlich. In der Schwangerschaft können die Geräusche bis zu einem Druck nahe 0 mmHg hörbar sein:

– **Korotkoff I:**	Erstes Auftreten der Geräusche (systolischer Blutdruckwert)
– **Korotkoff II:**	Lauterwerden der Geräusche
– **Korotkoff III:**	Geräusche sind deutlich und betont
– **Korotkoff IV:**	Leiserwerden der Geräusche (diastolischer Blutdruckwert in der Schwangerschaft)
– **Korotkoff V:**	Verschwinden der Geräusche (diastolischer Blutdruckwert außerhalb der Schwangerschaft)

Beim arteriellen Bluthochdruck können die Geräusche über einen Bereich von bis zu 40 mmHg fehlen (sog. „auskultatorische Lücke").

Bei Verwendung einer „Standard-Blutdruckmanschette" (14 × 54 cm) können näherungsweise die ermittelten Meßwerte in Abhängigkeit vom Armumfang in Oberarmmitte bei besonders dünnen oder besonders umfangreichem Oberarm wie folgt angepaßt werden:

Korrektur bei Verwendung einer Standardmanschette

Blutdruck-Anpassung bei Verwendung einer Standard-Manschette (14 × 54 cm)		
Oberarmumfang cm	**RR systolisch** (mmHg)	**RR diastolisch** (mmHg)
15–18	+15	0
23–26	+ 5	– 5
27–30	0	–10
31–34	– 5	–15
35–38	–10	–15
39–41	–15	–20
32–45	–20	–25

Als normale Blutdruckwerte werden in der Schwangerschaft ein systolischer Wert von 100–<140 mmHg und ein diastolischer Wert von 60–<90 mmHg angesehen.

RR-Messung

Praktisch empfiehlt es sich, den Blutdruck nach folgenden **Richtlinien** zu messen:

- Die erste Messung sollte nach einer mindestens 10minütigen Ruhephase erfolgen.
- Der Blutdruck wird im Sitzen gemessen.
- Der Unterarm sollte auf einer Unterlage aufliegen.
- Die Manschette sollte auf Herzhöhe (vierter Zwischenrippenraum) angebracht werden.
- Zunächst mißt man an beiden Armen, danach immer an dem Arm mit den höheren Werten.
- Bei der Erstuntersuchung in der Schwangerschaft sollte der diastolische Druck beim Verschwinden der Geräusche (Korotkoff V) bestimmt werden.
- Bei allen weiteren Untersuchungen wird der diastolische Druck beim Leiserwerden der Geräusche (Korotkoff IV) bestimmt.
- Bei Blutdruckwerten ≥140/90 mmHg oder unter 110/60 mmHg sollte nach frühestens 10–30 Minuten körperlicher Ruhe eine Kontrollmessung erfolgen.

Einteilung und Behandlung pathologischer Blutdruckveränderungen in der Schwangerschaft

Definitionen

Bei einem Blutdruck, der wiederholt ≥ 140/90 mmHg gemessen wird, liegt ein **arterieller Bluthochdruck** vor. Die Erkrankungen, die mit einem Bluthochdruck in der Schwangerschaft einhergehen, werden wie folgt eingeteilt:

- Von einem **Schwangerschaftshochdruck** (schwangerschaftsinduzierte Hypertonie = SIH) wird gesprochen, wenn die Hypertonie vor der 20. SSW noch nicht bestand und die Blutdruckerhöhung spätestens 6 Wochen nach der Entbindung verschwindet.
- Findet man gleichzeitig eine Eiweißausscheidung im Urin (Proteinurie) mit oder ohne Ödeme, so handelt es sich um eine **Präeklampsie**.
- Wenn gleichzeitig auch tonisch-klonische Krämpfe auftreten, liegt eine **Eklampsie** vor.
- Das **HELLP-Syndrom** ist eine besonders gefährliche Verlaufsform der Präeklampsie. Die Abkürzung bedeutet:

– **H h**emolysis	(Hämolyse)
– **EL e**levated **l**iver enzymes	(erhöhte Leberenzymwerte)
– **LP l**ow **p**latelets	(erniedrigte Thrombozytenzahl)

Typische, aber nicht regelmäßig vorhandene Symptome können neben den genannten Veränderungen der Laborparameter vor allem rechtsseitige Oberbauchschmerzen, Übelkeit, Sehstörungen, mangelhafte Urinausscheidung und unklare Bewußtseinstrübung sein. Wie die Eklampsie ist auch das HELLP-Syndrom eine für die Mutter und das Kind lebensbedrohliches Krankheitsbild. Bei bis zu 20% aller Schwangeren mit HELLP-Syndrom tritt keine arterielle Hypertonie auf!

> **Schon der geringste Verdacht** auf das Vorliegen dieser Schwangerschaftserkrankungen erfordert die **sofortige Krankenhauseinweisung!**

Besteht schon **vor der Schwangerschaft ein Bluthochdruck** (in 95% der Fälle handelt es sich um eine sog. „essentielle" Hypertonie ohne nachweisbare Ursache) und tritt während der Schwangerschaft eine Proteinurie hinzu, so spricht man von einer **Pfropfgestose**.

Das alleinige Auftreten von **Ödemen** während der Schwangerschaft ist nur dann von Bedeutung, wenn es zu einer Gewichtszunahme von mehr als 2 kg/Woche kommt. In diesem Fall sollte der Blutdruck mindestens zweimal wöchentlich kontrolliert und der Urin auf eine Eiweißausscheidung untersucht werden. Für das Befinden des Kindes haben mütterliche Ödeme allein keine Bedeutung.

Behandlung der Hypertonie in der Schwangerschaft

- Bei einer **leichten Hypertonie** (RR um 140/90 mmHg) können als erste Maßnahmen Ruhe und körperliche Schonung empfohlen werden. Auch der Verzicht auf belebende Genußmittel (Kaffee, schwarzer Tee, Nikotin etc.) ist ratsam.
- Wenn bei einer Schwangeren eine **manifeste arterielle Hypertonie** mit Blutdruckwerten ≥ 140/90 mmHg festgestellt wird, sollte die Frau unverzüglich in fachärztliche Betreuung überwiesen werden. In der Regel ist eine medikamentöse Einstellung des Blutdruckes (z.B. mit alpha-Methyl-DOPA, β-Blockern oder Dihydralazin) unter stationären Bedingungen erforderlich. Eine ambulante Betreuung ist danach nur vertretbar, wenn der Blutdruck bei mindesten 2–3 Kontrollen pro Woche Werte von 160/100 mmHg nicht überschreitet, wenn keine Proteinurie vorliegt, die Schwangere nicht über Kopf- oder Oberbauchschmerzen oder Sehstörungen klagt und die Laborwerte bei wöchentlicher Bestimmung unauffällig sind. Weiterhin sollte ein- bis zweimal pro Woche ein CTG geschrieben werden und dieses ein unauffälliges fetales Herzfrequenzmuster zeigen. Die regelrechte Entwicklung des Kindes muß mindestens alle zwei Wochen durch eine Ultraschall-Untersuchung überprüft werden.

> Ist auch nur eines der genannten Kriterien nicht erfüllt bzw. das Ergebnis einer Untersuchung auffällig, so sollte die Schwangere zur weiteren Überwachung und Therapie umgehend in eine Klinik eingewiesen werden.

Behandlung der Hypotonie in der Schwangerschaft

Während die **Hyper**tonie in der Schwangerschaft nach der Höhe der gemessenen Blutdruckwerte relativ klar definiert ist, gilt dies für die **Hypo**tonie nicht in gleichem Maße. Im allgemeinen wird von einer **Hypotonie** in der Schwangerschaft gesprochen, wenn der systolische

Blutdruck bei wiederholten Messungen 110 mmHg nicht übersteigt. Ob es sich dabei um eine behandlungswürdige Hypotonie handelt, hängt in erster Linie davon ab, ob die Schwangere Symptome wie Schwindelgefühl, Kopfschmerzen, Ohrensausen oder Kollapsneigung zeigt. Wenn der systolische Blutdruck immer unter 100 mmHg liegt, besteht generell Behandlungsbedarf.

- Bei einer **leichten Hypotonie** (RR systolisch 100–110 mmHg) kann oftmals durch kreislaufanregende Gymnastik, Schwimmen, Radfahren oder Balneotherapie schon eine Besserung erzielt werden.
- Bei **deutlich hypotonen Blutdruckwerten** (RR < 100 mmHg) ist eine medikamentöse Blutdruckeinstellung (z. B. mit Dihydroergotamin) erforderlich, da auch ein zu niedriger Blutdruck das Kind gefährdet. Durch die mit der Hypotonie einhergehende Mangeldurchblutung der Plazenta kann es leichter zu einem Abort, einer Früh-, Mangel- oder Totgeburt kommen. Weiterhin wurden gehäuft operative Geburtsbeendigungen, schlechte Apgar- und pH-Werte sowie eine erhöhte perinatale Mortalität beobachtet.

Untersuchung des Mittelstrahlurins und des Harnsediments

Untersuchung des Mittelstrahlurins

Zur Untersuchung des Mittelstrahlurins kann zunächst ein Schnelltest mit Stix durchgeführt werden. Um zuverlässige Meßergebnisse zu erhalten, sollte die Schwangere genau instruiert werden, wie ein Mittelstrahlurin zu gewinnen ist. Hierzu wird der Genitalbereich zunächst von vorn nach hinten sorgfältig mit Wasser und Seife gereinigt und nach Spreizen der Labien mit einem milden Schleimhautdesinfektionsmittel und sterilisierten Tupfern desinfiziert (ein Tupfer = eine Bewegung). Anschließend wird der Urin aus der Mitte des Miktionsvorganges in einem sauberen sterilisierten Gefäß aufgefangen. Desweiteren müssen die im jeweiligen Test angegebenen Meßbedingungen genau eingehalten werden.

Untersuchung des Harnsediments

Für die Untersuchung des Harnsediments werden 10 ml Urin im Reagenzglas 5 Minuten bei ca. 2000 Umdrehungen/min zentrifugiert. Danach erfolgt zunächst die **makroskopische Beurteilung**. Jedes mit bloßem Auge sichtbare, festgeformte Sediment auf dem Boden des Reagenzglases wird in Höhe (mm) und Farbe registriert:

- **Rotbraunes, festes Sediment** enthält Erythrozyten;
- **Pastellrosa, festes Sediment** enthält amorphe Urate (sog. Ziegelmehl);
- **Gelbweißgraues, festes Sediment** enthält Leukozyten oder Plattenepithelien (Fluor) oder amorphe Phosphate oder Stärkekörner (z. B. Reste von Vaginalovula).

Für die anschließende **mikroskopische Beurteilung** des Sedimentes wird der Überstand im Reagenzglas durch zügiges Abgießen entfernt.

Dabei darf das Sediment nicht aufgewirbelt oder ausgekippt werden! Der Restüberstand wird gründlich mit dem Sediment vermischt, ein kleiner Tropfen mit einer Pipette auf einen sauberen Objektträger gebracht und mit einem Deckgläschen zugedeckt.

Unter dem Mikroskop sucht man dann bei 100facher Vergrößerung nach Zellelementen und Zylindern. Anschließend erfolgt bei 400facher Vergrößerung in fünf willkürlich ausgewählten Gesichtsfeldern (semiquantitative Beurteilung) die Auszählung:

Normalwerte

Normalwerte (Harnsediment)		
Erythrozyten	0–2	pro Gesichtsfeld
Leukozyten	0–5	pro Gesichtsfeld
Epithelzellen	1	pro Gesichtsfeld
Zylinder	0	pro Gesichtsfeld
Erreger	0	pro Gesichtsfeld
Lipide	0	pro Gesichtsfeld
Kristalle	0	pro Gesichtsfeld

Zeigen sich im Schnelltest von der Norm abweichende Werte für Eiweiß, Glucose oder Nitrit (Bakterienstoffwechselprodukt), ist die Sedimentuntersuchung auffällig oder gibt die Schwangere subjektive Beschwerden wie Brennen beim Wasserlassen oder häufigen Harndrang an, so sollte zusätzlich **eine bakteriologische Untersuchung** durchgeführt werden. Im Falle einer Bakteriurie, mit oder ohne Symptome, ist bei einer Schwangeren eine antibiotische Therapie angezeigt.

Hämoglobinbestimmung

Zur Hämoglobinbestimmung benötigt man kapilläres oder venöses Blut. Da die kapilläre Blutentnahme weniger aufwendig ist, wird sie allgemein bevorzugt. Grundsätzlich sollte immer das gleiche Verfahren angewandt werden, um abnahmetechnisch bedingte Schwankungen zu vermeiden.

Kapilläre Blutentnahme

Für die kapilläre Blutentnahme eignet sich beim Erwachsenen die Fingerkuppe oder das Ohrläppchen. Die Punktion im Finger ist schmerzhafter, dafür ist das Ohrläppchen schlechter durchblutet. Hat man die Punktionsstelle ausgewählt, so muß sie sorgfältig desinfiziert werden. Die Haut wird durch Druck angespannt; es folgt ein schneller tiefer Einstich mit einer sterilen Stichlanzette. Der erste Tropfen Blut wird von der Punktionsstelle abgewischt und das nachlaufende Blut wird mit dem Kapillarröhrchen luftblasenfrei aufgefangen. Dabei darf nicht gequetscht werden, da dies die Meßergebnisse verfälschen würde.

Nach der Blutentnahme wird die Haut gereinigt, es folgt die Blutstillung durch Kompression und schließlich wird die Einstichstelle mit einem Pflaster abgedeckt.

Das Kapillarröhrchen kommt sofort nach der Blutentnahme in einen Behälter mit Transformationslösung (K_3 [$Fe(CN)_6$] und KCN in

NaHCO₃) und wird kräftig geschüttelt. Die so entstandene stabile Lösung mißt man mit einem fotoelektrischen Kolorimeter. Der Hb-Gehalt wird in Grammprozent (g/100 ml Blut) angegeben. Man nennt diese Meßmethode „**Cyan-Hämiglobin-Methode**".

> Der **Hb-Wert der Schwangeren** sollte bei mindestens 11,2 g/100ml Blut (= 70 % Hb) liegen.

Erythrozytenzählung

Wird ein niedrigerer Wert gemessen, so muß eine Erythrozytenzählung erfolgen. Die genaueste und einfachste Methode ist die elektronische Zählung. Hierzu wird mit einer auf pH 7,4 gepufferten isotonischen Kochsalzlösung verdünntes Blut (Verdünnungsverhältnis 1:50 000) in das Meßgerät eingegeben. Die Erythrozyten werden mit Hilfe elektronischer Impulse gezählt. Finden sich weniger als 4,2 x 10¹²/l, gilt der Befund als pathologisch und es sollte eine Eisensubstitutionstherapie eingeleitet werden. Begleitend muß unbedingt eine ausführliche Ernährungsberatung stattfinden (S. 109ff „Ernährung in der Schwangerschaft").

Ferritin/Transferrin

Als ratsam kann auch eine Kontrolle der Eisenspeicher zu Beginn der Schwangerschaft angesehen werden (Ferritin/Transferrin). So kann ggf. frühzeitig eine gezielte Ernährungsberatung stattfinden und eine spätere – oft schlecht verträgliche – Eisensubstitution vermieden werden.

Kontrolle der kindlichen Herzaktionen

Die Kontrolle der kindlichen Herztöne kann **sonographisch, akustisch oder elektrokardiographisch** erfolgen.

In der Frühschwangerschaft bis zur 12. SSW ist lediglich die sonographische Kontrolle mit bildgebenden Verfahren möglich, später können die kindlichen Herztöne mit Hilfe von Ultraschall-Doppler-Geräten hörbar gemacht werden. Der akustische Nachweis mit Hilfe des geburtshilflichen Stethoskopes (Pinardsches Stethoskop) gelingt, je nach der Erfahrenheit des Untersuchers, frühestens ab der 18. SSW.

Ableitungspunkt

Neben der Auswahl der für die Schwangerschaftswoche geeigneten Ableitungsmethode ist auch der Ableitungspunkt für die korrekte Herztonkontrolle von Bedeutung. In der Frühschwangerschaft sind die Herztöne dort am deutlichsten zu hören, wo das kindliche Herz der Bauchwand am nächsten ist. Ab der 20. SSW hört man die Herztöne am lautesten in der Mittellinie oberhalb der Symphyse oder an der größten Auswölbung der Bauchdecke. Von der 28. SSW an können die Herztöne am besten auf der Seite des kindlichen Rückens abgeleitet werden. Daher sollten vor der Herztonkontrolle Lage und Stellung des Kindes ertastet werden, um den optimalen Ableitungspunkt festlegen zu können.

Die regelrechte fetale Herzfrequenz liegt gegen Ende der Schwangerschaft zwischen 120 und 160 Schlägen pro Minute.

Kardiotokographische Kontrolle

Stellt man mit dem Stethoskop oder sonographisch eine Tachykardie (Frequenz < 160/min) oder Bradykardie (Frequenz < 120/min) fest oder gibt es sonstige Auffälligkeiten (siehe Anlage 2 der Mutterschaftsrichtlinien), so sollte eine kardiotokographische Kontrolle erfolgen. Nach den Mutterschaftsrichtlinien wird dies frühestens ab der 26. SSW empfohlen, Kontrollen sind nur bei Besonderheiten im CTG (siehe Anlage 2 der Richtlinien) durchzuführen.

Dieses Vorgehen ist jedoch in Anbetracht der heutigen Möglichkeiten der perinatalen Medizin veraltet. Zum einen ist der Zeitpunkt für die erste kardiotokographische Kontrolle im Fall einer Herztonauffälligkeit zu spät gewählt, da evtl. schon ab 23./24. SSW ein Überleben des Kindes außerhalb der Gebärmutter möglich sein kann, zum anderen eignet sich das CTG als nicht-invasive Überwachungsmethode hervorragend dazu, frühzeitig Zustandsstörungen des Kindes anzuzeigen und sollte deshalb auch Bestandteil der Routineüberwachung der normal verlaufenden Schwangerschaft sein.

Da nur die Fähigkeit zur genauen und richtigen **Interpretation des Kardiotokogramms** ein solches überhaupt sinnvoll macht, ist es zwingend erforderlich, daß sich die Hebamme mit den normalen und pathologischen Herztonmustern bestens auskennt (siehe auch Kardiotokographie, S. 101).

Feststellung des Höhenstandes der Gebärmutter sowie der Stellung und der Lage des Kindes

Die Leopold-Handgriffe

- Zum **1. Leopold-Handgriff** setzt man sich vis-à-vis neben die Schwangere. Diese Position wird bis zum **3. Leopold-Handgriff** beibehalten. Nun werden beide Außenhandkanten auf den Fundus uteri gelegt. So gewinnt man einen Eindruck über dessen Höhenstand, den man in Beziehung zur Symphysenoberkante, dem Nabel, dem Schwertfortsatz des Brustbeins (Processus xiphoideus) oder dem Rippenbogen angibt. (z.B.: 40. SSW = Höhenstand des Fundus uteri 2 Querfinger unterhalb des Rippenbogens). Obwohl die Angabe im allgemeinen in „QF" (= Querfinger) erfolgt, sollte man wegen der besseren Vergleichbarkeit dieses Maß besser in cm angeben.
- Beim **2. Leopold-Handgriff** wird durch seitliches Auflegen der Hände ertastet, wo sich der Rücken bzw. die kleinen Teile (= Arme und Beine) des Kindes befinden. So können Stellung und Lage des Kindes festgestellt werden.
- Für den **3. Leopold-Handgriff** tastet man mit einer Hand mit abgespreiztem Daumen knapp oberhalb der Symphyse nach dem vorangehenden Teil und bewegt diesen ruckartig hin und her. Ist das sog. **Ballotement** zu beobachten, so handelt es sich beim vorangehenden Teil um den Kopf, der durch die ruckartige Bewegung zwischen

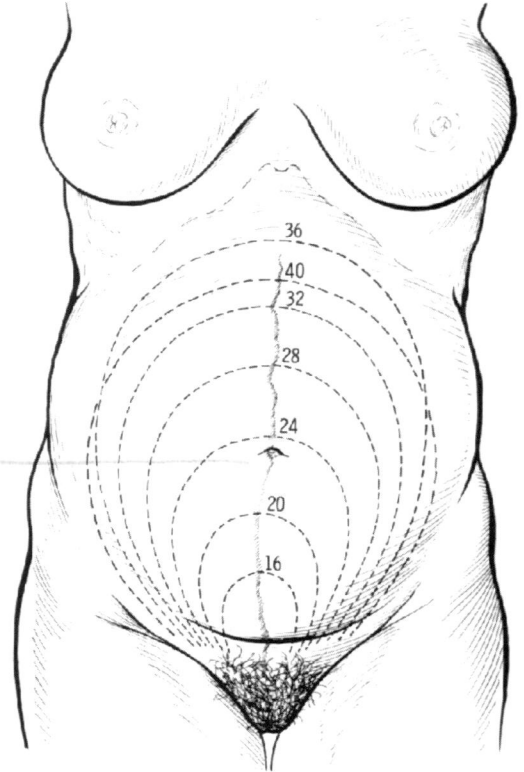

Abb. 7.2 Stand des Fundus uteri in den verschiedenen Gestationswochen

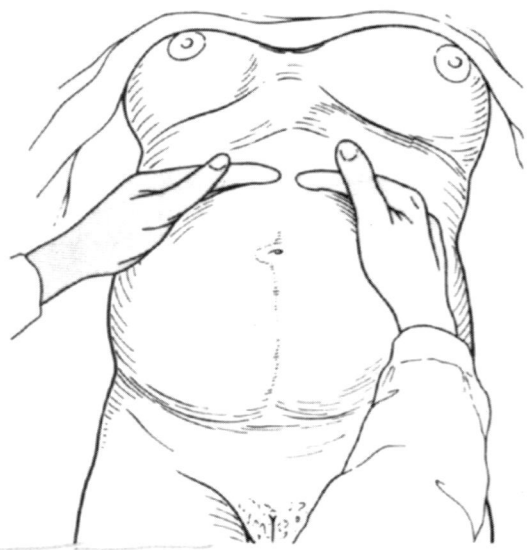

Abb. 7.3 1. Leopold-Handgriff, ermittelt den Fundusstand

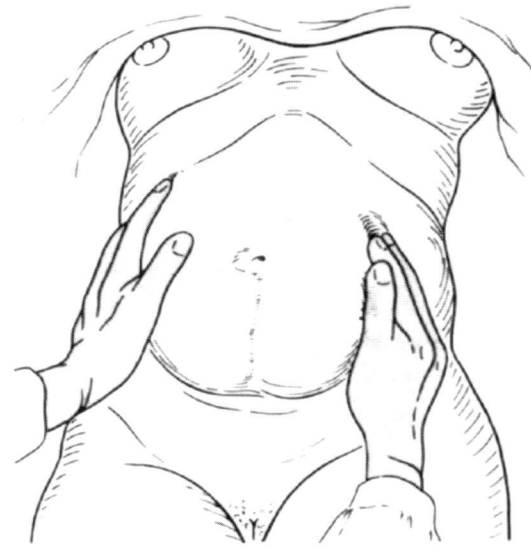

Abb. 7.4 2. Leopold-Handgriff, ermittelt die Stellung des kindlichen Rückens

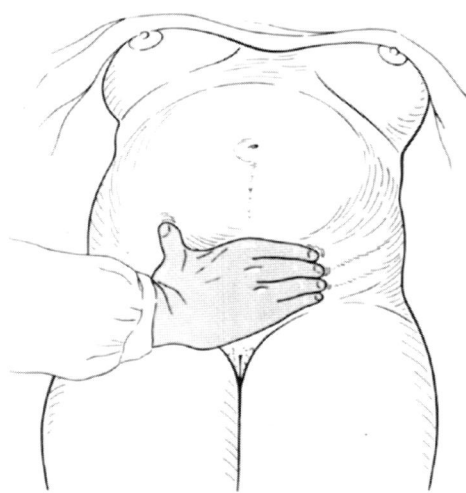

Abb. 7.5 3. Leopold-Handgriff, dient der Feststellung des vorangehenden Kindsteiles

den Fingern hin und her pendelt. Der Steiß hingegen folgt dieser Manipulation eher träge. Neben der Kontrolle der Poleinstellung kann mit dem **3. Leopold-Handgriff** auch der Höhenstand des vorangehenden Teiles bestimmt werden. Ist dieser bereits sehr tief ins Becken eingetreten, so läßt sich auch bei einer Schädellage kein Ballotment auslösen. Zur definitiven Bestimmung der Poleinstellung sollte zusätzlich eine vaginale Tastuntersuchung oder eine Ultraschalluntersuchung durchgeführt werden.

- Um den **4. Leopold-Handgriff** durchführen zu können, dreht die Hebamme dem Gesicht der Schwangeren den Rücken zu. Dann wer-

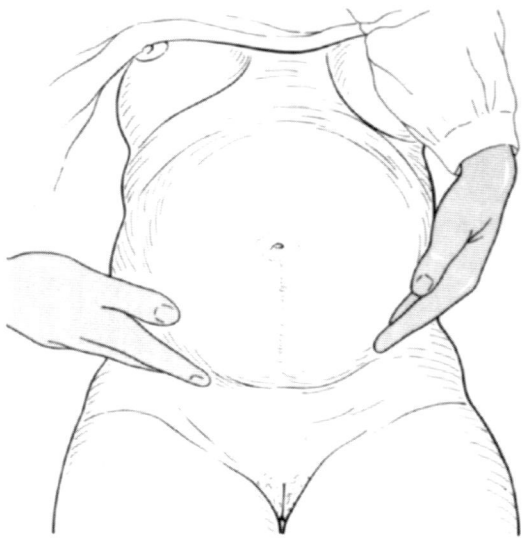

Abb. 7.6 4. Leopold-Handgriff, kontrolliert die Beziehungen des führenden Kindsteiles zum Bekeneingang

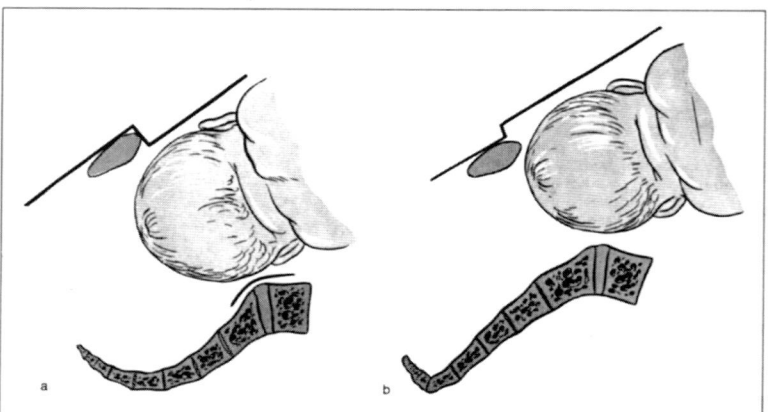

Abb. 7.7 5. Leopold-Handgriff bzw. Handgriff nach Zangemeister zur Feststellung des Verhältnisses von kindlichem Kopf zum mütterlichen Becken, a Kopf hinter der Symphyse = günstige Geburtsprognose, b Kopf überragt die Symphyse = Verdacht auf Mißverhältnis

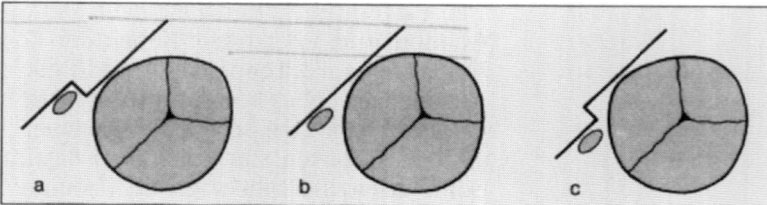

Abb. 7.8 Die möglichen Tastbefunde beim Zangemeister-Handgriff: a = normaler Tastbefund: Kopf überragt die Symphysenhinterfläche nicht, b = Kopf überragt gering, c = Kopf überragt deutlich

den beide Hände seitlich über den Leisten aufgesetzt. Es wird die Beziehung des vorangehenden Teils zum Beckeneingang geprüft. Sowohl beim 3. als auch beim 4. Leopold-Handgriff kann es durch den Druck bei der Untersuchung leicht zu einer Abwehrspannung durch die Schwangere kommen. Es ist deshalb sehr wichtig, die Frau auf die Untersuchung vorzubereiten und diese ggf. zu wiederholen, wenn die Muskelspannung nachgelassen hat.

- Beim sogenannten **5. Leopold-Handgriff** oder **Zusatzhandgriff nach Zangemeister** stellt die Hebamme sich neben die Frau, legt die eine Hand auf die Symphysenoberkante und die andere Hand auf den vorangehenden Teil und gewinnt dadurch einen Eindruck über deren Beziehung zueinander. Überragt der vorangehende Teil die Symphyse, so liegt der Verdacht auf ein Mißverhältnis nahe. Man spricht dann von einem **positiven Zangemeister-Handgriff.**

Diese Untersuchung ist jedoch erst aussagekräftig, wenn Wehentätigkeit vorhanden ist!

Kontrolle des Höhenstandes der Gebärmutter

Zur Kontrolle des Höhenstandes der Gebärmutter wird zunächst der Fundus uteri mit dem **ersten Leopold-Handgriff** ertastet. Die Angabe des Höhenstandes erfolgt in Beziehung zu Schambein, Nabel, Schwertfortsatz des Brustbeins (Processus xiphoideus) oder Rippenbogen. Entspricht der tatsächliche Höhenstand der Gebärmutter dem erwarteten Höhenstand in der jeweiligen Schwangerschaftswoche, so spricht dies für ein regelrechtes Wachstum des Kindes und für eine normale Fruchtwassermenge.

Durch die **Messung des Symphysen-Fundus-Abstandes** wird der durch die Tastuntersuchung erhobene Befund bestätigt. Hierbei mißt man den Abstand der Symphysenoberkante zum ausladendsten Teil des Fundus mit dem Maßband. Auch dieses Meßergebnis wird mit dem durchschnittlichen Wert für die Schwangerschaftswoche verglichen.

Entsprechen die Befunde nicht der Schwangerschaftswoche, kommen **differentialdiagnostisch** verschiedene **Ursachen** in Betracht:

Uterus größer als erwartet:
- Fehler bei der Terminbestimmung
- Blasenmole
- Mehrlingsschwangerschaft
- großes Kind (Diabetes mellitus?)
- Hydramnion

Uterus kleiner als erwartet:
- Fehler bei der Terminbestimmung
- Mangelentwicklung des Kindes (Plazentainsuffizienz?)
- intrauteriner Fruchttod
- Mißbildung
- Oligo- oder Ahydramnie

Die **Abklärung der Ursache** für das Abweichen der Uterusgröße von der Norm sollte durch die Ultraschalldiagnostik erfolgen.

Feststellung von Stellung und Lage des Kindes

Zur Feststellung von Stellung und Lage des Kindes wird der **2. Leopold-Handgriff** angewandt.

Beide Parameter sind wie die Poleinstellung, die mit dem **3. Leopold-Handgriff** beurteilt wird, für das Auffinden des optimalen Ableitungspunktes der kindlichen Herztöne von Bedeutung.

Mit dem **3. Leopold-Handgriff** wird darüber hinaus der **Höhenstand des vorangehenden Teiles** beurteilt. Dies ist allerdings erst in der Spätschwangerschaft wichtig, denn sowohl die Lage und Poleinstellung des Kindes als auch der Höhenstand des vorangehenden Teiles und dessen Beweglichkeit und Beziehung zum mütterlichen Beckeneingang (festzustellen mit dem **4. Leopold-Handgriff**) sind für die bevorstehende Geburt von Bedeutung.

Spekulumeinstellungen und vaginale Tastuntersuchung

Spekulumeinstellungen und vaginale Untersuchungen im Verlauf der Schwangerschaft sind insbesondere dann erforderlich, wenn die Schwangere ziehende Schmerzen oder häufige schmerzlose Kontraktionen, Blutungen oder vermehrten Ausfluß angibt.

Bei letzterem sollte nochmals ein **Abstrich** entnommen werden, um eine Infektion auszuschließen bzw. zu erkennen und danach entsprechend behandeln zu können, da solche Infektionen der Scheide und der Zervix einen Abort oder bei Mitbeteiligung des unteren Eipols später in der Schwangerschaft vorzeitige Wehen oder einen vorzeitigen Blasensprung auslösen und so zu einer Frühgeburt führen können. Auch durch eine einfache pH-Messung des Scheidenmilieus, z. B. mit Indikatorpapier oder -lösung, die die Schwangere ggf. auch selbst durchführen kann, können Hinweise auf eine Infektion festgestellt werden, da sich bei einer Besiedlung der Vagina mit pathologischen Keimen der normale pH-Wert zum basischen Bereich hin verschiebt.

Sonographische Kontrolle

Zeitpunkt

Bei einer normal verlaufenden Schwangerschaft sind in den **Mutterschaftsrichtlinien** drei Ultraschall-Untersuchungen mittels bildgebender Informationsverarbeitung (sog. „real-time scan im B-Mode-Verfahren") zu folgenden Zeiten vorgesehen:

- von Beginn der 9. bis zum Ende der 12. SSW (1. Screening),
- von Beginn der 19. bis zum Ende der 22. SSW (2. Screening),
- von Beginn der 29. bis zum Ende der 32. SSW (3. Screening).

Das **erste Screening** dient vor allem der Sicherung des Schwangerschaftsalters, dem Nachweis oder Ausschluß einer Mehrlingsschwangerschaft und der Suche nach frühen Zeichen einer fetalen Mißbildung (z. B. Nackenödem).

Im **zweiten Screening** wird besonders nach Fehlbildungen bzw. Anomalien der kindlichen Organsysteme gefahndet.

Das **dritte Screening** soll vor allem kindliche Wachstumsstörungen aufdecken und kindliche Fehlbildungen mit später Manifestation (z. B. bestimmte Formen von Hydrozephalus oder Hydrops fetalis) erkennen helfen.

Insbesondere müssen bei den einzelnen **Ultraschall-Screening-Untersuchungen** zumindest folgende Fragen geklärt werden:

- Lebt das Kind?
- Handelt es sich um eine Einlings- oder um eine Mehrlingsschwangerschaft?
- Entspricht die Größe des Kindes der errechneten Schwangerschaftszeit (Messung der Scheitelsteißlänge (1. Screening), der Schädel- und Abdomendurchmesser und des Oberschenkel- oder Oberarmknochens)?
- Ist das Kind proportioniert bzw. „passen" die ermittelten Meßwerte zueinander?
- Ist die kindliche Herztätigkeit normal oder auffällig (zu langsam/zu schnell/arrhymthmisch)?
- Zeigt das Kind Auffälligkeiten im Körperumrißbild (Anenzephalie, auffälliges Profil, Nackenödem, Spalt- oder Zelenbildung der Wirbelsäule, Fehlbildungen der Extremitäten)?
- Sind alle sonographisch darstellbaren Organe vorhanden (v.a. Großhirn, Kleinhirn, Herzkammern, Nieren, gefüllte Harnblase, Extremitäten)?
- Finden sich Auffälligkeiten an den kindlichen Organen (Hydrozephalus, Hydrops, Zysten, Herzfehlbildungen etc.)?
- Ist das Bewegungsmuster des Kindes normal (zu viele/zu wenige/ gar keine Bewegungen)?
- Wo liegt die Plazenta bzw. handelt es sich insbesondere um eine Placenta praevia oder einen „tiefen Sitz"?
- Ist die Fruchtwassermenge normal (zuviel/zuwenig/keines)?

Untersuchungs-inhalte

In **Anlage 1a der Mutterschaftsrichtlinien** sind die genauen Untersuchungsinhalte für den jeweiligen Zeitraum festgelegt.

Möchte die Hebamme die Ultraschalluntersuchungen im Rahmen der Schwangerenvorsorge selbst durchführen, so muß sie sich diesbezüglich sehr umfassend fortgebildet haben, um aussagekräftige und verläßliche Befunde erheben zu können. Es sei an dieser Stelle dringend davor gewarnt, ohne ausreichende Kenntnisse und Erfahrung und die erforderliche moderne technische Ausstattung diesen Teil der Schwangerenvorsorge unbedingt selbst durchführen zu wollen. Insbesondere das Übersehen eines hochpathologischen Befundes wie einer Fehlbildung oder schweren Wachstumsretardierung kann unabsehbare Folgen für das Kind, die Schwangere und letzlich auch für die betreuende Hebamme haben!

8 Pränatale Diagnostik und Therapie bei Risikoschwangerschaften

Ergibt sich aus der **Anamnese** (Altersrisiko, vorangegangene Schwangerschaft mit Chromosomenaberrationen oder Mißbildungen, Eltern mit Chromosomen-Auffälligkeiten, x-rezessive Leiden, Stoffwechseldefekte, ventrale oder dorsale Spaltbildung oder sonstige, z. B. psychische Belastung) oder aus **Untersuchungsbefunden** in der bestehenden Schwangerschaft (Auffälligkeiten bei Routinekontrollen, im Ultraschallbefund oder beim Triple-Test) der **Verdacht auf eine Risikoschwangerschaft**, so ist eine **kurzfristigere und intensivere Überwachung** der Schwangerschaft, die nach den Mutterschaftsrichtlinien (s. S. 10) dann gemeinsam mit einem Arzt vorgenommen werden muß, erforderlich.

Zusatzuntersuchungen

Dies kann zum einen bedeuten, daß die obligaten Routineuntersuchungen in kürzeren Zeitabständen durchgeführt werden. Es kann sich aber auch die Notwendigkeit zu zusätzlichen Untersuchungen ergeben. Bei diesen weiterführenden diagnostischen Maßnahmen sollte zunächst mit den Eltern besprochen werden, welche **Konsequenzen** sie aus den jeweiligen Untersuchungsergebnissen ziehen würden. Die grundsätzliche Einstellung der Eltern zu einem Schwangerschaftsabbruch im Falle einer Behinderung des Kindes muß hierbei unbedingt direkt angesprochen werden.

Beratungsgespräch

Möglicherweise wünschen die Eltern gar keine Informationen über eine Behinderung ihres Kindes, da sie auch bei einem schwerbehinderten bzw. nicht lebensfähigen Kind keinen Schwangerschaftsabbruch vornehmen lassen würden. In diesem Fall sollte nach der ausführlichen Beratung über die diagnostischen Möglichkeiten auf diese Untersuchung verzichtet werden, insbesondere wenn damit ein Risiko für die Gesundheit oder das Leben des Kindes verbunden ist. Über derartige Beratungsgespräche sollte stets ein ausführliches Protokoll angelegt werden. Auch zur rechtlichen Absicherung der Hebamme sollte an diesen Beratungen immer ein Frauenarzt oder Humangenetiker teilnehmen.

Triple-Test

Mit dem Triple-Test werden in der 14.–17. SSW β-**HCG, freies Östriol** und **Alpha-Fetoprotein** (**AFP**) im mütterlichen Blut bestimmt. Die erhobenen Werte werden mit den jeweiligen Durchschnittswerten für das Schwangerschaftsalter bei gleichaltrigen Schwangeren verglichen und daraus die Wahrscheinlichkeit für das Vorliegen einer kindlichen

Störung bzw. Fehlbildung abgeleitet. Im Falle einer Trisomie 21 (Morbus *DOWN*, Mongoloismus) sind der AFP-Wert und Östriol erniedrigt, während der HCG-Spiegel im mütterlichen Serum erhöht ist. Erhöhte AFP-Werte findet man z. B. bei offenen Neuralrohrdefekten, Anenzephalie und Omphalozele.

Zwar verfügt man mit der Triple-Diagnostik über eine wenig invasive Methode zur pränatalen Diagnostik. Die **Zuverlässigkeit** und **Aussagekraft** dieses Tests ist jedoch stark abhängig von der exakten Arbeit des bestimmenden Labors. Darüber hinaus wird nur die Wahrscheinlichkeit für das Vorliegen einer Erkrankung berechnet. Will man Gewißheit darüber erlangen, ob die nach dem Testergebnis mögliche Störung auch tatsächlich vorliegt, sind zusätzliche Untersuchungen wie Ultraschall und Chorionbiopsie oder Amniozentese notwendig.

Chorionbiopsie

Bei der Chorion- oder Chorionzottenbiopsie gewinnt man in der 8.–12. SSW transzervikal (frühe Schwangerschaft) oder transabdominal (fortgeschrittenere Schwangerschaft und Vorderwandplazenta) unter Ultraschallsicht Trophoblast-Gewebe durch Punktion und Aspiration.

Technik

Bei der **transzervikalen Chorionbiopsie** führt der Arzt in Steinschnittlage nach der sorgfältigen Desinfektion von Vulva und Vagina einen flexiblen Absaugkatheter mit Mandrin unter Ultraschallsicht an das Chorion frondosum heran. Nach der Entfernung des Mandrins wird mit einer mit Medium vorgefüllten Spritze Gewebe aspiriert und der Katheter anschließend unter Sog entfernt.

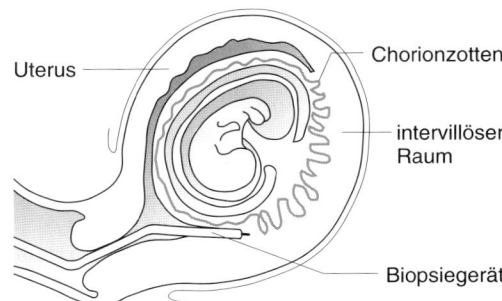

Abb. 8.1 Transzervikale Chorionbiopsie vom Chorion frondosum an der Hinterwand

Bei der **transabdominalen Chorionbiopsie** führt man ebenfalls unter Ultraschallsicht nach der Desinfektion der Bauchdecke eine Kanüle mit Mandrin bis zum Chorion frondosum. Die Materialgewinnung erfolgt nach der Entfernung des Mandrins durch Sog mit Hilfe einer Spritze.

Anschließend wird das Material mikroskopisch überprüft. Wenn definitiv Choriongewebe gewonnen wurde, kann es an den Genetiker zur Diagnostik weitergeleitet werden. Ferner überprüft man nach der Biopsie auch die Vitalität des Feten mit Hilfe der Ultraschalluntersuchung.

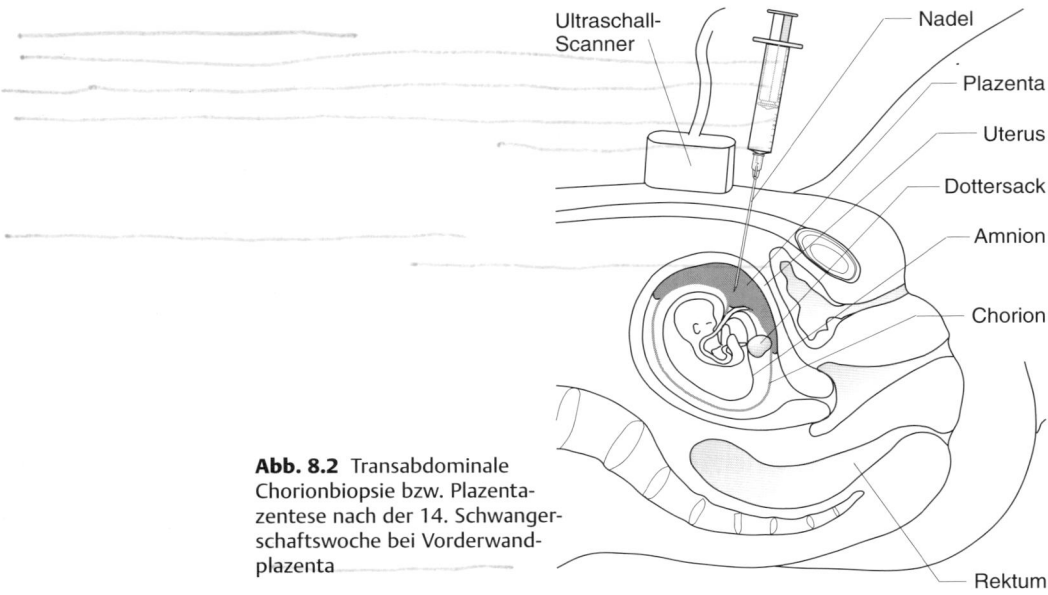

Ultraschall-Scanner

Nadel

Plazenta

Uterus

Dottersack

Amnion

Chorion

Rektum

Abb. 8.2 Transabdominale Chorionbiopsie bzw. Plazenta-zentese nach der 14. Schwanger-schaftswoche bei Vorderwand-plazenta

Mögliche Komplikationen

Die transabdominale Methode birgt im Vergleich zur transvaginalen Biopsie ein geringeres Infektionsrisiko. Weitere **mögliche Komplika-tionen** nach einer Chorionbiopsie sind retroplazentare Hämatome und Blutungen. Alle diese Komplikationen können zum Abort führen.

Insgesamt liegt die unbereinigte **Abortrate** (also einschließlich der auch ohne den jeweiligen Eingriff auftretenden Anzahl an Spontanab-orten) nach einer Chorionbiopsie zwischen 2,5 und 5 %. Die Spontan-abortrate für den Zeitraum der Schwangerschaft, in dem Chorionbiop-sien durchgeführt werden, liegt bei 3 % (vor der 12. SSW) bzw. 1,5 % (nach der 12. SSW).

Nachteile

Im Vergleich zur Amniozentese hat die Chorionbiopsie eine verhält-nismäßig höhere Abortrate. Weitere **Nachteile** sind unsichere Befunde bei der Schnelldiagnostik, die zur Sicherheit immer noch durch eine länger dauernde endgültige Diagnostik bestätigt werden müssen. Weiterhin kann mit dieser Methode keine AFP- und Azethyl-cholinesterase-Bestimmung erfolgen, mit deren Hilfe bei der Amnio-zentese offene Neuralrohrdefekte erkannt werden können.

Vorteile

Die Chorionzottenbiopsie bietet jedoch den Vorteil, daß sie zu einem früheren Zeitpunkt der Schwangerschaft durchgeführt werden kann als die Amniozentese. Wie auch bei der Amniozentese kann mit dem sog. FISH-Verfahren (Fluoreszenz-in situ-Hybridisierung) oft schon in wenigen Stunden eine (vorläufige) Aussage zum Chromosomensatz des Embryo bzw. Feten gemacht werden.

Amniozentese

Die Amniozentese kann als diagnostische Methode sowohl in der Früh- als auch in der Spätschwangerschaft eingesetzt werden. Eine Punktion in der Frühschwangerschaft sollte möglichst in der 16.–18. SSW durchgeführt werden, da zu diesem Zeitpunkt die Fruchtwassermenge ausreichend groß, die Amnionhöhle gut erreichbar und der Gehalt fetaler Zellen im Fruchtwasser besonders günstig ist.

Technik

Die **Durchführung der Fruchtwasserpunktion** erfolgt nach der Desinfektion der Bauchdecke unter Ultraschallsicht. Mit einer Kanüle wird die Fruchthöhle punktiert. Es werden je nach Schwangerschaftsalter 10–20 ml Fruchtwasser aspiriert. Nach ein bis zwei Stunden, die die Frau ruhig verbringen sollte, erfolgt eine sonographische Vitalitätskontrolle des Fetus.

Das Fruchtwasser wird zur Untersuchung einem humangenetischen Labor übergeben, in dem die fetalen Zellen angezüchtet werden. So kann Auskunft über eventuelle Chromosomenanomalien und das Geschlecht des Kindes gegeben werden (wichtig bei Müttern, die möglicherweise Überträgerinnen einer x-chromosomal gebundenen Erbkrankheit sind). Außerdem können der AFP- und Acethylcholinesterase-Gehalt des Fruchtwassers bestimmt und verschiedene Erbkrankheiten, Enzymdefekte und andere Stoffwechselerkrankungen (z. B. Phenylketonurie, Mukoviszidose, Muskeldystrophien und Hämoglobinopathien) erkannt werden.

Indikationen in der fortgeschritteneren Schwangerschaft

Mögliche Indikationen zur Amniozentese in der fortgeschritteneren Schwangerschaft können sich bei bestimmten mütterlichen Infektionskrankheiten (Antikörper-Bestimmung, Erreger-Isolierung), einem Diabetes mellitus (Insulin-Gehalt, Glucose-Messung) oder bei

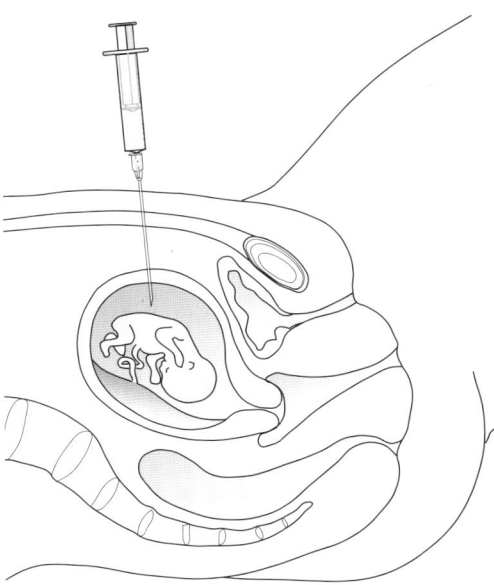

Abb. 8.3 Amniozentese bei Hinterwandplazenta

einem positiven Antikörper-Suchtest bzw. Morbus haemolyticus fetalis (Bestimmung der Bilirubin-Konzentration im Fruchtwasser) ergeben. Die früher häufiger vorgenommene Spät-Amniozentese zur Bestimmung der kindlichen Lungenreife (Bestimmung von PS-Quotient, LS-Ratio u. a.) wird heute kaum noch durchgeführt.

Komplikationen

Die wichtigsten Komplikationen der Amniozentese in der Frühschwangerschaft sind Blasensprung, Infektion, Blutungen und Kontraktionen mit anschließendem Abort in 0,8–1,3 % der Fälle. Die Abortrate hängt stark von der Erfahrung des Untersuchers ab. Sehr selten kann es bei fehlerhaftem Vorgehen auch zur Verletzung des Kindes kommen. Auch in der Spätschwangerschaft kann eine Amniozentese zum vorzeitigen Blasensprung oder selten zu einer Infektion der Fruchthöhle führen.

Optimaler Zeitpunkt

Da der optimale Zeitpunkt für die Amniozentese verhältnismäßig spät liegt und bis zum Vorliegen der endgültigen Untersuchungsergebnisse weitere 2–3 Wochen vergehen, stellt die lange Ungewißheit für die Eltern eine größere Belastung dar. Mit dem sog. FISH-Verfahren (Fluoreszenz-in-situ-Hybridisierung) ist es jedoch heute schon in vielen Fällen möglich, ein erstes – vorläufiges – Ergebnis schon binnen weniger Stunden zu erhalten.

Auch mit der Amniozentese können allerdings die Fehlbildungen nicht erkannt werden, die weder chromosomal bedingt noch durch Analyse der angezüchteten Zellen feststellbar sind. Dies trifft z. B. auf eine Vielzahl kindlicher Herzfehler zu.

Fetoskopie

Der optimale Zeitpunkt für die Fetoskopie liegt zwischen der 18.–24. SSW. Die Technik ähnelt der der Amniozentese. Da die Optik des

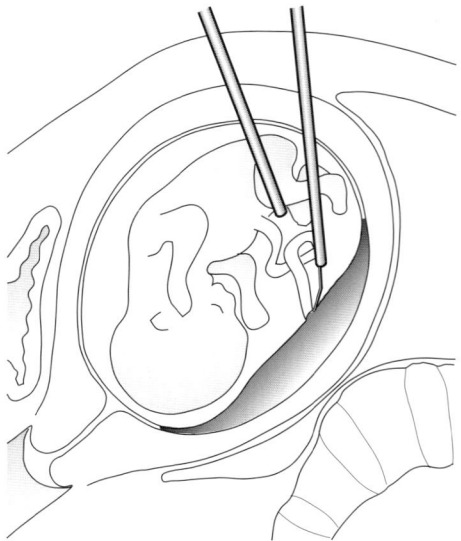

Abb. 8.4 Vorgehen bei der Fetoskopie

Fetoskops durch die Punktionskanüle hindurchgeführt werden muß, hat diese einen größeren Durchmesser (1,8–3,5 mm). Deshalb wird der Eingriff in Lokal- oder Vollnarkose durchgeführt.

Hauptindikation

Die Hauptindikation für die Fetoskopie ist heute die gezielte Hautbiopsie zur Erkennung von Epidermolysen und Ichthyosen (angeborene Verhornungsstörungen der Haut). Sie kann unter direkter Sicht erfolgreicher durchgeführt werden als unter sonographischer Kontrolle.

Abortrisiko

Da das Abortrisiko nach Fetoskopien bei 2–6% liegt und da aufgrund der hohen Qualität der heutigen Ultraschallbilder eine direkte Betrachtung des Kindes nur noch in seltenen Fällen notwendig ist, wird die Methode zunehmend seltener angewandt.

Nabelschnurpunktion (Chordozentese) und Herzpunktion (Kardiozentese)

Nabelschnurpunktion

Die Nabelschnurpunktion kann unter fetoskopischer oder sonographischer Kontrolle erfolgen. Wegen der niedrigeren Abortrate (1–2,5%) wird die sonographisch geführte Punktion bevorzugt. Sie ist ab der 18. SSW möglich.

Hierzu wird mit einer Spinalpunktionsnadel mit oder ohne Mandrin möglichst transplazentar eingestochen, die Vene der Nabelschnur am Ansatz der Plazenta punktiert und je nach Schwangerschaftsalter und Blutvolumen des Fetus ca. 0,5–3 ml Blut aspiriert. Die nach der Entfernung der Nadel gelegentlich zu beobachtende Blutung steht in der Regel nach kurzer Zeit. Bei einem ungünstigen Plazentasitz ist auch die technisch schwierigere „freie" Punktion der Nabelschnur möglich.

Kardiozentese

Bei der Kardiozentese wird die Punktionsnadel ebenfalls unter Ultraschallsicht bis zum rechten Ventrikel eingeführt. Die Punktion des fetalen Herzens sollte jedoch nur dann durchgeführt werden, wenn die Fetalblutgewinnung per Nabelschnurpunktion nicht möglich war. Die Abortrate liegt bei dieser Methode bei ca. 5–10%.

Indikationen

Folgende Indikationen können die **Gewinnung von Fetalblut** erforderlich machen:

- Pränatale Diagnostik bestimmter Erbkrankheiten wie Thalassämie, Sichelzellanämie und Thrombozytopenien
- Schnelle Karyotypisierung innerhalb von 3–5 Tagen, insbesondere bei unklarem zytogenetischen Befund (Mosaike) nach einer Amniozentese oder Chorionzottenbiopsie
- Hämatologische oder immunologische Untersuchungen bei Hydrops fetalis
- Ausschluß oder Nachweis einer Infektion des Feten bei nachgewiesener Infektion der Mutter (z. B. Röteln, Toxoplasmose)
- Blutgasanalyse bei Wachstumsretardierung des Feten und pathologischem CTG und/oder auffälligem Flußprofil bei der Doppler-Sonographie
- Intrauterine Therapie (Gabe von Medikamenten, Infusionen, Transfusionen)

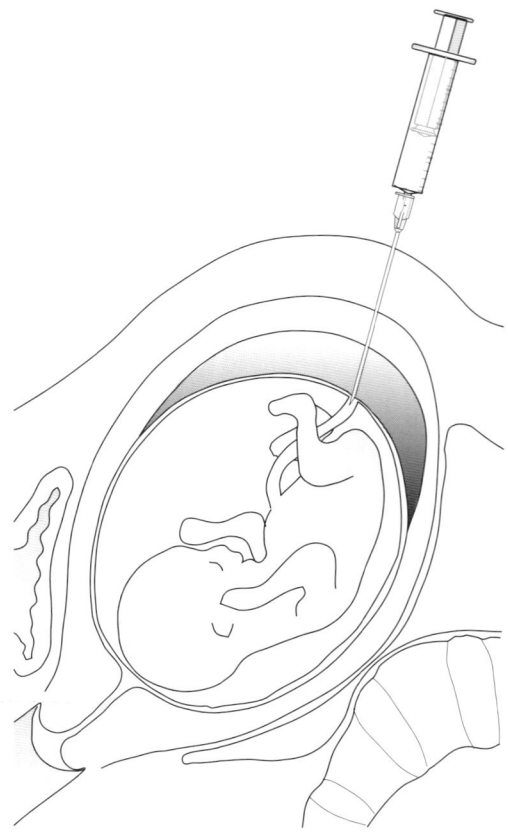

Abb. 8.5 Transabdominale, transplazentare Nabelschnurpunktion

Sonographische Fehlbildungsdiagnostik

Indikationen
Folgende Gründe sprechen für eine gezielte oder weiterführende sonographische Mißbildungssuche:

- genetische Belastung der Familie
- Kontakt der Schwangeren mit teratogenen Noxen
- habituelle Aborte
- auffälliges Ergebnis beim Triple-Test
- therapieresistente vorzeitige Wehen
- erhöhtes Alpha-Feto-Protein im mütterlichen Serum
- extrem erniedrigte Östrogenwerte
- Poly-, Oligo- und Ahydramnie
- fetale Bewegungsanomalien
- fetale Makro- oder Mikrozephalie
- frühe fetale Retardierung
- anomale fetale Körperform
- anomale Flüssigkeitsansammlung im Feten (z. B. Pleuraerguß, Aszites, Hydrops)
- fetale Herzrhythmusstörungen

- Plazenta- und Nabelschnuranomalien
- Mehrlingsgravidität.

Die **spezielle Mißbildungsdiagnostik** muß unbedingt von einem Untersucher mit guter apparativer Ausstattung und umfangreicher Erfahrung auf diesem Gebiet durchgeführt werden. Es empfiehlt sich, die Schwangere hierzu in ein entsprechendes Zentrum zu überweisen, da die genannten Bedingungen dort am ehesten erfüllt werden können.

Dopplersonographische Flußmessung

Mit Hilfe der Dopplersonographie kann eine Blutflußmessung in den mütterlichen und fetalen Gefäßen vorgenommen werden, um die Versorgungslage des Kindes genauer einschätzen zu können.

In der Regel wird der Blutfluß dopplersonographisch in folgenden **Gefäßen** gemessen:

- Mütterliche Gefäße: – A. uterina
- Kindliche Gefäße: – A. umbilicalis,
  – Aorta,
  – A. carotis,
  – A.cerebri media.

Dabei werden sowohl quantitative Kriterien (z. B. Blutflußmenge und -geschwindigkeit, Gefäßwiderstand) als auch qualitative Kriterien wie die Formbewegung der Strömungskurve beurteilt. Letztere hat klinisch die größere Bedeutung, da aus ihr Rückschlüsse auf die kindliche Blutversorgung gezogen werden können.

Das Ergebnis der Dopplersonographie kann z. B. bei pathologischen CTG-Kurven und Wachstumsretardierung die Entscheidung über das weitere Vorgehen erleichtern und die Sectio-Rate senken helfen.

Da es bei der Dopplersonographie lokal zu erheblich größerer Hyperämie als bei der Sonographie im B-Mode-Verfahren kommt und genauere wissenschaftliche Daten zu den sich daraus möglicherweise ergebenden Komplikationen noch fehlen, sollte der Einsatz dieser Methode in der Frühschwangerschaft sorgfältig abgewogen werden.

Indikationen Bei der dopplersonographischen Blutflußmessung handelt es sich nicht um eine Routineuntersuchung, sondern um ein Verfahren, das **ergänzend zur Sonographie** im B-Mode-Verfahren z. B. bei einer auffälligen Anamnese (z. B. nach intrauterinem Fruchttod) oder bei auffälligen Befunden während der Schwangerschaft (Wachstumsretardierung, Hydrops fetalis, Mehrlingsschwangerschaft, suspektes CTG, Schwangerschaftshypertonie, Präeklampsie) zur Anwendung kommt.

Kardiotokographie (CTG)

Obwohl die Kardiotokographie heute eigentlich mehr zur Routineüberwachung in der Schwangerschaft gezählt werden kann und auch muß, gehört sie gemäß den Mutterschafts-Richtlinien zu den pränatalen Überwachungsmaßnahmen bei einer Risikoschwangerschaft.

Die Indikationen für die Durchführung eines **präpartualen CTGs** sind in Anlage 2 zu den Mutterschafts-Richtlinien enthalten und laut Gebührenverzeichnis Leistung A6 auch für Hebammen bindend!

Zur **Beurteilung des Kardiotokogrammes** sollte der Fischer- oder der Hammacher-Score herangezogen werden.

Fischer-Score

Beim Fischer-Score werden Basalfrequenz, Oszillationsamplitude und -frequenz, Akzelerationen und Dezelerationen mittels eines Punktsystems beurteilt. Bei einer Mindestregistrierdauer von 30 Minuten und einer Maximalpunktzahl von 2 pro Kriterium ergibt sich daraus folgende Bewertung:

> 8–10 Punkte: physiologischer Zustand
> 5–7 Punkte: fraglich normaler Zustand, kontrollbedürftig
> ≤4 Punkte: mehr oder weniger bedrohlicher Zustand des Kindes.

Hammacher-Score

Beim Hammacher-Score werden ebenfalls bei einer Registrierdauer von 30 Minuten Basalfrequenz, Floating-Line und Oszillationstyp mit Hilfe eines Punktsystems bewertet, wobei für jedes Kriterium bis zu 6 Punkte vergeben werden. Hier entspricht ein Gesamtpunktwert bis zu 2 einem normalen Kurvenverlauf, 4 Punkte entsprechen einem suspekten, 7 einem präpathologischen und 8 und mehr Punkte einem pathologischen CTG.

		0	1	2	Σ
basale FHF	Niveau (spm)	< 100 > 100	100–120 160–180	120–160	
	Bandbreite (spm)	< 5	5–10 > 30	10–30	
	Nulldurchgänge (n/min)	< 2	2–6	> 6	
FHF-Alterationen	Akzelerationen	keine	periodische	sporadische	
	Dezelerationen	späte oder variable mit prognostisch ungünstigen Zusatzkriterien	variable	keine oder sporadisch auftretende Dip 0	
Zustandsindex					
Registrierdauer: 30 min Berücksichtigung des jeweils ungünstigen Musters zusätzliches Zeitkriterium für basale FHF: 10 min Mindestdauer					

Abb. 8.6 Fischer-Score: Schema zur Beurteilung des fetalen Zustands (nach Fischer u. Mitarb.) In Anlehnung an das Schema von Apgar werden fünf Kriterien mit Punkten von 0–2 belegt. Bei einer Registrierdauer von 30 min gilt für die drei Merkmale der basalen Herzfrequenz ein zusätzliches Zeitkriterium (aus: Goeschen, Kardiotokographie-Praxis, 5. Aufl., Thieme 1997)

Punkte	Baseline (BL)	Floatingline (FL)	Fluktuation = Oszillationstyp (OT)
6	> 90% BL kongruent mit FL bei 100% 0a		
	(kein Atropin etc.)	und/oder 100% FL kongruent mit 100% 0a–IIIa	
5	< 80 > 10 min	100% Dip II	> 90% 0a–IIIa (Weckversuch negativ)
4	< 80 > 3 min	≥ 2 schwere variable Dez.	> 60% 0a–IIIa
3	> 180 > 30 min	≥ 5 variable Dez. 1 schwere variable Dez. Dip II (?)	OT nicht auswertbar > 30% 0a–IIIa
2	> 180 > 10 min < 100 > 10 min	≥ 5 Dip 0 ≥ 5 Dip 1 ≥ 2 variable Dez.	> 50% IIIb–IIIc > 90% 0b–0c
1	> 160 > 10 min < 120 > 10 min	≥ 3 Dip 0 ≥ 3 Dip 1 1 variable Dez. Vena-cava-Syndrom	< 50% IIb
0	120–160	≤ 2 Dip 0 ≤ 2 Dip 1	> 50% IIb

CTG-Score:	normal	suspekt	präpathologisch	pathologisch
	0	3	5	8
	1	4	6	9
	2		7	10
				11
				≥ 12

Abb. 8.7 Hammacher-Score. Score, der die Merkmale Baseline, Floatingline und Fluktuation berücksichtigt zur Auswertung von 30 CTG-Minuten (aus: Goeschen, Kardiotokographie-Praxis, 5. Aufl., Thieme 1997)

Zeitpunkt

Um aus einem CTG die notwendigen Konsequenzen zu ziehen, ist es jedoch nicht nur wichtig, es korrekt interpretieren zu können; das Kind sollte auch ein Alter erreicht haben, in dem es außerhalb der Gebärmutter überlebensfähig erscheint. Dies kann – eine zeitgerechte, normale Entwicklung vorausgesetzt – z.Zt. **frühestens ab etwa der 23./24. SSW** angenommen werden. Vor dem Erreichen dieses Schwangerschaftsalters sollte deshalb lediglich ein Tokogramm zur Beurteilung der Uterusaktivität geschrieben und das Vorhandensein kindlicher Herzaktionen kontrolliert werden.

Überwachung durch Bestimmung der Schwangerschaftshormone

Während die Bestimmung des Schwangerschaftshormons β-**HCG** vor allem zur Verlaufsbeurteilung der Frühschwangerschaft genutzt wird, können Verlaufsbestimmungen von **HPL** (human placenta lactogen) und **Östriol** als zusätzliche Überwachungsparameter in der zweiten Schwangerschaftshälfte herangezogen werden.

HPL

HPL wird in der Plazenta gebildet. Die Höhe des HPL-Spiegels im mütterlichen Blut korreliert direkt mit dem Gewicht der Plazenta und kann dadurch indirekt Hinweise auf die Plazentafunktion liefern.

Östriol

Während das HPL ausschließlich in der Plazenta synthetisiert wird, entstammen die Vorstufen des **Östriols** in der Spätschwangerschaft zu etwa 90 % der Nebenniere und der Leber des Fetus und werden in der Plazenta zu Östriol umgewandelt. Diese Vorgänge sind abhängig von der Versorgung des Kindes mit Nährstoffen und Sauerstoff und auch

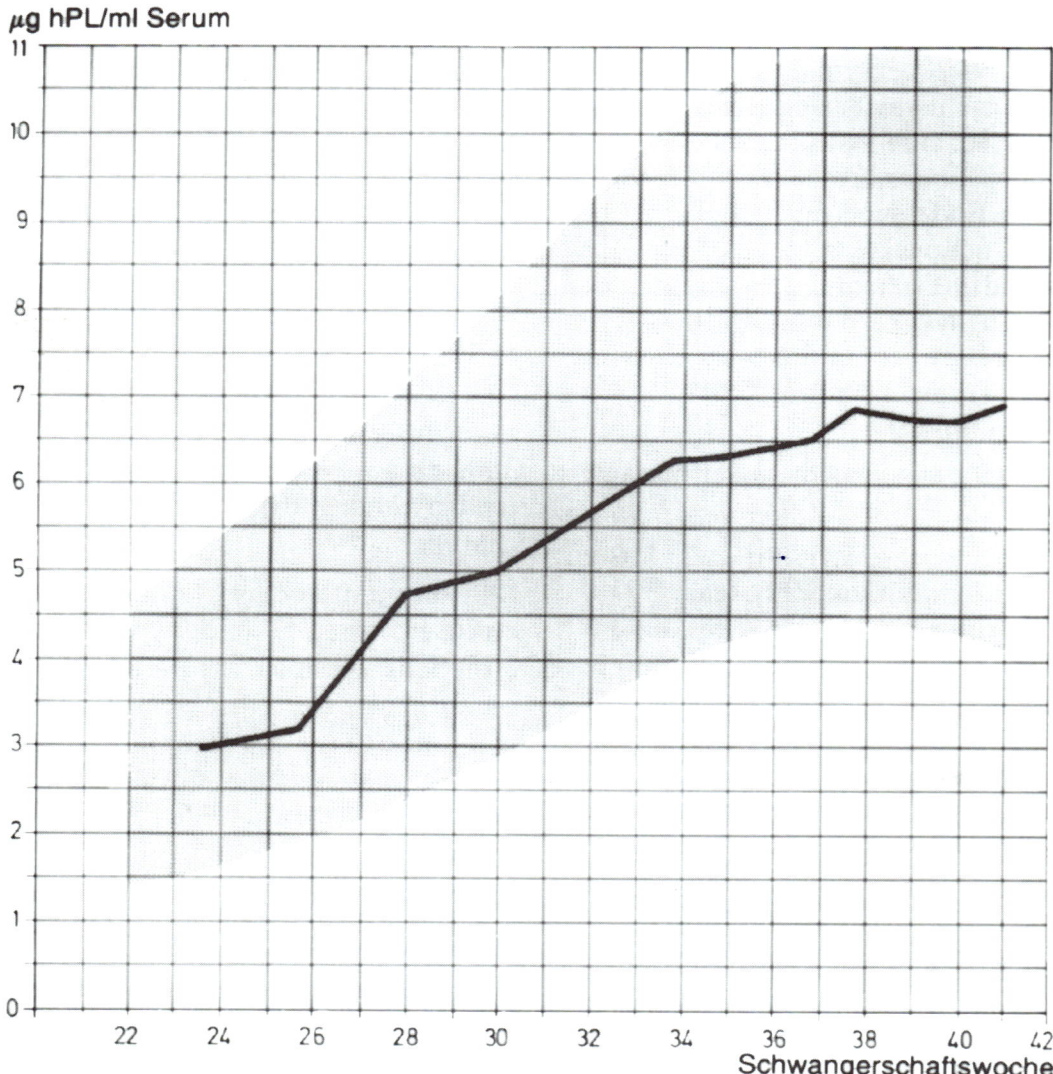

Abb. 8.8 Serum-HPL-Konzentrationen in den verschiedenen Gestationswochen bei normalem Schwangerschaftsverlauf

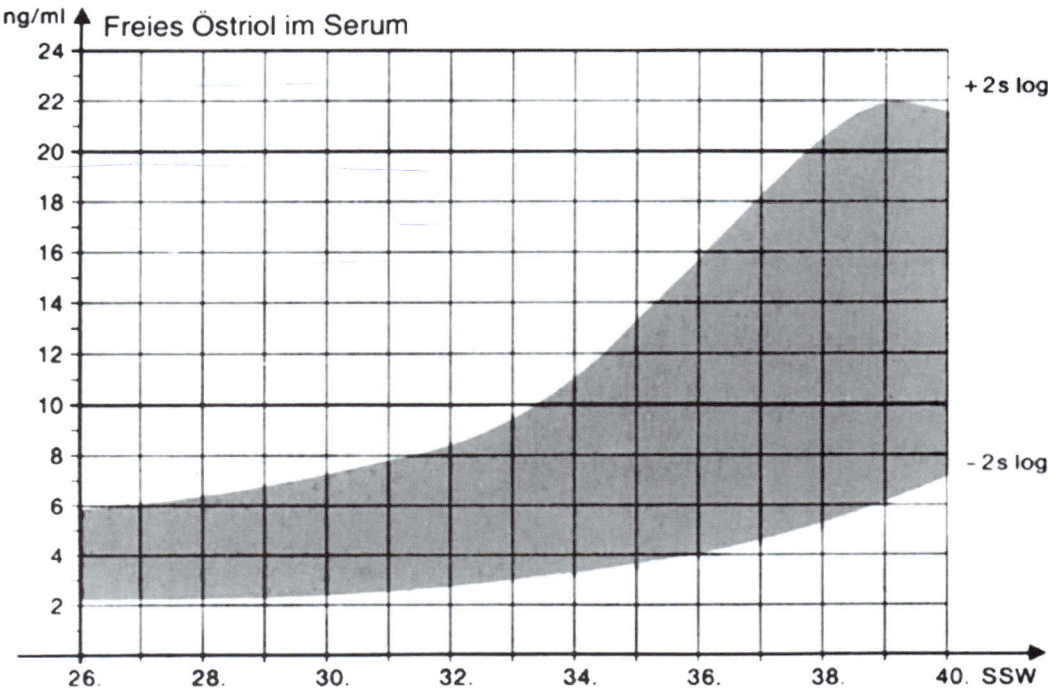

Abb. 8.9 Freies Östriol im Serum im letzten Trimenon der Schwangerschaft

von der Durchblutung und Stoffwechselleistung der Plazenta. Daher kann die Bestimmung des Östriolspiegels im mütterlichen Blut sowohl Aufschluß über den Zustand des Kindes als auch über die Funktion der Plazenta geben, also insgesamt über den Zustand der sog. „fetoplazentaren Einheit". Durchgehend niedrige Östriolwerte findet man regelmäßig bei bestimmten Fehlbildungen (Spaltbildung, Mongoloismus) und bei plazentaren Enzymdefekten (z. B. Sulfatasemangel). Gemessen werden kann sowohl die Konzentration des freien Östriols im mütterlichen Serum als auch die Gesamt-Östriol-Ausscheidung im 24-Stunden-Sammelurin. Die Bestimmung des Serum-Östriols ist – zusammen mit der Bestimmung von β-HCG und alpha-Fetoprotein – Teil des Triple-Tests zur Fehlbildungssuche in der Frühschwangerschaft (S. 94).

Die Bestimmung von HPL und Östriol in der zweiten Schwangerschaftshälfte ist in den letzten Jahren vor allem durch die Verbesserung anderer Überwachungsmethoden wie CTG, Ultraschall-Fetometrie und Dopplersonographie mehr und mehr in den Hintergrund getreten. Während die Bestimmung des HPL als Funktionsparameter der Plazenta heute allgemein als verzichtbar angesehen wird, wird der Nutzen einer **Östriol-Verlaufsbestimmung** zur Beurteilung der fetoplazentaren Einheit unterschiedlich bewertet. Während die meisten Frauenärzte den Nutzen im Vergleich zu anderen Überwachungsmethoden als gering ansehen und die Bestimmung nicht mehr empfehlen bzw. durchführen, wird in letzter Zeit wieder häufiger darauf hingewiesen, daß insbesondere der sog. „Östriolsturz", also das plötzliche Abfallen der Östriolkonzentration im mütterlichen Serum bzw. ein plötzlicher Rückgang der Östriol-Ausscheidung im Urin, eine kindliche Gefährdung anzeigen kann. Da dieser Abfall des Östriols häufig bereits 1–2 Tage vor der Veränderung anderer Überwachungsparameter (auch der Doppler-Indices) auftritt, sehen die Befürworter eine Verlaufsbestimmung des Serum-Östriols zumindest bei Risiko-Schwangerschaften (z. B. bei schwangerschaftsinduzierter Hypertonie, Mangelgeburt in der Vorgeschichte oder Gestationsdiabetes) auch heute noch als sinnvoll und nützlich an. In der neuesten Fassung der Mutterschaftsrichtlinien vom 24.4.98 ist das Hormonscreening nicht mehr enthalten.

Pränatale Therapie

Gelegentlich werden mit Hilfe der pränatalen Diagnostik Erkrankungen des Kindes aufgedeckt, die bereits intrauterin behandelt werden können oder müssen.

- Sollte eine **medikamentöse Therapie** erforderlich sein (z. B. zur Behandlung von fetaler Lues, zur Induktion der fetalen Lungenreife oder zur Therapie kindlicher Herzrhythmusstörungen), so können die erforderlichen Medikamente (Antibiotika, Corticosteroide oder Digitalis) dem ungeborenen Kind in den meisten Fällen **indirekt über die Mutter** verabreicht werden.
- Auch die **direkte Gabe von Medikamenten** oder Blut in den fetalen Kreislauf ist, wie bei der Nabelschnurpunktion (Chordozentese) beschrieben, möglich. Darüber hinaus kann bei der direkten Punktion des fetomaternalen/fetalen Gefäßsystems der Spiegel eines Medikamentes im kindlichen Blut bestimmt werden.
- Als weitere Möglichkeit der pränatalen Therapie sind die **operativ-invasiven Eingriffe** zu nennen. Hierzu zählen z. B. die **Shunt-Operationen bei Hydrozephalus**, die allerdings für die Entwicklung der Kinder im Vergleich zu nicht operierten Kindern keine wesentlichen Vorteile ergaben und daher kaum noch durchgeführt werden.
- Bessere Ergebnisse erzielte man bei der Operation von **obstruktiven Uropathien**, vorausgesetzt, daß keine chromosomalen Aberrationen oder schwere Begleitfehlbildungen vorliegen, die Niere funktionsfähig vorhanden war und nur einfache mechanische Hindernisse die Stauung verursachten.
- Auch über andere erfolgreiche Eingriffe wurde in **Einzelfällen** berichtet. So wurden z. B. nach der operativen Eröffnung des schwangeren Uterus Zwerchfellhernien des Feten versorgt oder gestaute Harnblasen marsupialisiert. Bekannt ist auch der Versuch, siamesische Zwillinge schon vor der Geburt operativ zu trennen. Das Risiko solcher Eingriffe ist jedoch sehr hoch und der Nutzen aufgrund der kleinen Fallzahlen noch nicht abzuschätzen.

Insgesamt kann man wohl davon ausgehen, daß die pränatale Therapie noch am Anfang ihrer Möglichkeiten steht. Genaustausch und Stammzelltransplantationen werden erforscht und sind in der Zukunft offenbar durchaus denkbar. Jede Form der pränatalen Therapie sollte jedoch entsprechenden Zentren vorbehalten bleiben, um optimale Ergebnisse erzielen zu können und ethische Bedenken durch eine umfassende Veröffentlichung der wissenschaftlichen Forschungsergebnisse (= Transparenz) zu zerstreuen.

9 Beratung der Schwangeren

Für die Beratung der Schwangeren bietet der Mutterpaß eine in vielen Fällen geeignete Themenvorgabe an: Beruf, Reisen, Ernährung, Sport, spezielle Risikoberatung, genetische Beratung, Schwangerschaftsgymnastik und Krebsfrüherkennungsuntersuchung. Allerdings ist die Dokumentationsfläche, die dafür zur Verfügung steht, geradezu lächerlich gering – 5 Ankreuzfelder.

Dies repräsentiert leider auch den geringen Stellenwert, den die Beratung in der heutigen Schwangerenbetreuung einnimmt. Oft findet Beratung im eigentlichen Sinne kaum statt, wenn die Schwangere nicht von sich aus gezielt Fragen stellt. Viele bereits für die Frühschwangerschaft relevante Themen, wie z. B. Ernährung oder allgemeine Lebensführung, werden erst sehr spät, oft erst mit Beginn des Geburtsvorbereitungskurses, angesprochen.

Hier liegt eine große **Herausforderung für die Schwangerenbetreuung durch die Hebamme**. Zum einen kann das Vertrauensverhältnis zur schwangeren Frau durch Beratungsgespräche gefestigt werden, weil diese merkt, daß sich jemand wirklich für sie und ihre Probleme interessiert. Zum anderen können durch gezielte Informationen viele schwangerschaftsbedingte Probleme vermieden oder zumindest frühzeitig erkannt und oftmals mit einfachen Mitteln behandelt werden. Dies kann auch eine nicht unerhebliche Kostenreduktion bedeuten, da teure Diagnostik und Therapie zu einem späteren Zeitpunkt möglicherweise vermieden werden können.

Allgemeine Beratung

Gerade bei der ersten Vorsorgeuntersuchung hat jede Schwangere großen Bedarf an Beratung. Einige Frauen äußern dies direkt und stellen gezielte Fragen. Andere haben jedoch nicht den Mut, von sich aus Information zu fordern, oder sie wissen möglicherweise auch gar nicht, was sie fragen sollen. Nicht selten hört man später im Geburtsvorbereitungskurs die Worte: „Wenn ich das schon eher gewußt hätte…".

Körperliche und seelische Veränderungen in der Schwangerschaft

Die Hebamme sollte also zunächst von sich aus einige allgemeine Themen ansprechen. Hierzu zählen die körperlichen und seelischen Veränderungen in der Schwangerschaft. Es ist durchaus von Vorteil, wenn bei einem solchen Gespräch auch der Partner anwesend ist, denn nicht jeder Mann hat Verständnis dafür, daß seine Frau in der Frühschwangerschaft häufig müde, besonders sensibel und vielleicht „weinerlich" ist. Manchem Partner wird es zu mehr Toleranz verhelfen, wenn er erfährt, daß diese Veränderungen sozusagen dazugehören.

Natürlich sollten wir uns bemühen, gerade von den unangenehmen körperlichen und seelischen Veränderungen nicht so zu sprechen, als ob sie wie unausweichliche Schicksalsschläge jede Schwangere treffen würden. Vielmehr ist ein einfühlsames Vortasten zu den tatsächlichen Problemen der Frau notwendig. Ein in epischer Breite vorgetragener Monolog z. B. über Schwangerschaftserbrechen kann durchaus dazu beitragen, daß dieses danach auch auftritt.

Fühlt sich eine Frau subjektiv wohl, kann man es durchaus dabei bewenden lassen, sich bei eventuell erst später auftretenden Fragen als Gesprächspartner anzubieten.

Gesprächsgruppe für Frühschwangere

Sinnvoll ist auch die Einrichtung einer Gesprächsgruppe für Frühschwangere, die dort mit anderen über ihre Probleme sprechen können. Gerade am Anfang ihrer Schwangerschaft leiden viele Frauen darunter, sich ihrer Umgebung nicht mitteilen zu können oder zu wollen, weil sie befürchten, sich lächerlich zu machen, wenn sie über etwas reden, „was man noch nicht einmal sieht". Im Gespräch mit anderen Frühschwangeren können sie ihre Ängste offen aussprechen und sehen, daß sie nicht als einzige Sorgen oder Probleme in der Partnerschaft oder am Arbeitsplatz haben.

Ernährungsberatung

Da viele schwangerschaftsbedingte Probleme sich durch richtige Ernährung vermeiden bzw. behandeln lassen, ist gerade die Ernährungsberatung besonders wichtig. Über sie sollte ausführlich gesprochen werden. Hierbei kann eine Gliederung in folgende drei Bereiche sinnvoll sein:
- Was sollte eine Schwangere essen?
- Was sollte eine Schwangere nicht essen?
- Ernährung bei schwangerschaftsbedingten Problemen.

Was eine Schwangere essen sollte

Energiebedarf in der Schwangerschaft

Der Energiebedarf in der Schwangerschaft ist vom zweiten Trimenon an um ca. 1230 kJ = 300 kcal pro Tag erhöht, d. h. der tägliche Energiebedarf der Schwangeren beträgt bei einer durchschnittlichen Arbeitsbelastung ab dem 4. Schwangerschaftsmonat ca. 9600 kJ = 2300 kcal.

Die Ursachen für den erhöhten Energiebedarf sind:
- der erhöhte Grundumsatz
- das Wachstum des Feten
- die erhöhte körperliche Belastung durch die schwangerschaftsbedingte Gewichtszunahme.

Nährstoffbedarf in der Schwangerschaft

Der Nährstoffbedarf in der Schwangerschaft sieht wie folgt aus:
- **Eiweiß:** Vom 2. Schwangerschaftsdrittel an besteht ein Mehrbedarf von 30 g pro Tag. Die tägliche Eiweißzufuhr sollte 85–100 g betragen. Geeignete Eiweißlieferanten sind Milch und Milchprodukte, Getreide, Hülsenfrüchte, Eier, Fisch, mageres Fleisch und Geflügel.

- **Fett:** Es besteht kein Mehrbedarf, eine tägliche Zufuhr von 60 g bis maximal 90 g Fett reicht vollkommen aus. Hierbei ist zu beachten, daß etwa die Hälfte davon bereits als sogenanntes „verstecktes Fett" in „fertigen" Lebensmitteln (z. B. Käse und Wurst) enthalten ist. Geeignete Fettlieferanten sind Butter, Pflanzenöle und Margarine mit hohem Anteil an essentiellen, ungesättigten Fettsäuren.
- **Kohlenhydrate:** Es besteht ein geringer Mehrbedarf; täglich sollten insgesamt ca. 300 g Kohlenhydrate aufgenommen werden. Geeignete Kohlenhydratlieferanten sind Getreidevollkornprodukte, Kartoffeln, Obst und Gemüse. Diese Nahrungsmittel liefern gleichzeitig wichtige Ballaststoffe, die den „ungesunden" Kohlenhydrat-Lieferanten Zucker und Weißmehl fehlen.
- **Vitamine und Mineralstoffe:** Der Vitaminbedarf ist allgemein erhöht. Darüberhinaus besteht ein Mehrbedarf an Kalzium, Phosphor, Magnesium, Eisen, Jod und Folsäure. Geeignete Vitamin- und Mineralstofflieferanten sind Milch und Milchprodukte, Vollkornprodukte, Obst, Gemüse, Kartoffeln, Eier, Fisch und mageres Fleisch. Zu bedenken ist hierbei, daß durch Erhitzen, besonders durch längeres Kochen, der Großteil der Vitamine verlorengeht, so daß Obst und Gemüse vorzugsweise als Rohkost oder aber so vitaminschonend wie möglich zubereitet werden sollten.

  Da sich der Folsäure-Bedarf in der Schwangerschaft verdoppelt und dieses Vitamin das Risiko von Neuralrohr-Defekten und Fehlgeburten senken kann, sollte frühzeitig besonders auf eine ausreichende **Folsäure-Aufnahme** geachtet werden. Leider ist Folsäure besonders hitzeempfindlich und wird durch die meisten Garverfahren zerstört, so daß die Zufuhr in Tablettenform (empfohlen werden 0,4–4 mg pro Tag) ratsam erscheint. Besonders wichtig ist eine ausreichende Folsäure-Versorgung bei Frauen, die bereits ein Kind mit Neuralrohrdefekt geboren oder Fehlgeburten hinter sich haben oder deren Folsäure-Speicher, z. B. durch eine erst kurz zurückliegende Schwangerschaft oder Ernährungsfehler („fast food", Diät!), erschöpft sein können. In diesen Fällen ist eine Substitution mit 4 mg pro Tag ratsam.

  Zur Vermeidung kindlicher Schilddrüsen-Funktionsstörungen sollte außerdem auf eine ausreichende **Zufuhr von Jod** geachtet werden. Hierfür bietet sich die Verwendung von jodiertem Speisesalz und der häufige Genuß von Hochseefischen an (Süßwasserfische sind nicht sonderlich jodreich). Erscheint eine ausreichende Jodzufuhr zweifelhaft (z. B. in bekannten Jodmangelgebieten), so sollte die Schwangere auch Jod in Tablettenform (ca. 200 μg pro Tag) einnehmen.
- Der **Kochsalz- und Flüssigkeitsbedarf** ist während der Schwangerschaft etwa so groß wie vorher. Eine kochsalzarme Ernährung wird in der neueren Literatur nicht mehr empfohlen. Daß möglichst jodiertes Speisesalz verwendet werden sollte, um dem gesteigerten Jodbedarf in der Schwangerschaft gerecht zu werden, wurde bereits erwähnt. Der Tagesbedarf an Kochsalz liegt bei etwa 5 g. Dabei muß berücksichtigt werden, daß viele „fertige" Lebensmittel bereits erhebliche Mengen an Kochsalz enthalten können.

Die **Tagestrinkmenge** sollte in der Schwangerschaft bei etwa 1,5–2 l liegen. Geeignete Getränke zur Deckung des Flüssigkeitsbedarfes sind natriumarmes Mineralwasser, ungesüßter Kräuter- oder Früchtetee, Milch, Buttermilch, Fruchtmilch und verdünnte Fruchtsäfte. Kleinere Mengen Kaffee oder schwarzer Tee sind ebenfalls erlaubt.

Es darf nicht außer acht gelassen werden, daß gerade mit Getränken sehr leicht versteckte Kalorien aufgenommen werden können. Ein Liter Vollmilch enthält z. B. etwa 650 kcal!

Nährstoffgehalt einiger Nahrungsmittel

Die folgende Tabelle gibt einen kurzen Überblick über den Nährstoffgehalt einiger Nahrungsmittel. Weitergehende Informationen können aus Nährstofftabellen (erhältlich im Buchhandel oder bei einigen Krankenkassen) entnommen werden.

Die Angaben sind als Näherungswerte zu verstehen und beziehen sich auf je 100 g der **unzubereiteten** (rohen) Lebensmittel. Durch die Zubereitung (Kochen, Braten etc.) kann sich der Nährstoffgehalt ändern und besonders der Vitamingehalt drastisch abnehmen!

Nahrungsmittel	kcal	kJ	reich an
Milch und Milchprodukte			
Vollmilch 3,5%	65	270	E F Ca K Ph
H-Milch 1,5%	45	190	E Ca K Ph
Buttermilch	40	170	E F Ca K Ph
Schlagsahne	310	1300	F K
Sahnequark	165	700	E F
Magerquark	75	320	E
Hartkäse 45% (Gouda, Edamer u. ä.)	370	1550	E F Ca Ph VitA VitB
Eier			
Hühnerei	160	660	Ph VitA VitB
Fette und Öle			
Butter	755	3150	F VitA
Margarine	730	3060	F VitA VitE
Pflanzenöl (Oliven-, Sonnenblumen-, Maisöl u. a.)	900	3750	F VitE
Fische und Meerestiere			
Hering	235	980	E F K Ca J VitB N
Kabeljau	75	320	E K Ph J VitA VitB
Seelachs	80	340	E K Ph J VitB
Aal	280	1170	E F K Ph VitA VitB
Forelle	100	430	E K Ph VitB
Garnelen	80	330	E K Ph VitA VitB
Fleisch und Geflügel			
Rind (Steak)	120	510	E K Ph Fe VitB Vit N
Kalb (Schnitzel)	100	420	E K VitB N
Schwein (Schnitzel)	155	650	E K Ph Fe VitB VitE
Schinken, geräuchert	385	1610	E F Na K Ph Fe N
Huhn/Hähnchen	135	560	E K Ph Fe N
Ente	225	950	E F K Ph Fe VitB
Gans	340	1440	E F K Ph VitA N
Truthahn	250	1050	E F K Ph VitE N

Nahrungsmittel	kcal	kJ	reich an
Getreide und Getreideprodukte			
Weizenmehl	350	1470	E Kh
Weizenvollkornmehl	325	1370	E Kh K Ph VitA Fol
Weißbrot/Brötchen	260	1100	E Kh
Roggenmehl	340	1450	E Kh
Roggenvollkornmehl	310	1300	E K K Ph Fe VitB Fol
Roggenmischbrot	230	990	E Kh
Roggenvollkornbrot	215	900	E Kh K Fe VitA Fol
Reis (poliert)	320	1340	E Kh K Ph VitA Fol
Maismehl	370	1550	Kh K Ph VitA VitB
Gemüse			
Blumenkohl	27	115	K Fe VitA VitC
Bohnen (grüne)	35	145	K VitA Fol
Erbsen (grüne)	80	330	E K VitA VitB
Kartoffeln	70	300	Kh K
Kopfsalat	15	70	K VitA Fol
Möhren	40	170	K VitA VitE
Paprika	25	100	K Fe VitA VitC
Spinat	30	125	K Fe VitA VitE Fol
Tomaten	20	90	K VitA Fol
Weißkohl	25	105	K VitA VitB Fol
Obst			
Apfel	60	250	Fol
Apfelsine	55	220	VitB VitC Fol
Banane	95	400	K VitB Fol
Birne	60	250	Vit C
Erdbeeren	35	160	VitB VitC Fol
Grapefruit	45	180	VitC
Melone	25	115	VitA VitB
Kirschen	70	300	K VitB
Pfirsich	45	180	K VitA N
Pflaumen	65	280	K
Weintrauben	75	305	
Rosinen	250	1050	Kh

Verwendete Abkürzungen:

Ca:	Calcium	Kh:	Kohlenhydrate
E:	Eiweiß (Proteine)	N:	Niacin
F:	Fett	Ph:	Phosphor
Fe:	Eisen	VitA:	Vitamin A
Fol:	Folsäure	VitB:	Vitamin B
J:	Jod	VitC:	Vitamin C
K:	Kalium		

Vollwertkost

Um alle Anforderungen an eine ausgewogene Ernährung in der Schwangerschaft erfüllen zu können, empfiehlt sich eine **gesunde Vollwertkost**. Da viele Frauen mit diesem Begriff nicht viel anfangen können, soll er hier kurz erläutert werden.

Die Grundregel der Vollwertkost ist, daß die Nahrung so natürlich wie möglich sein sollte.

Vollwerternährung besteht vornehmlich aus pflanzlichen Lebensmitteln sowie Milch und Milchprodukten. Fleisch und Eier spielen eine untergeordnete Rolle.

Alle verzehrten Nahrungsmittel sollten so wenig wie möglich verarbeitet sein, isolierte Produkte (z. B. Weißmehl und raffinierter Zucker) sind zu meiden. Trotz dieser Grundregel der Vollwerternährung muß aber bedacht werden, daß wegen der möglichen Übertragung von Infektionskrankheiten (siehe S. 114) rohes Fleisch, rohe Eier und Rohmilch nicht verzehrt werden dürfen!

Außerdem sollten die Nahrungsmittel möglichst aus ökologischem Anbau stammen, um eine geringe Schadstoffbelastung zu gewährleisten. Vollwerternährung ist also nicht nur eine Kostform, sondern Ernährung und Lebensweise sind nach ökologischen Aspekten ausgerichtet.

Ernährungsplan

Ein Ernährungsplan für Schwangere kann z. B. wie folgt aussehen:

Täglich:
- 50 g rohes Getreide
- 250 g erhitztes Getreide (Brot, Auflauf, Bratling)
- 300 g Gemüse, davon die Hälfte als Rohkost
- 250 g Kartoffeln
- 300 g Obst
- 15 g Nüsse und Samen
- $1/2$ l Milch oder
- $1/4$ l Milch und 200 g Joghurt oder Quark
- 75 g Käse
- 30 g Streich- oder Kochfett
- 1,5 l Mineralwasser oder Kräutertee, evtl.
- ein Teil der Trinkmenge als Obstsaft, Kaffee oder schwarzer Tee

wöchentlich:
- 2 ×150 g Fleisch
- 300 g Hochseefisch
- 2–4 Eier

Zum Würzen sollten reichlich frische Kräuter und zum Süßen Honig oder Natursüße verwendet werden. Industriezucker ist weniger empfehlenswert. Auch auf synthetisch hergestellte Süßstoffe wie Cyclamat, Aspartat u. ä. sollte verzichtet werden.

Was eine Schwangere nicht essen sollte

Der Verzehr verschiedener Lebens- oder Genußmittel sollte in der Schwangerschaft ganz eingestellt oder eingeschränkt werden, da es auch ernährungsbedingt zu Schwangerschaftskomplikationen kommen kann.

Vollständig meiden:
- **Giftstoffe** (z. B. Schwermetalle, Dioxine, radioaktive Substanzen) können beim Kind Mißbildungen und bei der Mutter Vergiftungen,

Allergien, Organschäden und ein erhöhtes Risiko für Krebserkran-kungen bewirken. Gemieden werden sollten z. B. Gegrilltes, Geräu-chertes, Innereien (v.a. Leber!), Lebensmittel, die direkt an der Straße angebaut oder verkauft werden, Waldpilze, Wild, langlebige Raubfische und Fleisch von Tieren, die am Ende der Nahrungskette stehen.

- **Farb- und Konservierungsstoffe** können beim Kind die Entstehung von Krebserkrankungen begünstigen und als Allergieauslöser wir-ken. Bei der Mutter können sie zu Allergien und Organschäden füh-ren. Insbesondere bei Süßigkeiten und „fertigen" Lebensmitteln (Salate, Süßspeisen etc.) sollte man deshalb vor dem Kauf sorgfältig die Liste der Inhaltsstoffe lesen.
- **Rohes Fleisch** kann verschiedene Krankheitserreger wie Toxoplas-men und Listerien enthalten, die bei der Mutter zwar oft keine oder nur leichte Krankheitserscheinungen, beim Kind jedoch schwere Schädigungen verursachen können (siehe „Infektionskrankheiten in der Schwangerschaft" S. 132ff). Die Schwangere sollte deshalb kein rohes oder nicht ganz durchgebratenes Fleisch verzehren.
- **Rohe Eier** können u. a. ebenfalls Listerien enthalten. Eier sollten daher erstens möglichst frisch und außerdem nur hartgekocht bzw. durchgebraten verzehrt werden. Die Beigabe von rohen Eiern zu Speisen sollte ganz unterbleiben. Auch im Hinblick auf die Vermeidung einer Salmonelleninfektion ist dies eine ratsame Maßnahme.
- **Rohe Milch** kann den Erreger der Rindertuberkulose (Mycobacte-rium bovinum), Listerien und andere Krankheitserreger enthalten. Eine Rindertuberkulose kann z. B. eine erhöhte Neigung zu Fehl-, Früh- und Totgeburten bewirken sowie beim Kind eine konnatale Rindertuberkulose auslösen. Der Verzehr von Rohmilch, Rohmilch-käse und anderen Rohmilchprodukten sollte deshalb unterbleiben. Milchprodukte aus pasteurisierter Milch können ohne Infektionsge-fahr verzehrt werden.
- **Alkoholkonsum** erhöht das Risiko für Fehl-, Früh- oder Totgebur-ten und kann kindliche Mißbildungen und Intelligenzminderung bewirken. Die Empfehlungen, die zum Alkoholkonsum in der Schwangerschaft gegeben werden, reichen von einem absoluten Verzicht bis zu höchstens einem Glas Wein, Bier oder Sekt pro Tag. In verschiedenen Studien kam man zu sehr unterschiedli-chen Ergebnissen im Bezug auf die schädliche Menge. Diese Zusammenhänge sollten der Schwangeren erläutert werden, damit sie die Entscheidung über ihren Alkoholkonsum selbst tref-fen kann.

Genuß einschränken:

- **Coffein** und **Teein** erschweren die Resorption von Eisen im Darm. Außerdem begünstigen sie, in größeren Mengen konsumiert, einen Hypertonus.
- Lebensmittel, die **Innereien** enthalten (z. B. Leberwurst). Tierische Innereien, vor allem Leber, sind oft schwermetallbelastet und kön-nen eine große Menge Vitamin A enthalten, das in überhöhten Mengen fruchtschädigend wirken kann.

Vollständig meiden bzw. sehr stark einschränken bei eigenem oder familiärem Allergierisiko

- **Bekannte Allergene**, die entweder bei der Schwangeren, beim Kindsvater oder bei eigenen Kindern eine Allergie auslösen, sollten zur Vermeidung eines Allergieschubs bzw. einer frühen Sensibilisierung des Ungeborenen nicht aufgenommen werden.

Ratschläge zur Ernährung bei einigen typischen Schwangerschaftsbeschwerden

Appetitveränderungen und Heißhunger

- Möglichst schon vor dem Auftreten des starken Hungergefühls eine Kleinigkeit essen, anstatt lange „beherrscht" abzuwarten, um dann z.B. eine ganze Tafel Schokolade zu verschlingen.

Sodbrennen und Völlegefühl

- Üppige und späte Mahlzeiten meiden, dafür viele kleine Mahlzeiten über den Tag verteilt einnehmen.
- Sogenannte „Säurelocker" wie Kaffee, Säfte oder Süßigkeiten meiden.
- In der Akutsituation Mandeln, geriebene rohe Kartoffeln, Kieselerde, eingeweichten Leinsamen, Haferflocken, Natron oder einen Teelöffel mittelscharfen Senf essen oder ein Glas Milch, Wasser mit Heilerde (innerlich) oder Fencheltee trinken.

Ptyalismus (vermehrter Speichelfluß)

- Mundspülung mit Salbei- oder Pfefferminztee.
- Salbeibonbon lutschen.

Morgendliche Übelkeit oder Erbrechen

- Abends noch eine Spätmahlzeit einnehmen, um eine zu lange Nahrungspause mit entsprechendem Blutzuckerabfall zu vermeiden.
- Etwa eine halbe Stunde vor dem Aufstehen Tee (Fenchel oder Kamille) trinken und Zwieback essen.
- Nur Wunschkost essen.
- Sonnenblumenkerne kauen.
- Sanddornmuttersaft in kleinen Schlucken trinken.
- Bei häufigem Erbrechen auf eine ausreichende Flüssigkeitszufuhr achten. Bei starker Gewichtsabnahme kann eine Infusionstherapie mit Glukose, Elektrolyten und Vitaminen im Krankenhaus erforderlich werden.

Obstipation

- Reichlich Ballaststoffe aufnehmen (Gemüse, Obst, Vollkornprodukte).
- Auf eine ausreichende Flüssigkeitszufuhr achten.
- Evtl. Milchzucker, Joghurt mit Leinsamen, Weizenkleie oder Dörrpflaumen essen oder Pflaumensaft trinken (Achtung! Weizenkleie- oder Leinsamenzufuhr immer in Kombination mit viel Flüssigkeit, da sonst Verstopfung entstehen kann!).
- Morgens einen Eßlöffel Apfelessig und einen Eßlöffel Honig in einem Glas Wasser oder ein Glas Buttermilch trinken.
- Auf Schokolade, Süßwaren, Weißmehlprodukte und schwarzen Tee verzichten.
- Ggf. eine Darmsanierung in Betracht ziehen.

Hämorrhoiden	• Obstipation vermeiden (s.o.). • Roten Traubensaft trinken. • Täglich 1 Teelöffel Sonnenblumenöl einnehmen, um den Stuhl geschmeidig zu halten.
Verminderter Hämoglobinspiegel	• Eisenhaltiges Gemüse und Obst essen (z. B. Hülsenfrüchte, Petersilie, Ampfer, Rosinen, Artischocken und alles, was dunkelrot oder grün ist). • Kaviar oder Nüsse und Samen essen. • Roten Traubensaft oder eisenhaltige Fertigsäfte trinken. • Unbedingt auf „Eisenräuber" verzichten (Kaffee und schwarzer Tee erschweren die Eisenresorption im Darm). • Brennessel- und Zinnkrauttee trinken. • Auf eine ausreichende Vitamin-C-Zufuhr achten, da dieses Vitamin für die Eisenresorption benötigt wird. • Kräuterblutsaft einnehmen.
Müdigkeit	• Auf ausreichende Eisenzufuhr achten (s.o.). • Vitaminreiche Ernährung (tgl. Obst und Gemüse). • Häufige kleine Mahlzeiten einnehmen; schwere, fettige Mahlzeiten vermeiden. • Erfrischende Getränke wie gekühlten Kräutertee mit Honig und Zitrone oder Mineralwasser gegenüber koffeinhaltigen Getränken bevorzugen (letztere verursachen einen kurzfristigen „Kick" mit anschließendem Leistungseinbruch).
Ödembildung	• Ausreichend trinken (2–3,5 l pro Tag). • Mindestens 5 g NaCl (Kochsalz) tgl. zuführen (schmackhaft salzen). • Auf eine eiweißreiche Ernährung achten (z. B. Milch und Milchprodukte, Kartoffeln, Getreide, Fleisch und Fisch). • Allgemein genügend Kalorien aufnehmen. • ACHTUNG! Durch eiweißreiche Kost steigt der in der Schwangerschaft ohnehin erhöhte Bedarf an Magnesium (magnesiumreiche Nahrungsmittel siehe unter „Wadenkrämpfe"). • Eine kochsalzarme Diät ist nach wissenschaftlichen Erkenntnissen nicht mehr zu empfehlen. • Eine kochsalzreiche Ernährung, wie sie z. B. von der AG Gestose-Frauen e.V. empfohlen wird, ist durch wissenschaftliche Studien (noch?) nicht ausreichend abgesichert.
Hypertonus	• Koffeinhaltige Getränke (Kaffee, schwarzen Tee und Cola) meiden. • Mistel-Weißdorn-Johanniskraut-Lavendeltee trinken. • Auf eine ausgewogene Ernährung achten (ausreichend Obst). • Scharfe Gewürze meiden.
Hypotonus	• Ausreichend trinken (bevorzugt liegend warme Getränke einnehmen). • Scharfe Gewürze verwenden. • Bis zu 2x täglich eine Tasse schwarzen Tee oder Kaffee trinken.

Hautjucken	• Ausreichend Vitamin B6, B12 (Ei, Fisch, Fleisch, Roggen, Naturreis, Erbsen, Weißkohl, Broccoli, Sprossen, Melone, Banane) und Vitamin E (Ei, Schweinefleisch, Nüsse, Samen, Pflanzenöl, Möhren, Spinat, Avocados) aufnehmen.

• Reichlich Omega-3-Fettsäuren zuführen (Tiefseefisch).
• Täglich ein Glas Wasser mit einem Eßlöffel Obstessig trinken.

Zahnkaries und Zahnfleischbluten

• Vollwertkost mit optimalem Angebot an essentiellen Nährstoffen essen und besonders auf eine ausreichende Kalzium- (Milchprodukte) und Vitaminzufuhr (Obst) achten.
• Auf Zucker und Süßigkeiten weitestgehend verzichten bzw. Süßes nie zuletzt essen, so daß es auf den Zähnen kleben bleiben kann, sondern nach dem Süßen Ballaststoffreiches essen, damit durch ausreichende Kaubewegungen und Speichelbildung die Zähne „gereinigt" werden und das Zahnfleisch massiert wird.

Wadenkrämpfe

• Reichlich trinken (Mineralwasser und Milch).
• Magnesiumreiche Kost bevorzugen (grünes Gemüse, Fleisch, Fisch und Getreide).

Ischialgie

• Reichlich Vitamin B aufnehmen (s.o. „Hautjucken").

Körperpflege und Kleidung

Durch die Schwangerschaftshormone bedingt kommt es zu körperlichen Veränderungen, die von Frau zu Frau sehr verschieden sein können. Während die eine Schwangere durch die Schwangerschaft aufblüht und eine besonders reine Haut und schönes Haar bekommt, leidet die andere unter unreiner Haut, fettigem Haar oder sogar Haarausfall.

Deshalb sollte jede schwangere Frau auf eine sorgfältige Körperpflege achten. Zum einen erhöht ein gutes und gepflegtes Aussehen das allgemeine Wohlbefinden und zum anderen können manche schwangerschaftsbedingten Probleme durch eine geringfügig intensivierte Körperpflege vermieden oder vermindert werden. Außerdem ist es wichtig, sich gerade in der Schwangerschaft auch einmal Zeit für sich selbst zu nehmen.

Für einige **typische „Pflegeprobleme"** gibt es wirksame Ratschläge:

Haare

• Bei **fettigem Haar** sollte ein mildes Shampoo zur Haarpflege verwendet werden. Das Wasser für die Haarwäsche darf nur lauwarm sein. Nachdem das Haar zweimal gründlich aufgeschäumt wurde, sollte es anschließend sehr gründlich gespült werden. Bei dunklem Haar kann man schließlich nach der Haarwäsche noch eine Spülung mit Essigwasser (2 Eßl. Essig pro Liter Wasser) und bei hellem Haar eine Spülung mit Zitronensaft (2 Eßl. Zitronensaft pro Liter Wasser) durchführen. Anschließend wird das Haar am besten an der Luft getrocknet. Auf keinen Fall sollte es zu heiß geföント werden. Die Häufigkeit der Haarwäsche richtet sich nach den individuellen Bedürfnissen. Die Meinung, daß fettiges Haar nur selten gewaschen werden sollte, um ein schnelles Nachfetten zu vermeiden, gilt inzwischen als überholt.

- Bei **trockenem und glanzlosem Haar** empfiehlt sich alle zwei Wochen eine Packung mit kaltgepreßtem Olivenöl. Bei der anschließenden Haarwäsche kann ein Ei unter das Shampoo gemischt und nach dem gründlichen Ausspülen mit Wasser noch eine Spülung mit Apfelessigwasser oder Brennesseltee (2 Eßl. Brennesselblätter auf 1/2 l Wasser) vorgenommen werden.
- **Haarausfall** kann man mit selbst hergestellten Packungen behandeln. Einmal pro Woche sollte eine der folgenden Methoden angewandt werden: entweder eine Packung mit Kokosöl oder eine gründliche Kopfmassage mit 2 Eßlöffeln Honig und 2 Teelöffeln Apfelessig. Auch ein Teeaufguß aus Rosmarin (1 Teel. auf 1 l Wasser) oder Brennessel in Apfelessigwasser (1 Eßl. Brennesselblätter und 1 Eßl. Apfelessig auf 1/2 l Wasser) kann helfen. Bei starkem Haarausfall muß allerdings ein Ernährungsfehler (z. B. Eisenmangel) ausgeschlossen und ein Internist oder ein Hautarzt konsultiert werden.

Haut

- Bei **fettiger Haut** ist eine gründliche Reinigung zweimal täglich unumgänglich. Dazu sollten allerdings keine parfümierten Seifen oder alkoholhaltigen Lotionen benutzt werden. Eine milde Reinigung kann z. B. mit einer Mischung aus Maiskeim- und Sojaöl durchgeführt werden, die dann mit einem feuchten, möglichst heißen Waschlappen entfernt wird. Das Öl entfernt auf schonende Weise Ablagerungen von der Hautoberfläche. Anschließend kann man das Gesicht mit einer alkalifreien Seife waschen. Danach sollte ein Gesichtswasser aus Wasser und Apfelessig zur Wiederherstellung des Säureschutzmantels der Haut benutzt werden. Eine Feuchtigkeitscreme aus Mandelöl, Lanolin, Wasser und Ei (im Verhältnis 4:1:3:1) schließt die Pflege ab.

   Finden sich die **Hautunreinheiten** auch auf dem **Rücken** oder im **Dekolleté-Bereich**, so sollte beim Duschen eine sanfte Massage der betroffenen Stellen mit einem Luffaschwamm oder einer Saunabürste durchgeführt werden.

   Gerade fettiger Haut liegen oft Ernährungsstörungen zugrunde. Auf Schokolade und andere stark zucker- oder fettreiche Nahrungsmittel (z. B. „fast food") sollte zugunsten einer Vollwerternährung verzichtet werden.
- Bei **trockener Haut** kann man zweimal pro Woche eine Maske aus Honig und Weizenkeimöl oder aus Aprikosenmuß auf das gereinigte Gesicht auftragen. Auch Vitamin-E-Öl ist hier zu empfehlen.

   Gesichtscremes und -wasser müssen auf den Hauttyp abgestimmt sein. Auf alkohol- und seifenhaltige Präparate sollte möglichst verzichtet werden.
- Bei fleckiger Gesichtshaut, dem sog. **Chloasma uterinum**, einer oft schmetterlingsförmigen Überpigmentierung um die Nase herum, kann das Abreiben der Flecken mit dem Inneren einer Zitronenschale zu einem Abblassen führen. Auch eine Buttermilch- oder

Joghurtmaske kann Linderung bringen. Das Gesicht sollte nicht der direkten Sonneneinstrahlung ausgesetzt werden.

Zähne

- Durch eine **veränderte Mundflora** (pH-Wert ist niedriger) und ein **aufgelockertes, stärker durchblutetes Zahnfleisch** in der Schwangerschaft kann leichter eine **Zahnkaries** entstehen. Auch **Zahnfleischbluten** wird hierdurch begünstigt. Die beste Vorbeugung besteht in gründlichem Zähneputzen, mindestens dreimal täglich drei Minuten lang. Hierzu sollte eine weiche Bürste mit abgerundeten Borsten benutzt werden.

  Außerdem sind zuckerhaltige Nahrungsmittel zu meiden, wenn Zähneputzen nach ihrem Genuß nicht möglich ist. Süße Speisen sollten nicht als letzter Bestandteil einer Mahlzeit verzehrt werden. Besser ist es, danach Nahrungsmittel zu sich zu nehmen, die man gut kauen muß. Die dadurch angeregte Speichelproduktion „reinigt" die Zähne wieder etwas (siehe Ernährung in der Schwangerschaft S. 117).

Brust

- Durch die Schwangerschaftshormone wächst die Brust durch Aussprossung des Brustdrüsenkörpers. Außerdem ist sie vermehrt durchblutet. Bei vielen Frauen schimmern die Gefäße jetzt bläulich durch die Haut. Die Schwangere sollte darauf hingewiesen werden, daß dies eine natürliche und kaum beeinflußbare Veränderung ist.
- Weiterhin kann es durch die wachstumsbedingte Dehnung der Haut zur Bildung von **Striae gravidarum** kommen. Diese entstehen durch das Auseinanderweichen des Bindegewebes, wodurch die tiefer liegenden Gefäße bläulich-rot durchschimmern. Für betroffene Schwangere stellt dieses Phänomen möglicherweise ein ernsthaftes kosmetisches Problem dar, zumal die Schwangerschaftsstreifen nach der Geburt zwar silbergrau verblassen, jedoch nicht wieder ganz verschwinden. In gewissem Maße ist durch eine gezielte Pflege der Haut eine Minderung oder Verhinderung der Striaebildung möglich. Dazu sollten mindestens einmal, besser zweimal pro Tag ca. 3 Minuten lang **durchblutungsfördernde Massagen** mit einer Saunabürste rund um die Brust mit Ausnahme der Brustwarze durchgeführt werden. Anschließend wird die Brust – wiederum mit Ausnahme der Brustwarze – mit einem natürlichen Öl, z. B. Weizenkeim- oder Mandelöl, eingerieben. Diese verhältnismäßig preiswerten Öle erfüllen ihren Zweck genauso gut wie teure „Schwangerschafts-Spezialpräparate".

  Allerdings kann es trotz sorgfältigster Pflege, besonders bei Frauen mit einer Bindegewebsschwäche, zum Auftreten von Schwangerschaftsstreifen kommen.
- Neben der Pflege der Brust sollte die Schwangere auch in die **Selbstkontrolle der Brust zur Krebsfrüherkennung** eingeführt werden (siehe gynäkologische Untersuchung S. 70).

Brustwarze

- Es ist wichtig, die Schwangere darauf hinzuweisen, daß sich die Brustwarze in der Schwangerschaft verändert. Sie wird größer, dunkler und die Drüsen des Warzenvorhofs werden deutlicher sichtbar und produzieren mehr pflegendes Fett. So bereitet sich die Brustwarze auf die Stillzeit vor.

- Eine zusätzliche Vorbereitung der Brustwarze wird von Stillfachfrauen neuerdings nicht mehr empfohlen, es sei denn, es handelt sich um **Schlupf- oder Hohlwarzen**. In diesem Fall sollte die betroffene Frau im letzten Trimenon täglich zweimal eine sanfte Stimulation der Brustwarzen mit Zeigefinger und Daumen durchführen. Läßt sich die Brustwarze so nicht aufrichten, können zweimal täglich für ca. 20 Minuten Brustschilde getragen werden, die durch einen sanften Unterdruck die Brustwarze herausziehen. Sie sind in der Apotheke erhältlich und können auch zu Beginn der Stillzeit angewandt werden, wenn die Vorbereitung der Hohlwarzen auf das Stillen unterblieben ist.

> **Frauen mit vorzeitigen Wehen sollte jedoch nicht zu einer Stimulation der Brustwarzen geraten werden**, weil die dadurch hervorgerufene Oxytocin-Ausschüttung das Auftreten von Wehen begünstigt.

Bauch

- Am Bauch kann es durch die starke Dehnung des Gewebes genau wie an der Brust zur Bildung von **Striae** kommen. Deshalb gelten hier auch die gleichen Pflegetips. Alternativ zur oben beschriebenen Bürstenmassage kann auch eine sanfte Zupfmassage durchgeführt werden.

Oberschenkel und Gesäß

- Da in diesem Bereich in der Schwangerschaft ein Fettdepot für die Stillzeit angelegt wird, kann es auch hier, insbesondere bei übermäßiger Gewichtszunahme, zur **Striaebildung** kommen. Daher sollten Oberschenkel und Gesäß in das oben beschriebene „Anti-Striae-Programm" einbezogen werden.

  Darüber hinaus muß aber auch der richtigen Ernährung besondere Beachtung geschenkt werden, um eine überdurchschnittliche Gewichtszunahme zu vermeiden.

Damm

- Um die **Elastizität** von Damm und Scheide zu verbessern, können etwa ab Beginn des letzten Trimenons einmal täglich sanfte Massagen mit Weizenkeim-, Kupfer- oder Olivenöl durchgeführt werden. Hierzu werden ein bis zwei Tropfen Öl auf den sauberen Zeigefinger gegeben und Damm und Scheideneingang vorsichtig mit leichtem Druck und Zug massiert.

Vulva, Anus und Beine

- 30% aller Erst- und 50% aller Mehrgebärenden bekommen in der Schwangerschaft **Krampfadern**, die Hälfte aller Schwangeren leidet an **Hämorrhoiden**. Ursachen hierfür sind der durch die Schwangerschaftshormone verminderte Tonus in den Venen und die vermehrte Durchblutung im Beckenbereich. Dies führt zu „Abflußstörungen" durch Überlastung. Besonders im letzten Trimenon kann auch der große Uterus die Beckenvenen und die V. cava inferior komprimieren und dadurch den Blutrückfluß zum Herzen erschweren.

Zur **Vorbeugung von Krampfadern** oder zur **Linderung bereits bestehender Beschwerden** sollten die Beine bei der täglichen Körperpflege kalt abgebraust und anschließend von unten nach oben ausgestrichen werden. Ergänzend kann hierbei Arnika-Öl, Retterspitz oder Roßkastanien-Gel einmassiert werden. Allerdings sollte man nie direkt über bereits vorhandenen Krampfadern massieren.

Bei **Hämorrhoiden** oder **Vulvavarizen** ist zur Linderung von Juckreiz oder Schmerzen ein kühles Sitzbad mit Hamamelis oder Eichenrindenextrakt empfehlenswert, anschließend kann eine Kompresse mit kühlem Quark aufgelegt werden. Darüber hinaus ist eine ballaststoffreiche Kost wichtig, da Obstipation die Entstehung von Hämorrhoiden begünstigt.

Zusätzlich zu diesen Pflegemaßnahmen sollten **gymnastische Übungen** durchgeführt werden, die die Durchblutung der Beine und der Beckenregion anregen (z. B. Fußkreisen und -wippen, Zehenkrallen, Beckenaufzug).

Zur Vermeidung von Krampfadern können auch flache **Schuhe** beitragen, weil sie die natürliche Abrollbewegung des Fußes unterstützen und den Blutfluß in den Beinvenen verbessern. Auch das Hochlagern der Beine und das Vermeiden von langem Stehen und „damenhaftem" Beinüberschlagen beim Sitzen sind gute Vorbeugungsmaßnahmen. Bei bereits bestehenden Varizen ist zusätzlich das Tragen von **Kompressionsstrümpfen** oder besser einer maßgefertigten **Kompressionsstrumpfhose** dringend zu empfehlen.

Allgemeine Körperpflege

Duschbad

Die allgemeine Körperpflege sollte wie gewohnt weitergeführt werden. Ein tägliches Duschbad wird von vielen Schwangeren aufgrund der hormonell bedingten vermehrten Schweißabsonderung als Mindestmaß angesehen. Auch gegen ein gelegentliches Wannenbad ist aus medizinischer Sicht nichts einzuwenden. Hierzu können die gewohnten Pflegeprodukte weiterverwendet werden. Die Wassertemperatur sollte insbesondere bei Vollbädern nicht über 38,5°C liegen, um den Kreislauf nicht zu sehr zu belasten.

Parfüms, Deodorants, Kosmetika

Parfüms, Deodorants und andere Kosmetika können, soweit keine besonderen Hautreizungen oder -probleme auftreten, ebenfalls wie gewohnt weiter verwendet werden. Eine Intimhygiene, z. B. in Form von Scheidenspülungen oder sogenannter „Intimsprays", sollte unterbleiben.

Kleidung

Material

Bei der Kleidung spielt neben der **Bequemlichkeit** auch das Material eine Rolle. Naturfaserstoffe sind zu bevorzugen, da sie atmungsaktiver sind. Vermehrtem Schwitzen wird so vorgebeugt. Insbesondere die

Slips sollten aus Baumwolle sein, damit sie heiß genug gewaschen werden können und keine Pilzinfektionen begünstigen.

Büstenhalter

Das Tragen eines Büstenhalters und eines **Umstandsmieders** richtet sich nach den Bedürfnissen der Frau. Keinesfalls sollten jedoch beengende Modelle gewählt werden. Sowohl Büstenhalter als auch Mieder sollen stützen und nicht drücken.

Schuhwerk

Das Tragen von flachem Schuhwerk dient nicht nur der Krampfadervorbeugung, sondern auch der Unfallverhütung.

Umstandskleidung

Die Umstandskleidung sollte jedoch nicht nur gesund und praktisch sein, sondern auch gut aussehen. Da es für viele Frauen auch eine finanzielle Frage ist, was sie sich für die Schwangerschaft anschaffen, könnte z. B. in der Hebammenpraxis eine Pinwand als Tauschbörse angeboten werden. Außerdem kann man die Frauen auf Second-Hand-Verkäufe auf Kinderbasaren oder im Kleinanzeigenteil der Tageszeitung hinweisen.

Genußmittel, Drogen und Medikamente

Kaffee und schwarzer Tee

Die am häufigsten konsumierten Genußmittel sind sicherlich Kaffee und schwarzer Tee. Durch ihre anregenden Inhaltsstoffe können sie bei der Schwangeren zu Blutdruckerhöhungen sowie beim Ungeborenen zu Unruhe führen. Bei einem mäßigen Konsum – nicht mehr als zwei Tassen pro Tag – sind diese unerwünschten Nebenwirkungen bei gesunden Frauen nicht zu befürchten. Vorsicht ist allerdings geboten, wenn bereits ein Schwangerschaftshochdruck besteht. In diesem Fall sollte auf den Kaffee-oder Schwarzteekonsum ganz verzichtet werden. Gleiches gilt für Frauen mit niedrigem Hb-Wert, da sowohl Kaffee als auch schwarzer Tee die Eisenresorption im Darm erschweren.

Nikotin und Alkohol

Zu den sogenannten „**Alltagsdrogen**", die von den meisten Menschen gar nicht als solche eingestuft werden, gehören Nikotin und Alkohol. Die Studienergebnisse und die daraus resultierenden Empfehlungen zum Umgang mit Alkohol und Nikotin in der Schwangerschaft sind unterschiedlich. Vom kompletten Verzicht auf beide Drogen wegen der bereits in Kleinstmengen nachgewiesenen Fruchtschädigung bis hin zum unbedenklichen Konsum von einem Glas Wein, Bier oder Sekt sowie 3–5 Zigaretten pro Tag ist die Rede.

Sinnvoll ist hier die Information der Schwangeren über mögliche **Schwangerschaftskomplikationen durch Alkohol und Nikotin** wie erhöhtes Fehl-, Früh- und Totgeburtsrisiko, intrauterine Mangelentwicklung, Intelligenzdefekte, Schädel- und Gesichtsanomalien sowie Herzfehler. Auch auf die zu erwartenden postnatalen Entzugssymptome des Neugeborenen sollte die werdende Mutter hingewiesen werden. Außerdem führt insbesondere Nikotin zu einer Gefäßverengung und begünstigt dadurch eine plazentare Minderdurchblutung und einen Bluthochdruck.

Drogenabhängigkeit

Ähnliche Komplikationen gelten für den Genuß von **anderen Drogen.** Nach der ausführlichen Information muß die Schwangere schließlich selbst die Entscheidung über den Umgang mit Alkohol und Nikotin bzw. sonstigen Drogen treffen. Besonders bei einer bestehenden Drogenabhängigkeit sollte man der Schwangeren Hilfsorganisationen nennen, die sie begleiten und unterstützen. Neben den bei Drogenabhängigen häufiger vorliegenden Infektionskrankheiten wie Hepatitis und HIV und den sich möglicherweise daraus ergebenden Schwangerschaftskomplikationen und kindlichen Schädigungen ist bei diesen Schwangerschaften zu bedenken, daß das Kind nach der Geburt schwerwiegende körperliche Entzugssymptome entwickeln kann. Daher sollten drogenabhängige Schwangere zumindest unter der Geburt, besser während des gesamten Schwangerschaftsverlaufs, in einer dafür besonders geeigneten Einrichtung mit ausreichenden Erfahrungen auf diesem Gebiet betreut werden.

Einnahme von Medikamenten

Bezüglich der Einnahme von Medikamenten muß der Schwangeren dringend empfohlen werden, ausschließlich **Präparate** einzunehmen, **die ihr von Hebamme oder Arzt empfohlen bzw. verordnet wurden.** Hierzu zählen auch **die pflanzlichen Arzneien und Tees,** die sich gerade in jüngster Zeit größter Beliebtheit erfreuen. Die Wirksamkeit dieser Präparate wird vom Laien oftmals unterschätzt oder ist gar nicht bekannt, so daß auch bei der unkritischen Anwendung solcher Medikamente Störungen oder Schädigungen hervorgerufen werden können.

Weiterhin muß deutlich gesagt werden, daß auch **die rezeptfrei verkäuflichen Medikamente** nicht als harmlos angesehen und daher in der Schwangerschaft nicht nach eigenem Ermessen eingenommen werden dürfen. Gängige Schmerzmittel sollten hier durchaus namentlich genannt werden, weil sie von vielen Frauen mit einer solchen Selbstverständlichkeit eingenommen werden, daß sie bereits als „Nahrungbestandteil" und nicht mehr als Medikament eingestuft werden.

Impfung

Als Sonderfall des Medikamentengebrauchs ist noch die Impfung zu nennen.

Grundsätzlich sollte in der Schwangerschaft sowenig wie möglich – bei einer akuten Infektionsgefahr jedoch soviel wie nötig – geimpft werden.

Parenterale Lebendimpfungen sind streng kontraindiziert, Impfungen mit inaktivierten Erregern oder deren Bestandteilen sind nach sorgfältiger Indikationsstellung möglich.

Hieraus ergibt sich grundsätzlich die Empfehlung, notwendige Impfungen nach Möglichkeit vor dem Eintritt der Schwangerschaft durchführen zu lassen, bzw. bei fehlendem Impfschutz in der Schwangerschaft Infektionen vorzubeugen. Im Alltag sollten daher größere Menschenansammlungen möglichst gemieden werden und ein Kontakt zu Menschen mit bekannten Infektionserkrankungen unbedingt unterbleiben. Von Reisen in Endemiegebiete muß in der Schwangerschaft abgeraten werden (siehe S. 132ff „Infektionen in der Schwangerschaft").

Berufstätigkeit und Hausarbeit in der Schwangerschaft

Gewohnte beruf-liche Tätigkeit

Die gewohnte berufliche Tätigkeit kann in der Schwangerschaft weiter ausgeführt werden, außer wenn dies durch das Mutterschutzgesetz untersagt ist. Kontrolle hierüber hat das Gewerbeaufsichtsamt, das bei Rückfragen zu diesem Thema auch als Ansprechpartner zur Verfügung steht (siehe auch S. 21ff). Falls die berufliche Tätigkeit von der Schwangeren aufgrund der Schutzbestimmungen nicht mehr in gewohnter Weise durchgeführt werden darf, muß ihr vom Arbeitgeber ein anderer geeigneter Arbeitsplatz zur Verfügung gestellt werden. Finanzielle Nachteile dürfen sich hieraus jedoch nicht ergeben. Bezüglich des Vorgehens bei Schwangeren, die in Bereichen mit erhöhtem Infektionsrisiko tätig sind, s. S. 156ff.

Normale Haus-arbeiten

Auch die normalen Hausarbeiten dürfen bei einem unauffälligen Schwangerschaftsverlauf weiter fortgesetzt werden. Schweres Heben und Tragen (Einkäufe, nasse Wäsche) sind jedoch zu vermeiden. Die Schwangere sollte sich frühzeitig angewöhnen, lieber mehrmals mit leichteren Lasten zu gehen, wenn diese Arbeiten nicht auf andere im Haushalt lebende Personen delegiert werden können. Außerdem ist gerade zu Hause auf eine ausreichende Arbeitssicherheit zu achten, um z.B. Stürze zu vermeiden.

Kann die Schwangere die Hausarbeit aus gesundheitlichen Gründen nicht mehr selbständig durchführen und kann auch keine andere dem Haushalt angehörende Person diese Tätigkeiten übernehmen, sollte bei der Krankenkasse eine Haushaltshilfe beantragt werden.

Sport und Reisen

Sport

Eine **sportliche Betätigung mit gleichmäßiger geringer Belastung,** z.B. Schwimmen, Wandern, Radfahren, Skilanglauf oder Jogging, kann bei einem ungestörten Schwangerschaftsverlauf ausgeübt werden, insbesondere, wenn diese Sportarten bereits vor der Schwangerschaft betrieben wurden.

Leistungssport und Sportarten mit abrupten Bewegungen oder erhöhter Sturzgefahr sowie der Gefahr der Verletzung des Bauches sind ungeeignet und daher zu meiden. Hierzu zählen z.B. Leichtathletik, Tennis, Squash, andere Ballspiele, der alpine Skilauf, Reiten sowie Roll- und Schlittschuhlauf.

Insbesondere das **Schwimmen und eine gezielte Gymnastik** sind zur Vorbeugung bzw. Linderung von Rückenschmerzen sowie zur Vorbereitung auf die Geburt sinnvoll. Die Angst vor aufsteigenden Infektionen durch das Schwimmen ist unbegründet, wenn man freie Gewässer mit hoher Keimbesiedlung meidet. Frauen, die zu Scheidenentzündungen neigen, sollten prophylaktisch vor dem Schwimmen einen mit Olivenöl getränkten Tampon und nach dem Schwimmen ein Milchsäurezäpfchen in die Scheide einführen.

Reisen

Reisen ist in der Schwangerschaft grundsätzlich möglich und auch nicht mit einem großen Risiko verbunden, wenn einige Regeln befolgt werden:

- Als **günstigste Reisezeit** ist das 2. Trimenon zu empfehlen, da es zum einen das „Stadium des Wohlbefindens" darstellt und zum anderen im 1. Trimenon eine Abort- und im 3. Trimenon eine Frühgeburtsgefahr besteht.
- **Geeignete Reiseziele** sollten folgende Bedingungen erfüllen: keine extremen Klima-, Höhen- oder Temperaturschwankungen, keine erhöhte Gefahr von Magen-Darm- oder sonstigen Infektionen und keine vorgeschriebenen oder empfohlenen Impfungen.
- Als **geeignete Verkehrsmittel** kommen insbesondere bei weiteren Reisen Bahn oder Flugzeug in Frage. Gegen das Fliegen in der Schwangerschaft bestehen grundsätzlich keine Einwände, da es sich nicht ungünstig auf das Kind auswirkt. Bei der Planung sollte jedoch bedacht werden, daß manche Fluggesellschaften keine schwangeren Passagiere transportieren!
- **Längere Auto- oder Busfahrten** sind in der Schwangerschaft wegen der Erschütterungen und der damit einhergehenden möglichen Wehenauslösung sowie der im Vergleich zu anderen Verkehrsmitteln höheren Unfallgefahr nicht zu empfehlen. Grundsätzlich ist das Autofahren in der Schwangerschaft jedoch möglich. Allerdings muß man beim Anlegen des Dreipunkt-Sicherheitsgurtes darauf achten, daß der horizontale Gurtteil über dem knöchernen Becken und nicht über dem Bauch liegt.
- **Vor dem Reiseantritt** sollte in jedem Fall eine **Vorsorgeuntersuchung** durchgeführt werden. Auch wenn diese den normalen Schwangerschaftsverlauf bestätigt, ist es ratsam, Informationen über eine mögliche medizinische Versorgung am Zielort für den Bedarfsfall einzuholen. Selbstverständlich muß der Mutterpaß mitgeführt werden.

Haustiere

Grundsätzlich spricht nichts gegen das Halten von Haustieren in der Schwangerschaft, wenn einige Vorsichtsmaßregeln beachtet werden.

Katzen

Da Katzen die Infektionskrankheit Toxoplasmose durch ihre Exkremente übertragen können, sollte die Katzentoilette entweder mit Handschuhen oder besser von einer anderen Person gereinigt werden, wenn die Schwangere keine Antikörper gegen diese Erkrankung hat. Eine frische Toxoplasmoseinfektion in der Schwangerschaft stellt eine große Gefahr für das Ungeborene dar.

Vögel

Weiterhin sollten die Haustiere entwurmt sein. Es empfiehlt sich auch, Vögel und alle Tiere, die Staub oder Schmutz verbreiten (Allergiegefährdung für das Neugeborene), an einen vom Kinderzimmer weit entfernt liegenden Platz zu gewöhnen.

Hunde

Hunde und Katzen sollten aus Sicherheitsgründen bereits in der Schwangerschaft dazu erzogen werden, das zukünftige Kinderzimmer nicht mehr allein zu betreten.

Krebsfrüherkennungsuntersuchung

Die Beratung über die Krebsfrüherkennungsuntersuchung sollte bei der ersten Vorsorgeuntersuchung durchgeführt werden. Hierzu gehören die Untersuchung der Brust und des Genitalbereiches sowie ein Zervixabstrich zur zytologischen Beurteilung (s.S. 70).

Ergeben sich auffällige Befunde, sollte die Schwangere umgehend ein ausführliches Beratungsgespräch mit einem Frauenarzt/einer Frauenärztin suchen und gegebenenfalls zusätzliche Untersuchungen durchführen lassen. Im Falle einer Krebserkrankung wird es auch um die Frage gehen, inwieweit die Erkrankung mit der Aufrechterhaltung der Schwangerschaft zu vereinbaren ist.

Genetische Beratung

Eine genetische Beratung birgt neben der Information auch immer die Gefahr der Verunsicherung der Frau bzw. der werdenden Eltern in sich. Aus diesem Grund sollte genauestens überlegt werden, für welche Schwangeren diese Beratung sinnvoll ist.

Hierzu zählen in jedem Fall Frauen, die über 35 Jahre alt sind und Paare mit einer belasteten Anamnese (eigene angeborene Behinderung, eigene behinderte Kinder oder nahe Verwandte mit Behinderungen). Ferner ist die Beratung auch dann indiziert, wenn die Frau den Wunsch danach äußert, weil sie aus irgendeinem Grund verunsichert ist.

Die Hebamme sollte diese Beratung nur dann durchführen, wenn sie kompetent genug ist, ausführlich und richtig über die jeweiligen Risiken und Wahrscheinlichkeiten, mit denen Erbkrankheiten oder andere Behinderungen auftreten können, zu informieren.

Ist dies nicht der Fall, sollte sie die Schwangere an einen Gynäkologen mit einer entsprechenden Zusatzausbildung oder an einen Humangenetiker verweisen. Dies ist zum einen im Interesse der Schwangeren, die dort umfassend informiert und ggf. auch weiterbehandelt werden kann, wenn weiterführende diagnostische Maßnahmen, z. B. eine Amniozentese, angezeigt sind. Zum anderen liegt dies aber auch im Interesse der Hebamme. Sollte eine Schwangere nach einer nicht ausreichenden oder einer nicht ausreichend fachgerechten Aufklärung ein schwerbehindertes oder nicht lebensfähiges Kind austragen, wird sich die Hebamme dafür nicht nur vor sich selbst und den Eltern, sondern auch vor Gericht verantworten müssen.

Geburtsvorbereitung

Nach der derzeit (1999) gültigen Hebammenhilfe-Gebührenverordnung ist die Hebamme berechtigt, bis zu **14 Stunden Geburtsvorbereitung für jede Schwangere** zu berechnen. Die Geburtsvorbereitung kann in der Gruppe oder – auf ärztliche Anordnung – als Einzelunterweisung stattfinden.

Inhalte

Folgende Inhalte sind dabei zu berücksichtigen:
- Unterrichtung über den Schwangerschaftsverlauf
- psychische Vorbereitung auf Geburt und Wochenbett
- gymnastische Übungen
- Entspannungsübungen
- Übungen der Atemtechnik.

Darüber hinaus kann die Hebamme natürlich beliebig viele weitere Stunden gleichen oder anderen Inhalts privat abrechnen, wenn ein diesbezüglicher Vertrag mit der Schwangeren abgeschlossen wurde.

Aufteilung der Stunden

Die Aufteilung der Stunden und die Auswahl der Methoden zur Füllung der vorgegebenen Inhalte bleiben der Hebamme überlassen. Da im Buchhandel eine Vielzahl entsprechender Fachliteratur erhältlich ist, sollte zunächst ein sorgfältiges Literaturstudium erfolgen, um einen Überblick über die verschiedenen Möglichkeiten der Vorbereitungskurse zu bekommen. Auch die Hospitation bei Kolleginnen oder der Besuch eines Fortbildungskurses kann sich als sehr hilfreich erweisen.

Vor Kursbeginn sollte ein detailliertes Konzept ausgearbeitet werden, welches dann im Laufe der Zeit durch die eigenen Erfahrungen immer wieder modifiziert werden kann.

Auch einige organisatorische Dinge müssen vor Kursbeginn geregelt werden. So muß zunächst ein geeigneter bezahlbarer Raum gefunden werden. Ein solcher kann z. B. in einer Krankengymnastik- oder Arztpraxis, in öffentlichen Gebäuden oder bei der Kirchengemeinde angemietet werden.

Um potentielle Kursteilnehmer auf den Kurs aufmerksam zu machen, sollte er in gynäkologischen Praxen, bei Kinderärzten und Apotheken angekündigt werden. Auch eine kurze Notiz in der Lokalpresse kann hilfreich sein.

Beispiel für den Aufbau einer Kurseinheit (120 Minuten):

Grundsätzlich sollte eine Kurseinheit nicht mit zu vielen Informationen überladen werden, da die Aufnahmekapazität der Teilnehmer nicht überstrapaziert werden soll. Dies gilt sowohl für die vermittelten Themen als auch für die gymnastischen Übungen. Die informativen Anteile sollten logisch aufeinander folgen und möglichst einen Bezug zum aktuellen Schwangerschaftsalter haben. Außerdem sollten sie sich nach den Interessen, Bedürfnissen und Problemen der Kursteilnehmerinnen und -teilnehmer richten.

- Am Anfang jeder Stunde können **zum Einstieg aktuelle Fragen und Probleme besprochen** werden. Sind diese zu persönlich oder für den Großteil der Kursbesucher nicht von Interesse, sollten sie im Rahmen eines Einzelgespräches geklärt (und abgerechnet!) werden. Die Dauer dieser Einstiegsphase sollte mit ca. **5 Minuten** eingeplant werden.

- Anschließend kann eine **Gymnastiksequenz** folgen. Die Übungen sollen die Körperselbstwahrnehmung schulen (bewußte An- und Entspannung) und bestimmte Muskelgruppen stärken (Beckenboden), eine gute Haltung fördern und verkrampfte Muskelpartien lockern (Rücken) und den Blutrückfluß aus den Beinen anregen. Auch ein gleichmäßiges Atmen trotz körperlicher Anstrengung (vergleichbar mit der Wehentätigkeit) wird auf diese Weise geübt.

  Da die Übungen zu Haus wiederholt werden müssen, um einen größeren Erfolg zu bewirken, sollten nicht zu viele verschiedene Übungen auf einmal gezeigt werden. Dafür sollten diese im Laufe der Stunde noch mindestens einmal wiederholt werden, wobei die Kursleiterin besonders auf eine korrekte Durchführung der Übungen und die gleichmäßige Atmung achten muß.

  Eine **Gymnastiksequenz** kann etwa **20 Minuten** dauern. Anstrengende und leichtere Übungen sollten sich abwechseln. Auch Noppenballmassage oder Ausstreichübungen können integriert werden. Jede Übung muß zunächst genau beschrieben und richtig vorgemacht werden. Auch für den Laien abstrakte Begriffe wie z. B. „Beckenboden" müssen den Teilnehmern erklärt werden.

- Im Anschluß an die erste Gymnastiksequenz sind die Teilnehmerinnen und Teilnehmer aufnahmebereit für das jeweilige **Schwerpunktthema der Stunde**. Hier gibt die Kursleiterin Informationen über verschiedene schwangerschaftsrelevante Themen. Dafür sollten ca. **30 Minuten** eingeplant werden. Läßt die Konzentration der Zuhörer nach, empfiehlt es sich, den Raum zu lüften und eine gymnastische Übung einzuflechten.

Mögliche **Schwerpunktthemen** für einen Kurs von 7 x 2 Stunden Dauer sind z. B.:

- Allgemeines zur Geburtsvorbereitung (warum ist das Erlernen einer Atem- und Entspannungstechnik sowie das Durchführen von gymnastischen Übungen sinnvoll?)
- Ernährung und Körperpflege in der Schwangerschaft
- die Entwicklung des Kindes im Mutterleib
- Wehen (wann, wie und warum kommt es zur Wehentätigkeit?, Umgang mit Schmerzen)
- die Geburt (Zeichen des Geburtsbeginns, normaler Geburtsverlauf, Nachgeburtsperiode)
- das Wochenbett (Dauer, Rückbildungs- und Heilungsvorgänge) und die Stillzeit
- die Pflege und Ernährung des Säuglings

- Nach der „Informationseinheit" sollte eine **zweite Gymnastiksequenz** von etwa **20 Minuten** folgen. Hier werden die Übungen der ersten Sequenz wiederholt.
- Nun kann sich eine **Atemübung** anschließen. In der ersten Stunde sollte man sich zunächst auf die Wahrnehmung der normalen

Atmung beschränken. In den folgenden Stunden wird die ausgewählte Atemtechnik (z. B. Read oder Lamaze) erlernt. Genau wie die Gymnastik müssen auch die Atemübungen von den Teilnehmern zu Hause zur Vertiefung wiederholt werden. Die Kursleiterin muß immer wieder betonen, daß das einmalige wöchentliche Üben im Kurs nicht ausreichend ist. Die **Atemübung** sollte etwa **25 Minuten** dauern.

- Die **Entspannungsübung** schließt die Stunde ab. Die bereits durch die Atemübung entspannten Teilnehmer werden diesen ruhigen Ausklang mit der Zeit sehr schätzen lernen. Eine gute Entspannungstechnik, die auch schnell und leicht zu erlernen ist, basiert auf der „Traumreise". Hier werden von der Kursleiterin Phantasiegeschichten vorgelesen, die von den Teilnehmern in Gedanken nachvollzogen werden. Auch eine „Gedankenreise durch den Körper" kann zur Abwechslung oder auch zum Einstieg in die Traumreise vorgelesen werden. Diese Entspannungsübungen müssen von der Kursleiterin vorher sehr ausführlich geübt werden, da ein ruhiges und gleichmäßiges Vortragen der Übungen eine wichtige Vorbedingung für die Entspannung ist. Insgesamt sollten für die **Entspannungsübung** etwa **15 Minuten** eingeplant werden.
- Die letzten **5 Minuten** jeder Stunde sollten für **Ankündigungen für die nächste Stunde** vorbehalten bleiben. Das nächste Schwerpunktthema sollte angekündigt werden, damit die Teilnehmer Gelegenheit haben, sich Fragen dazu zu überlegen. Außerdem kann ergänzende Literatur vorgestellt oder im Idealfall auch verliehen werden. Falls eine Leihbibliothek oder Videothek zur Verfügung gestellt wird, darf auch ruhig eine Abnutzungsgebühr für die Bücher und Filme verlangt werden.

Pünktliches Beginnen und Beenden der Stunde liegt sowohl im Interesse der Teilnehmer wie auch der Kursleiterin und sollte daher selbstverständlich sein.

Wahl des Entbindungsortes

Bei der Wahl des Geburtsortes des Kindes stehen der Schwangeren mehrere Möglichkeiten offen. In Deutschland werden zur Zeit die meisten Kinder in einer Klinik geboren. Daneben besteht bei gesunden Schwangeren mit unauffälligem Schwangerschaftsverlauf auch die Möglichkeit, das Kind in einer Hebammen- oder Frauenarztpraxis, einem Geburtshaus oder in der eigenen Wohnung zu gebären.

Frühe Kontaktaufnahme mit der vorgesehenen Einrichtung, Risikoeinschätzung

Ganz gleich, für welchen Geburtsort die Mutter sich entscheidet, in jedem Fall sollte die Hebamme ihr zu einer frühen Kontaktaufnahme mit der vorgesehenen Einrichtung raten. Viele Kliniken haben eine sehr lange Anmeldefrist und Hebammen, die Haus-, Praxis- oder Geburtshausgeburten betreuen, haben ebenfalls nur eine begrenzte Kapazität. Außerdem wünschen diese Hebammen meist einen engen Kontakt zu den Frauen während der gesamten Schwangerschaft, um sie genau kennenzulernen, sie gezielt auf die Geburt vorzubereiten und um genau abwägen zu können, ob sich die betreffende Frau überhaupt für eine Geburt außerhalb einer Klinik eignet (Risikoeinschätzung).

Aufklärung

Ergibt sich bereits aus der Anamnese oder dem bisherigen Schwangerschaftsverlauf ein Risiko, das eine Geburt außerhalb der Klinik als nicht ratsam erscheinen läßt (z. B. Schwangere mit einer Schwangerschaftserkrankung wie Bluthochdruck oder Gestationsdiabetes, einer anderen schwereren Allgemeinerkrankung, einer Suchterkrankung, schweren Komplikationen bei früheren Geburten, regelwidrigem Plazentasitz, Mehrlingen u. a.), so sollte die Schwangere deutlich auf dieses Risiko und die sich daraus möglicherweise ergebenden Komplikationen hingewiesen werden. Diese Aufklärung muß schriftlich festgehalten werden. Sollte die Schwangere dennoch den Wunsch nach einer Haus-, Praxis- oder Geburtshausgeburt äußern, so liegt es bei ihr, eine Hebamme zu finden, die bereit ist, gemeinsam mit ihr das erhöhte Risiko zu tragen.

Klinik

Möchte die Frau in einer Klinik entbinden, kommen in erster Linie die Kliniken der näheren Umgebung in Frage, die in angemessener Zeit (möglichst nicht mehr als 30 Minuten) zu erreichen sind. Bei der Beratung zur Wahl der für die Schwangere geeigneten Klinik sollten nur objektive Informationen weitergeleitet werden. Hierzu gehören z. B. die Zahl der Geburten pro Jahr, die Kreißsaalausstattung, die personelle Ausstattung (Beleghebammen oder angestellte Hebammen, Belegärzte oder angestellte Ärzte), das Angebot an schmerzstillenden Verfahren, ggf. die Kaiserschnitt- und Dammschnitt-Rate und besonders bei Risikoschwangeren die Informationen über eine angeschlossene Kinderklinik bzw. die Entfernung zur nächsten Kinderklinik.

Zusätzlich sollten die Frauen/Paare ermutigt werden, die zur Auswahl stehenden Kliniken vor der Geburt zu besichtigen und auch dort Informationen einzuholen. Nur so können die werdenden Eltern herausfinden, ob sie sich in der betreffenden Klinik wohlfühlen können und ob diese ihre individuellen Wünsche und Vorstellungen erfüllen kann.

Soziale Hilfen in der Schwangerschaft

Ansprechpartner

Verschiedene kirchliche und staatliche Hilfsorganisationen bieten Schwangeren in einer sozialen Notlage ihre Hilfe an. Ansprechpartner sind das **Sozialamt** sowie die verschiedenen kirchlichen Hilfsorganisationen, z. B. die **Caritas** oder die **evangelische Familienberatung**.

Materielle Unterstützung

Da diese Organisationen oft nur über ein sehr begrenztes Budget verfügen, ist es wichtig, sie frühzeitig aufzusuchen. In manchen Fällen wird neben einer finanziellen Hilfe auch materielle Unterstützung, z. B. gebrauchte Umstandskleidung, Erstausstattung, Kinderwagen u.a. angeboten. Ergibt sich in der Schwangerenbetreuung ein Hinweis darauf, daß Bedarf an einer solchen Unterstützung besteht, sollte die Frau ermutigt werden, diese Hilfen in Anspruch zu nehmen.

Auch **einige Arbeitgeber** bieten der Schwangeren eine Sonderunterstützung in Form des sogenannten Babygeldes an. Hier wird auf freiwilliger Basis einmalig ein bestimmter Betrag für die Erstausstattung gezahlt.

Leistungen bei Schwangerschaft und Mutterschaft

Neben diesen Sonderleistungen stehen jeder Frau die in der **RVO** festgelegten Leistungen bei Schwangerschaft und Mutterschaft zu. Hierzu zählen

- ärztliche Betreuung und Hebammenhilfe,
- Versorgung mit Arznei-, Verband- und Heilmitteln,
- stationäre Entbindung,
- häusliche Pflege,
- Haushaltshilfe,
- Mutterschafts- und Erziehungsgeld.

Ansprechpartner bei der Inanspruchnahme dieser Leistungen sind die Krankenkassen bzw. die Erziehungsgeldstelle des jeweiligen Bereiches.

10 Wichtige Infektionskrankheiten und ihre Bedeutung in der Schwangerschaft

Während der Betreuung einer Schwangeren im Rahmen der Vorsorge wird die Hebamme immer wieder mit Fragen konfrontiert werden, die sich auf die Bedeutung verschiedener Infektionskrankheiten in der Schwangerschaft und die möglichen Folgen für das ungeborene Kind beziehen. Die Fragen können entweder den Fall betreffen, daß die Schwangere selbst oder Familienangehörige (z. B. Kinder im Kindergarten oder in der Schule) Kontakt mit einer an einer Infektionskrankheit leidenden Person hatten oder selbst an einer Infektion erkrankt sind. Bei manchen Infektionskrankheiten ist auch eine Übertragung über Nahrungsmittel oder Tiere möglich, welche durch Beachtung verschiedener Vorsichtsmaßnahmen weitgehend vermieden werden kann. Im folgenden soll daher ein Überblick über die wichtigsten Infektionskrankheiten und ihre Bedeutung für die Schwangerschaft und das Ungeborene sowie über mögliche Vorsichtsmaßnahmen gegeben werden. Es handelt sich hierbei um eine Auswahl, die keinen Anspruch auf Vollständigkeit erhebt.

„TORCH"

Die wichtigsten der in der Schwangerschaft relevanten Infektionskrankheiten werden unter dem Begriff **„TORCH-Komplex"** (engl. torch = Fackel) zusammengefaßt. Die Abkürzung bedeutet:

T **T**oxoplasmose
O **o**thers (andere Infektionskrankheiten wie Chlamydien-Infektion, Borreliose, Hepatitis, HIV (AIDS), Keuchhusten, Listeriose, Masern, Mumps, Ringelröteln, Scharlach, Syphilis, Windpocken)
R **R**öteln
C **C**ytomegalie
H **H**erpes simplex

In letzter Zeit werden diese Erkrankungen häufig auch als „STORCH-Komplex" (**S**yphilis, **T**oxoplasmose, **o**thers, **R**öteln, **C**ytomegalie, **H**erpes simplex) bezeichnet.

Viele dieser Erkrankungen können in der Schwangerschaft zu bleibenden Schäden beim Ungeborenen oder nach der Geburt zu schweren Erkrankungen des Neugeborenen führen.

Die meisten dieser Infektionskrankheiten lassen sich entweder durch den Nachweis des Erregers selbst, z. B. in Abstrichmaterial, oder durch Untersuchung des Blutes auf eine erregerspezifische Antikörperbildung diagnostizieren. In der Regel zeigt das Vorhandensein von spezifischen Immunglobulinen der Klasse M (IgM) im Blut eine frische

Infektion an, während der alleinige Nachweis von Antikörpern der Klasse G (IgG) für eine bereits durchgemachte Erkrankung spricht. Die Bildung des spezifischen IgG kann bereits während der noch akuten Infektion beginnen, so daß beim Verdacht auf eine frische Infektion das Ergebnis der IgM-Bestimmung maßgeblich ist. Bei vielen (aber nicht bei allen!) Infektionskrankheiten zeigt der alleinige Nachweis von IgG eine u.U. lebenslang anhaltende Immunität gegen die Erkrankung an.

Toxoplasmose

Infektionsübertragung

Die Toxoplasmose ist eine Erkrankung, die durch das Protozoon (einzelliges Lebewesen) **Toxoplasma gondii** hervorgerufen wird. Der Hauptwirt für Toxoplasma gondii ist die Katze, über deren Kot nach der Infektion mehrere Wochen lang sehr widerstandsfähige Zwischenformen des Erregers (sog. „Oozysten") ausgeschieden werden. Durch diese Zwischenformen können Säugetiere und Vögel aller Art angesteckt werden. Die Hauptinfektionsgefahr für den Menschen besteht beim Kontakt mit infizierten Katzen oder deren Kot sowie beim Genuß von infiziertem, rohem Fleisch von Schlachttieren (der Erreger wird bei ausreichend langem Erhitzen abgetötet). In Mitteleuropa haben bis zum 40. Lebensjahr etwa 45% der Bevölkerung eine Toxoplasmose durchgemacht und sind daher vor einer erneuten Ansteckung geschützt.

Symptome

Die Infektion mit Toxoplasma gondii verläuft in ca. der Hälfte der Fälle symptomlos, ansonsten treten Lymphknotenschwellungen und Fieber, selten Augen-, Leber- oder Hirnhautentzündungen auf.

Mögliche Folgen für das Kind

Kommt es **während der Schwangerschaft** zu einer Toxoplasmose-Infektion, so können die Erreger über eine Infektion des Mutterkuchens auch transplazentar auf das Kind übergehen. Im Gegensatz z.B. zur Röteln-Infektion steigt das **Risiko der kindlichen Infektion** mit dem Schwangerschaftsalter: es beträgt im ersten Trimenon etwa 15%, im zweiten Trimenon etwa 45% und im letzten Schwangerschaftsdrittel 65–70%.

Wird das Kind intrauterin mit einer Toxoplasmose infiziert, so kommt es zu einer **generalisierten Erkrankung des Kindes**, vor allem mit Befall der Leber, des Herzmuskels, der Lunge, der Augen und des Gehirns. Etwa ein Viertel der präpartal infizierten Kinder entwickelt schwere Folgeschäden, vor allem von seiten des Gehirns (Hydrozephalus, Hirnverkalkungen, Krampfleiden, Spastik, geistige Behinderung) und der Augen (rezidivierende Entzündungen der Ader- und Netzhaut, sog. Chorioretinitis), 75% der Infizierten zeigen später geringere Störungen (vor allem epileptische Anfälle oder einen leichten geistigen Entwicklungsrückstand).

Bei Kindern, die sich intrauterin mit einer Toxoplasmose infiziert haben könnten, sind engmaschige augenärztliche Untersuchungen zu empfehlen.

Nachweis

Wenn der Verdacht besteht, daß in der Frühschwangerschaft eine Toxoplasmose-Infektion stattgefunden hat, kann in Einzelfällen eine Fruchtwasserpunktion (Amniozentese) oder eine fetale Blutentnahme mittels Nabelschnurpunktion (Chordozentese) durchgeführt werden. Wird der Erreger im Fruchtwasser oder im kindlichen Blut festgestellt, sollte ggf. über einen Schwangerschaftsabbruch nachgedacht werden.

Der **Nachweis von Toxoplasma-Antikörpern** im mütterlichen Blut kann mit verschiedenen Methoden durchgeführt werden. Positive Antikörper-Titer von z.B. > 1:4 in der Komplement-Bindungsreaktion (KBR) und > 1:64 im Immunfluoreszenztest (IFT) bei fehlendem Nachweis von Toxoplasma-IgM-Antikörpern zeigen eine durchgemachte Toxoplasmose und damit eine Immunität an. Besteht Immunität bei der Mutter, so ist auch das Kind vor einer intrauterinen Infektion geschützt.

Anders als z.B. in Österreich und Frankreich ist in Deutschland ein Toxoplasmose-Screening in der Schwangerschaft nicht Bestandteil der Mutterschaftsrichtlinien.

Vorbeugung

Eine Impfung gegen Toxoplasmose ist nicht möglich. Außer der bereits vorhandenen Immunität nach einer durchgemachten Infektion ist der beste Schutz vor einer Ansteckung eine vorbeugende Vermeidung des Kontakts mit infektiösem Material. Nicht immune Schwangere oder solche mit unklarer Immunitätslage sollten daher den Kontakt mit Katzen, vor allem mit deren Kot, meiden (nicht die Katzentoilette reinigen, bei der Gartenarbeit Handschuhe tragen!) und auf den Genuß von rohem oder kurz gebratenem Fleisch verzichten.

Therapie

Kommt es dennoch während der Schwangerschaft zu einer nachgewiesenen Toxoplasmose-Infektion, so ist auch während der Gravidität eine **medikamentöse Therapie**, z.B. mit Sulfonamiden, Pyrimethamin oder Spiramycin, möglich. Hierdurch kann das Risiko kindlicher Schäden vermutlich um mindestens 60% gesenkt werden.

Chlamydien

**Infektionsüber-
tragung**

Chlamydien sind eine Gruppe von Bakterien, die sich ausschließlich intrazellulär vermehren und sehr unterschiedliche Erkrankungen auslösen können. In der Schwangerenvorsorge von Bedeutung sind vor allem die sexuell übertragbaren Arten, besonders **Chlamydia trachomatis**.

Chlamydien sind weit verbreitet. Der Anteil der Chlamydien-Infizierten in der Bevölkerung ist jedoch nicht genau bekannt. Er scheint im geschlechtsreifen Alter bei etwa 20% zu liegen.

Die Übertragung von Chlamydia trachomatis erfolgt durch Schmierinfektion (z.B. in der Sauna oder im Schwimmbad) oder durch Sexualkontakt. Die **Inkubationszeit** bis zum Auftreten von Krankheitserscheinungen ist unterschiedlich, sie beträgt durchschnittlich etwa 10–20 Tage.

Symptome

Von Chlamydia trachomatis sind verschiedene sogenannte Serotypen bekannt. Die Typen A–C sind die Erreger des Trachoms, einer Augenentzündung, die vor allem in Entwicklungsländern auftritt und zur Erblindung führen kann. Die Typen L_1–L_3 sind verantwortlich für das Lymphogranuloma venereum, eine Geschlechtskrankheit mit Knötchenbildung an den äußeren Geschlechtsorganen und Schwellung der Leistenlymphknoten. Die Typen D–K können eine Bindehautentzündung (Schwimmbad-Konjunktivitis), Entzündungen der Zervix (Zervizitis), der Eileiter (Salpingitis) oder der Harnröhre (Urethritis) und Gelenkentzündungen (Arthritiden) hervorrufen. Die meisten Chlamydien-Infektionen verlaufen jedoch völlig asymptomatisch und verursachen keine oder nur sehr geringe Beschwerden.

Nachweis

Chlamydien können mit verschiedenen **Testverfahren** in Abstrichmaterial, z. B. von der Zervix oder der Harnröhre, nachgewiesen werden. Auch eine Antikörper-Untersuchung im Blut ist möglich, die Ergebnisse sind aber häufig schwer zu interpretieren, weil die IgG-Bildung unterschiedlich stark ausgeprägt ist und trotz einer akuten Infektion die IgM-Bildung ganz ausbleiben kann.

In den Mutterschaftsrichtlinien ist die Entnahme eines Zervix-Abstriches zur Chlamydien-Diagnostik bei der Erstuntersuchung der Schwangeren vorgesehen. Die Blutuntersuchung auf Chlamydien-Antikörper ist nicht Bestandteil des Vorsorgeprogramms.

Mögliche Folgen für das Kind

Bei etwa 5 % aller Schwangeren muß man mit dem Vorliegen einer Chlamydien-Zervizitis rechnen. Unbehandelt kann diese zu einer **Infektion des unteren Eipols** und damit zum vorzeitigen Blasensprung und zur Frühgeburt führen. Besteht bei der Geburt eine mütterliche Chlamydieninfektion, so kann sich das Neugeborene unter der Geburt anstecken. 20–50 % der Kinder entwickeln in der Folge eine **Bindehautentzündung**. Die übliche Silbernitrat-Prophylaxe ist gegen Chlamydien nicht sicher wirksam. Bei bis zu 20 % der infizierten Kinder kommt es zu einer meist symptomarmen und daher häufig unerkannten Pneumonie, die zu bleibenden Lungenschäden führen kann.

Therapie

Ist bei einer Schwangeren der Chlamydien-Abstrich positiv, empfiehlt sich zunächst eine Kontrolle mit einem anderen Testverfahren, da der Antigen-Nachweis gelegentlich falsch-positiv ausfallen kann. Bestätigt sich die Diagnose, so sollte nach der 14. SSW eine **antibiotische Behandlung**, vorzugsweise mit Erythromycin über 10 Tage, durchgeführt werden. Der Partner muß ebenfalls behandelt werden. Ein Kontrollabstrich wird frühestens 48 Stunden nach Beendigung der Behandlung entnommen und ggf. in der 30.–34. SSW wiederholt.

Borreliose

Infektions-übertragung

Borreliosen werden durch Bakterien aus der Gattung der **Spirochäten** (spiralförmige Bakterien) hervorgerufen. Der in Mitteleuropa wichtigste Vertreter ist Borrelia burgdorferi. Diese Borrelien kommen vor allem in Säugetieren des Waldes vor und können auf den Menschen besonders durch Zeckenstich, möglicherweise auch durch Stechmükken und Bremsen, übertragen werden.

Symptome

1–4 Wochen nach dem Stich eines mit Borrelien infizierten Insekts kann sich um die Einstichstelle eine ringförmige Rötung ausbilden, die nach außen hin fortschreitet und in der Mitte blasser wird (sog. Erythema chronicum migrans). Auch eine Entzündung der zugehörigen Lymphbahnen (im Volksmund oft als „Blutvergiftung" bezeichnet) kann auftreten. Bei etwa einem Fünftel der Infizierten treten durchschnittlich fünf Wochen später Nervenlähmungen und/oder eine Hirnhautentzündung auf (sog. Lyme-Krankheit). Häufig entwickeln sich Gelenkschmerzen, besonders in den Knien. Eine Herzmuskelentzündung ist ebenfalls möglich. Als Spätfolge einer Borrelien-Infektion kann sich noch nach Jahrzehnten eine Hautatrophie ausbilden (Acrodermatitis chronica atrophicans *Herxheimer*).

Nachweis

Nach der Infektion kann es zur Bildung spezifischer Antikörper (IgG und IgM) kommen. Insgesamt ist die **Antikörper-Bestimmung** zum Nachweis einer Borreliose vor allem im Frühstadium nicht sonderlich zuverlässig. Sie ist nicht Bestandteil der Mutterschaftsrichtlinien. Die Erkrankung hinterläßt keine Immunität, so daß mehrfache Infektionen möglich sind.

Mögliche Folgen für das Kind

In Einzelfällen wurde nachgewiesen, daß Borrelien während der Schwangerschaft transplazentar auf das Kind übergehen können. Fälle von **intrauterinem Fruchttod** und **kindlichen Fehlbildungen** (besonders des Herzens und des Gehirns) wurden beschrieben, scheinen aber nur sehr selten vorzukommen. Im Rahmen von verschiedenen Studien in Endemiegebieten, bei denen Neugeborene, deren Mütter während der Schwangerschaft einen Zeckenstich erlitten hatten, auf eine angeborene Borreliose untersucht wurden, wurde bisher keine connatale Borrelien-Infektion festgestellt. Ein Schwangerschaftsabbruch ist dementsprechend in der Regel nicht angezeigt.

Therapie

Kommt es während der Schwangerschaft zu einer Borrelien-Infektion, so sollte umgehend eine **Antibiotika-Therapie** (Penicillin, bei Allergie: Ceftriaxon oder Erythromycin) eingeleitet werden. Da diese Antibiotika in der Schwangerschaft bekanntermaßen unschädlich sind, sollte nach einem Zeckenstich die Indikation großzügig gestellt und die Therapie auch beim bloßen Verdacht auf eine Borreliose vorsichtshalber durchgeführt werden. Handelt es sich um eine nachgewiesene Borrelien-Infektion in der Frühschwangerschaft, kann der Patientin eine spezielle ultrasonographische Fehlbildungsdiagnostik in der 18.–20. SSW und im Einzelfall eine Fruchtwasser- oder Nabelschnurpunktion zur Untersuchung auf Borrelien empfohlen werden. Auf jeden Fall ist das Kind nach der Geburt auf das Vorliegen einer Borrelien-Infektion zu untersuchen und ggf. entsprechend zu behandeln.

Vorbeugung

Zur Vorbeugung einer Borreliose sollten Schwangere bei Waldspaziergängen u. ä. zum Schutz vor Zeckenbissen geschlossene Schuhe, lange

Hosen und möglichst eine Kopfbedeckung tragen und Bereiche mit dichtem Strauch- oder Krautbewuchs meiden. Nach einem Zeckenstich sollte umgehend ein Arzt aufgesucht und im Zweifelsfall eine prophylaktische Behandlung eingeleitet werden. Eine Impfung gegen Borreliose ist (noch) nicht möglich.

Hepatitis A

Infektions-übertragung

Die Hepatitis A ist eine Virus-Erkrankung, die besonders in Ländern der Dritten Welt (90 % Durchseuchung), aber z.B. auch im Mittelmeerraum weit verbreitet ist. In Mitteleuropa haben ca. 20–30 % der erwachsenen Bevölkerung eine Hepatitis A durchgemacht.

Bei einer Infektion mit dem Hepatitis A-Virus wird der Erreger mit dem Stuhl ausgeschieden. Die **Ansteckung** erfolgt in erster Linie oral, indem Spuren virushaltigen Stuhles durch die Hände, durch infiziertes (Trink-) Wasser oder durch verunreinigte Speisen (z. B. Salat, Muscheln etc.) in den Mund gelangen (sog. fäkal-oraler Infektionsweg). Das Virus wird schon 1–2 Wochen vor dem Auftreten von Krankheitserscheinungen mit dem Stuhl ausgeschieden.

Symptome

Die Hepatitis A verläuft meist symptomlos und bleibt daher unerkannt. Ansonsten kommt es durchschnittlich 4 Wochen nach der Infektion zu Müdigkeit, Appetitlosigkeit, Übelkeit, Erbrechen und Fieber. Danach kann für 1–2 Wochen eine Gelbsucht auftreten. Schwere Komplikationen sind sehr selten und treten am ehesten bei Säuglingen und älteren Menschen auf, bei denen die Erkrankung in Einzelfällen tödlich verlaufen kann.

Nachweis

Die Hepatitis A hinterläßt eine lebenslange Immunität, die durch **Antikörper-Nachweis** im Blut (Anti-HAV-IgG) festgestellt werden kann. Nach den Mutterschutzrichtlinien gehört die Anti-HAV-Bestimmung nicht zu den serologischen Routine-Untersuchungen.

Mögliche Folgen für das Kind

Eine Hepatitis-A-Infektion während der Gravidität hat im allgemeinen keinen schädlichen Einfluß auf den Schwangerschaftsverlauf und die Entwicklung des ungeborenen Kindes. Nur bei einer schwer verlaufenden Erkrankung im dritten Trimenon ist die Frühgeburtsrate erhöht.

Therapie

Hat eine Schwangere Kontakt zu einem an Hepatitis A Erkrankten gehabt, so sollte bei fehlender Immunität das gut wirksame „Standard-Immunglobulin" verabreicht werden. Spezielle schwangerschaftsspezifische Überwachungsmaßnahmen sind in der Regel nicht erforderlich.

Vorbeugung

Zur Vermeidung einer Hepatitis A-Infektion sollte sich die Schwangere von Infizierten fernhalten und auf eine sorgfältige Handhygiene achten. Bei Aufenthalten in südlichen Ländern muß vom Genuß von Rohkost, Leitungswasser und ungegarten Meeresfrüchten (Austern!) abgeraten werden. Gegen die Hepatitis A steht sowohl ein Aktiv- als auch auch ein Passiv-Impfstoff zur Verfügung.

Hepatitis B

**Infektions-
übertragung**

Die Hepatitis B ist weltweit eine der häufigsten Viruserkrankungen. Die Häufigkeit ist regional sehr unterschiedlich: während in sog. Endemiegebieten wie Teilen Afrikas und Südostasiens ca. 15–20% und in Süd- und Osteuropa ca. 5–8% der Bevölkerung Hepatitis-B-Antigenträger sind, wird die Häufigkeit in Deutschland mit ca. 0,1–1% angegeben.

Eine Infektion erfolgt nicht nur durch infizierte Blutkonserven, sondern ist auch beim Kontakt mit geringen Mengen Blut und anderen virushaltigen Körperflüssigkeiten wie Speichel, Fruchtwasser oder Sperma möglich.

Symptome

Die Hepatitis B kann akut oder seltener hochakut (fulminant) verlaufen und entweder vollständig ausheilen oder in eine chronische Form übergehen. Letztere kann im weiteren Verlauf zu einer Leberzirrhose oder zu einem Leberzellkarzinom führen.

Als Krankheitserscheinungen treten bei einer Hepatitis B vor allem uncharakteristische Oberbauchbeschwerden, Appetitlosigkeit, Übelkeit und Erbrechen auf.

Die **Infektion in der Schwangerschaft** bedeutet für die Mutter in der Regel keine akute Gefährdung, und der Verlauf der Erkrankung wird durch die Schwangerschaft nicht verschlechtert. Die Erkrankung hinterläßt eine anhaltende Immunität. Eine Impfung ist möglich und in der Schwangerschaft zwar nicht unbedingt empfehlenswert, bei hohem Infektionsrisiko aber vertretbar.

**Mögliche Folgen für
das Kind**

Eine Gefährdung des Kindes ist bei einer Infektion der Mutter im ersten und zweiten Schwangerschaftsdrittel nicht anzunehmen. Im letzten Trimenon treten allerdings gehäuft Frühgeburten auf, so daß engmaschige Untersuchungen auf Frühgeburtsbestrebungen erforderlich sind.

Das Risiko der **Übertragung des Hepatitis-B-Virus von der Mutter auf das Kind** beträgt je nach Infektionsstatus der Mutter 40–90%. Die Infektion des Kindes erfolgt in den meisten Fällen erst während der Geburt, eine präpartale Infektion über die Plazenta scheint nur selten vorzukommen. Eine Übertragung durch infizierte Muttermilch ist möglich. Bei vier Fünftel der infizierten Neugeborenen muß man mit einer chronischen Infektion rechnen.

Nachweis

Wegen der weiten Verbreitung der Erkrankung und der hohen Übertragungsrate auf das Kind wurde das **Serum-Screening** auf eine Hepatitis B Infektion (Kontrolle auf HBs-Antigen) in der 32.–36. SSW in die Mutterschaftsrichtlinien aufgenommen.

Folgende Hepatitis-B-Parameter können bestimmt werden:

Nachweis von	spricht für
Anti-HBe	Infektion abgelaufen oder chronischer Virusträger
Anti-HBs	Immunität (nach Impfung oder Infektion)
HBe-Antigen	akute Infektion, hohe Infektiosität
HBs-Antigen	aktive oder chronische Infektion
HB-Virus-DNA	aktive Virus-Vermehrung, Infektiosität

Therapie

Die hohe Infektionsrate und der häufig ungünstige Verlauf der Hepatitis-B-Infektion bei Neugeborenen haben zu der Empfehlung geführt, bei einem Kind einer HBs-Antigen-positiven Mutter **sofort nach der Entbindung** (innerhalb von 12 Stunden) eine gleichzeitige **aktive und passive Hepatitis-B-Impfung** durchzuführen. Je nach verwendetem Impfstoff für die aktive Immunisierung sind zusätzlich Auffrischungsimpfungen in bestimmten Zeiträumen erforderlich. Durch eine solche simultane Impfung ist es möglich, bei mehr als 90 % der Neugeborenen zumindest eine chronisch verlaufende Hepatitis B zu vermeiden. Geimpfte Kinder können gestillt werden, auch wenn die Mutter Virus-Trägerin ist.

Seit Anfang 1996 wird in Deutschland die Hepatitis-B-Impfung für alle Kinder im 3., 4. und 10. Lebensmonat empfohlen.

Hepatitis C

Infektionsübertragung

Vor etwa 25 Jahren fiel auf, daß es besonders bei Patienten, die Bluttransfusionen erhalten hatten, gehäuft zu Leberentzündungen kam, die weder durch das Hepatitis-A- noch durch das Hepatitis-B-Virus hervorgerufen waren und daher als non-A-non-B-Hepatitis bezeichnet wurden. Inzwischen ist es gelungen, den größten Teil der Erreger dieser Erkrankungen zu identifizieren, so das Hepatitis-C-, das Hepatitis-D- und das Hepatitis-E-Virus. Der mit Abstand häufigste Erreger dieser Gruppe ist das Hepatitis-C-Virus (HCV), das für etwa 90 % der früher unter dem Begriff der non-A-non-B-Hepatitis zusammengefaßten Leberentzündungen verantwortlich ist.

Die Hepatitis C wird in erster Linie durch infiziertes Blut oder Blutprodukte sowie durch infizierte Kanülen übertragen. Zu den Risikogruppen zählen daher vor allem Drogenabhängige, Patienten mit Erkrankungen, die häufige Blut- oder Blutproduktgaben erforderlich machen (z. B. Hämophilie = Bluterkrankheit) und medizinisches Personal. Eine Infektion bei Kontakt mit geringen Mengen anderer virushaltiger Körperflüssigkeiten, z. B. bei Geschlechtsverkehr, scheint nur selten vorzukommen, ist aber möglich.

Symptome

Die Hepatitis C verläuft in vielen Fällen symptomlos und bleibt daher lange unerkannt. Die Inkubationszeit beträgt 40 bis 90 Tage. Nur etwa ein Viertel der Infizierten zeigt im Verlauf einen Ikterus, während eine Erhöhung der Leberenzyme häufig vorkommt. Typisch für die Erkrankung ist ein rezidivierender Verlauf mit akuten Schüben und der Übergang in eine **chronische Leberentzündung**, zu der es bei etwa der Hälfte der Erkrankten kommt. Von den Patienten mit einer chronischen Hepatitis C entwickelt jeder fünfte im weiteren Verlauf eine Leberzirrhose, in selten Fällen scheint auch ein Leberzellkarzinom entstehen zu können.

Nachweis

Auch die Hepatitis C führt zur Bildung spezifischer **Antikörper** (anti-HCV-IgM und -IgG), die im Blut nachgewiesen werden können. Darüber hinaus ist es – mit allerdings aufwendigen Labormethoden –

auch möglich, Teile des Virus selbst (HCV-RNA) im Blut nachzuweisen. Der Nachweis von HCV-RNA spricht für eine hohe Infektiosität.

Die Bestimmung des HCV-Status zählt nicht zu den nach den Mutterschaftsrichtlinien vorgesehenen Routineuntersuchungen während der Schwangerschaft.

Mögliche Folgen für das Kind

Wie bei der Hepatitis B scheint auch bei einer Hepatitis C der Krankheitsverlauf von einer Schwangerschaft nicht beeinflußt zu werden. Eine HCV-Infektion der Schwangeren stellt keine direkte Gefährdung des ungeborenen Kindes dar.

Die Übertragung einer Hepatitis C von der Mutter auf das ungeborene Kind ist insgesamt selten. Die Übertragungsrate während der Schwangerschaft beträgt nach einzelnen Untersuchungen etwa 5 % und scheint vor allem vom Infektionsstatus der Mutter abhängig zu sein. Wenn bei der Schwangeren ein hoher Titer an HCV-RNA festgestellt wird, kann das intrauterine Infektionsrisiko allerdings bis zu 35 % betragen. Bei Schwangeren ohne Nachweis von HCV-RNA ist bisher noch keine intrauterine Übertragung auf das Kind bekannt geworden.

Eine Ansteckung des Kindes durch Kontakt mit virushaltigen Körperflüssigkeiten der Mutter unter der Geburt scheint ebenfalls möglich, aber sehr selten zu sein. Gleiches gilt für die Übertragung durch Muttermilch.

Aufgrund des vergleichsweise geringen Übertragungsrisikos muß einer an chronischer Hepatitis C erkrankten Frau nicht von einer Schwangerschaft abgeraten werden. Nach heutigem Kenntnisstand ist auch eine prophylaktische Kaiserschnittentbindung nicht erforderlich. Da eine postnatale Ansteckung des Kindes durch infizierte Muttermilch möglich ist, sollte zumindest HCV-RNA-positiven Müttern aber vom **Stillen** eher abgeraten werden.

Therapie

Wie für die anderen virusbedingten Leberentzündungen gibt es auch für die Hepatitis C derzeit noch keine zur Heilung führende Therapie, jedoch kann der Verlauf der Infektion in vielen Fällen durch eine Behandlung mit Interferonen abgemildert werden.

Eine Impfung gegen Hepatitis C ist (noch) nicht möglich.

HIV (AIDS)

Infektions-übertragung

Die HIV-Erkrankung, deren vollständige Ausbildung man als AIDS (**a**quired **i**mmuno-**d**eficiency **s**yndrome = erworbenes Immunschwäche-Syndrom) bezeichnet, wird durch **HIV** (**h**uman **i**mmunodeficiency **v**irus) übertragen. Zwei verschiedene dieser zur Gruppe der Retroviren gehörenden Erreger (HIV I und HIV II) sind bekannt.

HI-Viren können durch Kontakt mit infiziertem Blut oder Blutprodukten sowie mit anderen virushaltigen Körperflüssigkeiten (z. B. bei Sexualkontakten) übertragen werden. HI-Viren befallen die menschlichen Lymphozyten und führen zu einer schweren Beeinträchtigung des körpereigenen Immunsystems. Die **Inkubationszeit** von der

Infektion bis zum Auftreten von stärkeren Krankheitssymptomen ist sehr variabel und beträgt meist mehrere Jahre.

Symptome

Häufig kommt es bei einer HIV-Infektion zunächst zu eher unspezifischen Krankheitserscheinungen wie Gewichtsabnahme, Appetitlosigkeit, Durchfall, Abgeschlagenheit und rezidivierenden Fieberschüben sowie Nachtschweiß. Später können Lymphknotenschwellungen auftreten. Im **Vollbild des AID-Syndroms** treten schwere Infektionen mit verschiedenen Erregern (Bakterien, Viren, Pilze) auf, die vom geschwächten Immunsystem nicht mehr bekämpft werden können. Letztlich führt die Erkrankung zu Siechtum und Tod.

Nachweis

Im Blut können **Antikörper** gegen HIV I und II nachgewiesen werden. Die AIDS-Beratung und auf Wunsch der Schwangeren auch die Antikörper-Bestimmung sind nach den Mutterschaftsrichtlinien vorgesehen, allerdings sollen die Ergebnisse nicht im Mutterpaß dokumentiert werden.

Mögliche Folgen für das Kind

Ist eine Schwangere HIV-positiv, so kann das Virus sowohl während der Schwangerschaft transplazentar als auch unter der Geburt auf das Kind übertragen werden. Die **Infektionswahrscheinlichkeit** liegt unbehandelt etwa zwischen 20 und 60% und ist sowohl vom Schwangerschaftsalter als auch vor allem von der Ausprägung und der Dauer der Erkrankung bzw. der Symptome bei der Mutter abhängig. Wenn die Ansteckung erst kürzlich erfolgt ist, keine ausgeprägte Virämie vorliegt und noch keine Symptome aufgetreten sind, ist sie am geringsten, bei schon lange zurückliegender Infektion und beim manifesten AIDS am größten. Auch eine Ansteckung durch infizierte Muttermilch ist möglich.

Wird das Kind mit HIV infiziert, so kann es in den ersten 2–6 Lebensmonaten zu unspezifischen Gedeihstörungen, Trinkschwäche und chronisch-rezidivierenden Infektionen mit verschiedenen Erregern kommen. Weiterhin können auch Organveränderungen wie Hepatosplenomegalie, Mikrozephalie, diffuse Lymphknotenschwellungen, chronische Durchfälle und Hirnschäden auftreten. Schwere Krankheitssymptome werden manchmal erst nach Monaten bis Jahren manifest. Mindestens 60% der Kinder sterben innerhalb der ersten zwei Lebensjahre an der Infektion, oft infolge einer Sepsis. Die übrigen Kinder erliegen der Erkrankung meist im Schulalter.

Bei der HIV-Infektion ist der **Antikörper-Nachweis beim Kind** zumindest in den ersten 6–9 Lebensmonaten unzuverlässig, da besonders IgG-Antikörper transplazentar von der Mutter auf das Kind übergegangen sein können (und dort noch nachweisbar sind) und zum anderen manche Kinder trotz einer Infektion keine Antikörper bilden. Ein Titer-Anstieg nach dem 3. Lebensmonat oder der direkte Virusnachweis im kindlichen Blut lassen jedoch auf eine HIV-Infektion schließen.

Grundsätzlich sollte HIV-positiven Frauen wegen der vergleichsweisen hohen Übertragungsrate auf das Kind von einer **Schwangerschaft** abgeraten werden. Ist jedoch bei einer HIV-positiven Frau eine

Schwangerschaft eingetreten oder die Erkrankung erst in der Schwangerschaft festgestellt worden, empfiehlt es sich, die Patientin frühzeitig zur Beratung und in der Regel auch zur Entbindung an eine diesbezüglich spezialisierte Frauenklinik zu überweisen. Wichtig ist, HIV-positive Schwangere besonders engmaschig auf das Auftreten anderer Infektionen zu untersuchen und diese möglichst frühzeitig zu behandeln, um sekundären Komplikationen vorzubeugen.

Therapie

Während der Schwangerschaft kann die Wahrscheinlichkeit der Übertragung der HI-Viren von der Mutter auf das Kind durch Medikamente (z.B. Zidovudin [Retrovir®]) vermindert werden, wobei diese Therapie aber schon im II. Trimenon begonnen werden sollte. Auch eine Kaiserschnitt-Entbindung trägt zur Verminderung der intrapartalen Anstekkung bei. Wenn diese Maßnahmen konsequent durchgeführt werden, läßt sich das Risiko der intrapartalen Ansteckung des Kindes bei mütterlicher HIV-Erkrankung auf deutlich unter 10% senken.

Vorbeugung

Zur Prophylaxe einer HIV-Infektion gelten für Schwangere die gleichen Verhaltensmaßregeln wie auch außerhalb der Schwangerschaft: Vermeidung einer Infektion beim Geschlechtsverkehr durch Benutzung von Kondomen, bei Drogenabhängigen Vermeidung möglicherweise infizierter Spritzen und Kanülen.

Eine **Impfung gegen HIV ist (noch) nicht möglich**.

Keuchhusten

Infektions-übertragung

Der **Erreger** des Keuchhustens (Pertussis) ist das Bakterium Bordetella pertussis. Die **Ansteckung** erfolgt meist durch Tröpfchen-, seltener durch Schmierinfektion. Die Pertussis-Bakterien setzten sich in der Schleimhaut des Atmungstraktes (Nasen-Rachenraum, Luftröhre, Bronchien) fest und vermehren sich dort, gehen aber nie in die Blutbahn über.

Symptome

Nach einer **Inkubationszeit** von 7–14 Tagen kommt es durch die von den Erregern freigesetzten Toxine zunächst zu uncharakteristischen, Katarrh-ähnlichen Symptomen der oberen Luftwege. Schon in dieser Zeit ist der Kranke hochinfektiös. Dem Vorstadium folgt nach 1–2 Wochen das sogenannte Konvulsiv-Stadium mit schweren, anfallsartigen Hustenkrämpfen. Diese Husten-Anfälle können über einen Zeitraum von 3–6 Wochen auftreten und die Betroffenen daher körperlich sehr schwächen.

Nachweis

Keuchhusten kann durch den **Nachweis der Erreger** im Rachen-Abstrich oder durch die Bestimmung spezifischer IgM- und IgG-Antikörper im Blut diagnostiziert werden. Die Erkrankung hinterläßt eine Immunität, die sich durch den Nachweis von IgG-Antikörpern feststellen läßt. Der Antikörper-Titer kann jedoch im Verlauf von Jahrzehnten abfallen, so daß dann auch eine erneute Infektion möglich wird. Die Pertussis-Antikörper-Bestimmung zählt nicht zu den in den Mutterschaftsrichtlinien vorgesehenen Routineuntersuchungen.

Mögliche Folgen für das Kind

Da weder die Pertussis-Bakterien noch ihr Toxin in die Blutbahn gelangen, ist eine intrauterine Infektion des Kindes ausgeschlossen. **Beeinträchtigungen des ungeborenen Kindes** sind daher nicht zu befürchten. Allerdings kann durch die anhaltenden, heftigen Hustenanfälle gelegentlich ein Abort ausgelöst werden.

Gefährlicher als der Keuchhusten während der Schwangerschaft ist die **Infektion des Neugeborenen,** da hier die Erkrankung meist schwerer verläuft und der Keuchhusten zum Tod des Kindes führen kann (im ersten Lebensjahr 1–2% der infizierten Kinder).

Therapie

Hat eine Schwangere Keuchhusten-Kontakt gehabt, sollte zunächst die Immunitätslage durch eine Antikörper-Bestimmung geprüft werden. Besteht kein ausreichender Schutz, so kann bei Erkrankungsverdacht, ggf. auch prophylaktisch ohne Vorhandensein von Symptomen, eine antibiotische Therapie, z. B. mit Erythromycin über 10–14 Tage, durchgeführt werden.

Erkrankt die Schwangere um den Geburtstermin an Keuchhusten, muß unbedingt frühzeitig eine Antibiotika-Therapie erfolgen. Auch das Neugeborene wird prophylaktisch behandelt. Die Wöchnerin sollte beim Umgang mit dem Kind auf eine sorgfältige Händedesinfektion achten und einen Mundschutz tragen.

Eine Impfung gegen Keuchhusten ist möglich.

Listeriose

Infektions-übertragung

Die Listeriose ist eine bakterielle Erkrankung, die durch **Listeria monocytogenes** hervorgerufen wird. Listerien sind insbesondere bei Tieren weit verbreitet. Sie finden sich dementsprechend vor allem in Tierkot, in mit Tierkot verunreinigtem Wasser oder Boden, in biologisch gedüngtem Gemüse, in nicht ausreichend sterilisierter Milch und in Fleisch, vor allem von Lamm und Kalb. Die Häufigkeit der Erkrankung beträgt in Mitteleuropa etwa 2,3 je 100.000 Einwohner/Jahr.

Symptome

Die klinischen Erscheinungen der Listeriose beim Menschen sind sehr vielfältig und reichen von fast symptomlosen Verläufen über grippeähnliche Erscheinungen bis zu sepsisartigen Erkrankungen mit Beteiligung der Herzklappen, der Gebärmutterschleimhaut, der Bindehaut, der Hirnhäute und des Gehirns.

In der Schwangerschaft zeigt die Listeriose meist einen zweiphasigen Verlauf. Nach der Infektion kommt es zunächst häufig zu Fieber, Schüttelfrost, Rückenschmerzen und Zeichen eines Harnwegsinfektes (z. B. Brennen beim Wasserlassen und häufiger Harndrang).

Nach 10–14 Tagen folgt dann ein erneuter Fieberanstieg mit Infektion der Eihäute (Chorioamnionitis), in deren Folge es oft sehr rasch zu einem (febrilen) **Abort** oder zur **Frühgeburt** eines Listeriose-infizierten Kindes kommt.

Mögliche Folgen für das Kind	Die Listeriose-Infektion des Kindes kann in jedem Schwangerschaftsalter erfolgen, meist über die Plazenta. Auch die Möglichkeit einer aufsteigenden Infektion über die Scheide wird angenommen. Neben einer hohen Fehlgeburtsrate kann die **intrauterine Infektion** des Kindes postnatal u. a. zu Trinkschwäche, Atemnotsyndrom, Pneumonie sowie Hirn- und Hirnhautentzündung (Menigoenzephalitis) führen. Unerkannt und ohne sofortige Therapie mit Antibiotika führt die angeborene Listeriose bei 30–100% der infizierten Neugeborenen zum Tode.
Nachweis	Eine Listeriose wird vor allem durch den direkten Erregernachweis in Abstrichmaterial aus Rachen oder Vagina sowie in Blut oder Urin, vorzugsweise nach Anzüchtung der Erreger, nachgewiesen. Die Erkrankung hinterläßt keine Immunität. Die Untersuchung auf Listeriose ist nicht Bestandteil der Mutterschaftsrichtlinien.
Therapie	Eine **antibiotische Therapie** (z. B. mit Ampicillin) in der Schwangerschaft ist möglich, muß aber bei verdächtigen Symptomen sofort, also im Verdachtsfall ggf. noch vor dem Eintreffen des mikrobiologischen Untersuchungsergebnisses, begonnen werden, um die Infektion des Kindes zu verhindern.
Vorbeugung	Zur Prophylaxe einer Listeriose sollten Schwangere auf den Genuß von rohem Fleisch, rohen Eiern, nicht sterilisierter Milch, Rohmilchkäse und Rohkost, die mit Tierdung gedüngt wurde, verzichten. Eine Impfung gegen Listeriose ist nicht möglich.

Masern

Infektionsübertragung	Masern (Morbilli) werden durch das Masern-Virus hervorgerufen. Bei 98% aller Frauen im gebärfähigen Alter besteht eine Immunität infolge einer bereits durchgemachten Infektion. Die Übertragung des Masern-Virus erfolgt durch Tröpfcheninfektion, u.U. auch über größere Entfernungen, z. B. von einem Zimmer zum anderen (sog. „fliegende Infektion"). Die Ansteckungsfähigkeit (Kontagiosität) des Virus ist hoch, d. h. nach dem Kontakt kommt es bei nicht-immunen Personen auch meist zum Ausbruch der Erkrankung.
Symptome	Nach einer Inkubationszeit von 10–14 Tagen tritt ein 3–5 Tage lang anhaltendes uncharakteristisches Vorstadium mit Husten, Schnupfen, Fieber, Bindehautentzündung und dadurch bedingter Lichtscheu auf. Danach zeigt sich der charakteristische feinfleckige Hautausschlag am gesamten Körper, auch treten fleckige Veränderungen der Mundschleimhaut sowie ein erneuter Fieberanstieg auf bis zu 39–40°C auf. Nach 3–5 Tagen kommt es zum Fieberabfall, die Hauterscheinungen gehen in eine kleieartige Schuppung über und verschwinden schließlich.
Nachweis	Im Blut können bei einer frischen Infektion Masern-IgM-Antikörper festgestellt werden. Der alleinige Nachweis von Masern-IgG-Antikör-

pern spricht für eine durchgemachte Infektion und damit für Immunität.

Die Feststellung des Masern-Immunstatus ist nach den Mutterschaftsrichtlinien nicht routinemäßig vorgesehen.

Mögliche Folgen für das Kind

Wegen der hohen Rate an Masern-Infektionen bereits in der Kindheit ist das Auftreten von Masern bei einer Schwangeren ein seltenes Ereignis. Eine transplazentare Infektion des Kindes erscheint möglich. Vereinzelt wurde eine erhöhte Fehl- und Totgeburtshäufigkeit beschrieben. Schwere kindliche Mißbildungen sind zumindest in Mitteleuropa bisher nicht aufgefallen. Eine Indikation zum Schwangerschaftsabbruch besteht daher nicht.

Therapie

Bei **Masern-Kontakt in der Schwangerschaft** ist zunächst die **Immunitätslage der Mutter zu überprüfen**. Sind keine Masern-IgG-Antikörper nachweisbar, kann ein **unspezifisches Immunglobulin** verabreicht werden, das bis zu vier Tage nach dem Kontakt die Infektion noch verhindern, später zumindest noch abmildern kann.

Kommt es bei der Mutter kurz vor oder nach der Geburt zum Ausbruch einer Masern-Infektion, so sollte das **Neugeborene** vorbeugend mit Immunglobulinen behandelt und im Falle der Infektion isoliert werden, da ein schwerer Krankheitsverlauf befürchtet werden muß.

Mumps

Infektions-übertragung

Mumps (Ziegenpeter, Parotitis epidemica) zählt zu den Virusinfektionen.

Die Erkrankung tritt vor allem im Kindesalter auf, im gebärfähigen Alter weisen 96% aller Frauen eine serologisch nachweisbare Immunität auf.

Das Mumps-Virus wird durch Schmier- und Tröpfcheninfektion übertragen und ist mäßig infektiös (Kontagiosität ca. 40%).

Symptome

Mumps verläuft in 60% der Fälle asymptomatisch, ansonsten kommt es nach einer Inkubationszeit von 12–35 Tagen zu Fieber und zum Anschwellen der Ohrspeicheldrüse, zunächst meist einseitig, nach 1–3 Tagen in den meisten Fällen beidseits. Andere Drüsen sowie in seltenen Fällen das ZNS können mitbeteiligt sein. Nach 5–8 Tagen fällt das Fieber und die Drüsenschwellung geht zurück.

Nachweis

Die Erkrankung und die Immunitätslage lassen sich durch die Bestimmung von Mumps-IgG- und IgM-Antikörpern im Blut nachweisen.

Die Bestimmung des Mumps-Immunstatus ist nicht Bestandteil der Mutterschaftsrichtlinien.

Mögliche Folgen für das Kind

Wegen der hohen Zahl immuner Frauen ist eine Mumps-Infektion in der Schwangerschaft relativ selten. Eine Beeinträchtigung des Schwangerschaftsverlaufes oder kindliche Fehlbildungen sind bisher nicht nachgewiesen worden.

Therapie   Bei Mumps-Kontakt in der Schwangerschaft oder beim Ausbruch der Infektion um den Geburtstermin geht man wie bei einer Masern-Infektion vor.

Ringelröteln

Infektions-übertragung   Ringelröteln (Erythema infectiosum) werden durch das Parvovirus B 19 hervorgerufen und sind eine häufige Kinderkrankheit. Das Virus wird durch Tröpfcheninfektion übertragen. Auch eine Infektion über Blut oder Blutprodukte ist möglich.

Symptome   Die Inkubationszeit beträgt 13–18 Tage. Danach kommt es zu leichtem Fieber und einem roten, manchmal juckenden Hautausschlag der Wangen (slapped cheek disease = „Ohrfeigenkrankheit"), der über etwa eine Woche besteht. Lymphknotenschwellungen sind möglich. Bei etwa 10% der infizierten Kinder und bei 80% der erkrankten Erwachsenen treten Gelenkbeschwerden auf. Eine asymptomatische Infektion ist möglich.

Nachweis   Das Parvovirus kann mit verschiedenen Methoden im Rachensekret und im Fruchtwasser nachgewiesen werden. Die Erkrankung und der Immunstatus lassen sich auch durch Antikörper-Bestimmung (IgM und IgG) nachweisen, jedoch ist die Erhebung eines zuverlässigen Befundes labortechnisch aufwendig.

Ø In Mitteleuropa weisen ca. 40–60% der Bevölkerung eine (lebenslang anhaltende) Immunität gegen Ringelröteln auf.

Die Bestimmung des Ringelröteln-Immunstatus gehört nicht zu den Routine-Laboruntersuchungen im Rahmen der Schwangerenvorsorge.

Mögliche Folgen für das Kind   Treten während der Schwangerschaft Ringelröteln auf, so ist eine transplazentare Infektion des Kindes in jedem Schwangerschaftsalter möglich. Bei Ungeborenen befällt das Virus vor allem das blutbildende System und hemmt insbesondere die Bildung roter Blutkörperchen (Erythropoese). In der Folge kommt es zu einer fetalen Anämie, die ein generalisiertes Ödem des Feten (Hydrops fetalis) nach sich ziehen kann. Die intrauterine Ansteckung führt in der Hälfte der Fälle zum Abort bzw. zum intrauterinen Absterben des Kindes, wobei von der mütterlichen Infektion bis zum Fruchttod meist 4–6 Wochen vergehen. Bei einer Ringelröteln-Infektion im zweiten Schwangerschaftsdrittel ist die Fehlgeburtsrate um das Zehnfache erhöht.

Tritt die mütterliche Infektion erst in den letzten Wochen vor der Entbindung auf, kann das Neugeborene die Anämie ggf. auch erst in den ersten Lebenswochen entwickeln und unmittelbar nach der Geburt noch ein normales Blutbild aufweisen.

Therapie   Ist es während der Schwangerschaft zum Kontakt mit einem mit Ringelröteln Infizierten gekommen, so sollte zunächst der mütterliche Immunstatus überprüft werden. Liegt keine Immunität vor, so sind für

8–12 Wochen nach dem Kontakt **engmaschige CTG- und Ultraschall-kontrollen** angezeigt, sofern dies vom Schwangerschaftsalter her sinnvoll erscheint. Die engmaschigen Ultraschall-Kontrollen sind im ersten Schwangerschaftsdrittel nur bedingt sinnvoll, da in der Früh-schwangerschaft keine Behandlung möglich ist. Zeigen sich in der fortgeschrittenen Schwangerschaft Zeichen einer fetalen Anämie, so kann in Abhängigkeit vom Schwangerschaftsalter und der extrauteri-nen Überlebensfähigkeit des Kindes entweder eine Nabelschnurpunk-tion (Chordozentese) zur Bestimmung des kindlichen Hb-Wertes und ggf. zur intrauterinen Bluttransfusion oder eine vorzeitige Entbindung vorgenommen werden.

Vorbeugung

Eine Impfung gegen das Parvovirus B 19 ist nicht möglich. Auch aus diesem Grunde sollten Schwangere den Kontakt mit an Ringelröteln Erkrankten vermeiden.

Scharlach

Infektions-übertragung

Scharlach (Scarlatina) ist die Folge einer Infektion mit Bakterien aus der Gruppe der Streptokokken (ß-hämolysierende, toxinbildende Streptokokken der Serogruppe A). Die Übertragung erfolgt durch Tröpfcheninfektion.

Symptome

Die Inkubationszeit ist variabel, sie beträgt im Durchschnitt 2–5 Tage. Danach kommt es zunächst zu einer Infektion des Rachenraumes ein-schließlich der Gaumenmandeln (Streptokokkenangina), begleitet von Fieber. Wird von den Bakterien Scharlachtoxin in größerer Menge freigesetzt, kann es zur Ausbildung der typischen Scharlach-Sym-ptome kommen, z. B. zu einer himbeerrot verfärbten Zunge und zu einem kleinfleckigen Hautausschlag, der nach 2–4 Tagen verschwin-det. Zeichen der Beteiligung von inneren Organen und der Gelenke können ebenfalls auftreten.

Nachweis

Die Diagnose wird durch Erregernachweis im Rachenabstrich gesi-chert. Die Infektion hinterläßt zwar eine Immunität gegen das Toxin, allerdings sind mindestens fünf verschiedene Scharlachtoxine bekannt, so daß das mehrfache Auftreten von Scharlach-Symptomen möglich ist.

Mögliche Folgen für das Kind

Es gibt keine Hinweise auf spezifische Komplikationen oder kindliche Störungen bei einer Scharlach-Infektion während der Schwanger-schaft. Scharlach tritt nach einem Kontakt bei Säuglingen nur relativ selten und meist in abgeschwächter Form auf. Bei Einhaltung sorgfäl-tiger Hygienemaßnahmen (Mundschutz) können scharlachkranke Mütter stillen.

Therapie

Tritt Scharlach bei einer Schwangeren auf, sollte baldmöglichst mit einer etwa 10tägigen Antibiotika-Therapie (Penicillin) begonnen wer-den, um den Krankheitsverlauf abzukürzen und Komplikationen vor-zubeugen. Eine vorbeugende Penicillinbehandlung nach einem Kontakt ohne daß Krankheitserscheinungen bei der Schwangeren vorliegen wird im allgemeinen nicht empfohlen.

Syphilis (Lues)

**Infektions-
übertragung**

Die Syphilis oder Lues gehört zu den klassischen Geschlechtskrankheiten. Der **Erreger** ist das spiralig geformte Bakterium Treponema pallidum. Die Übertragung erfolgt meist durch Sexualkontakt, durch Kontakt mit infektiösem Material oder – selten – durch Übertragung infizierter Blutkonserven. Auch durch Berührung einer erregerhaltigen Haut- oder Schleimhautveränderung, z.B. bei einer Untersuchung, ist eine Ansteckung möglich.

Symptome

3–6 Wochen nach der Ansteckung tritt im Bereich der Infektionsstelle (z.B. Genital- oder Perianalregion, Mundhöhle) ein schmerzloses, derbes Geschwür auf (Ulcus durum, „harter Schanker"), das Treponemen enthält und infektiös ist (sog. **Primäraffekt**). Begleitend schwellen die zugehörigen regionalen Lymphknoten an. Die Erscheinungen verschwinden meist nach 2–3 Wochen.

Mehrere Wochen, manchmal auch erst Jahre nach der Infektion kommt es zum **Sekundärstadium** mit Hauterscheinungen (z.B. sog. Condylomata lata = nässende Papeln, meist im Genitalbereich, hochinfektiös!) und dem Befall innerer Organe (Leber, Nieren, ZNS), in denen ebenfalls die Erreger nachgewiesen werden können. Das Sekundärstadium kann rezidivieren.

Bei etwa einem Drittel der Infizierten bildet sich nach einer unterschiedlich langen Latenzzeit das **Tertiärstadium** der Syphilis aus. Veränderungen der Haut (z.B. sog. syphilitische Gummen), der Aorta (Mesaortitis luetica, kardiovaskuläre Lues) und/oder des Zentralnervensystems (Lähmungen, Tabes dorsalis, Neurolues) sind möglich.

Nachweis

Die schnellste Diagnose einer Syphilis ist durch den direkten Erregernachweis mit der sog. Dunkelfeld-Mikroskopie möglich. Serologisch kommen verschiedene Methoden zur Anwendung, z.B. die KBR (Komplement-Bindungs-Reaktion = Wassermannsche Reaktion), der TPHA-Test (Treponema-pallidum-Hämagglutinationshemmtest), der FTA-Abs-Test (Fluoreszenz-Treponema-pallidum-Antikörper-Absorptionstest) und der VDRL-Test (veneral-disease-research-laboratory-Test). Auch die Bestimmung von IgM-Antikörpern, z.B. mit dem FTA-Abs-Verfahren, ist möglich.

Die folgende Tabelle gibt einen Überblick über die Interpretation verschiedener Testergebnisse.

Die Lues-Suchreaktion in Form des TPHA-Tests gehört zu den nach den Mutterschaftsrichtlinien vorgesehenen serologischen Untersuchungen. Sie sollte umgehend nach Feststellung der Schwangerschaft durchgeführt werden.

Die Lues führt nicht zur Bildung immunisierender Antikörper, so daß Reinfektionen und mehrfache Erkrankungen möglich sind.

Interpretation verschiedener Ergebnisse der Lues-Serologie

Test	Titerbefund	Interpretation/Maßnahmen
TPHA	negativ	Infektion nicht durchgemacht
TPHA	positiv	Infektion möglich, Überprüfung durch weitere Tests
TPHA FTA-Abs VDRL IgM	positiv negativ negativ negativ	TPHA falsch positiv, Infektion nicht durchgemacht
TPHA VDRL FTA-Abs IgM	positiv negativ positiv negativ	Infektion früher durchgemacht, ausreichend behandelt, ausgeheilt (sog. „Seronarbe")
TPHA VDRL FTA-Abs IgM	positiv positiv positiv positiv	akute Lues Stadium I/II oder Re-Infektion, behandlungsbedürftig

Mögliche Folgen für das Kind

Bei jeder Mutter mit unbehandelter Syphilis ist eine **Infektion des Kindes** über die Plazenta möglich. Bei der Syphilis werden Schäden für das Ungeborene nicht direkt durch den Erreger, sondern durch die dadurch ausgelösten Entzündungsreaktionen hervorgerufen. Da diese ein funktionsfähiges Immunsystem voraussetzen, ist bei einer Infektion des Kindes bis zum vierten oder fünften Schwangerschaftsmonat nicht mit einer kindlichen Gefährdung zu rechnen. Kommt es danach zu einer unbehandelten Lues-Infektion, sterben bis zu 50 % der betroffenen Kinder vor der Geburt, dies umso eher, je früher die Ansteckung erfolgt ist.

Kommt ein lebendes Kind mit einer Lues-Infektion auf die Welt (**Lues connata**), so können je nach der Schwere der Erkrankung unterschiedlich ausgeprägte Symptome auftreten, die von unspezifischen Gedeihstörungen und Entwicklungsverzögerung, anhaltendem eitrigen Schnupfen (sog. Coryza) über Knochenfehlstellungen (z. B. sog. Säbelscheidentibia, d. h. nach außen gewölbte Schienbeine) bis zu Schäden innerer Organe mit Hydrops, Leber- und Milzschwellung reichen können. Bei Spätmanifestation einer angeborenen Syphilis (Lues connata tarda) fallen besonders Innenohrschwerhörigkeit, Hornhautentzündungen am Auge (Keratitis parenchymatosa) und tonnenförmig veränderte Schneidezähne auf. Diese Veränderungen werden auch als **Hutchinsonsche Trias** bezeichnet.

Therapie

Wird in der Schwangerschaft eine aktive Syphilis-Infektion festgestellt, muß umgehend eine **antibiotische Behandlung** erfolgen, um einer Infektion des Kindes vorzubeugen bzw. das Kind frühestmöglich mitzubehandeln. Hierfür kommt in erster Linie Penicillin in Frage, das wegen der zuverlässigeren Wirksamkeit immer parenteral verabreicht werden muß. Die Behandlungsdauer sollte mindestens 10 Tage betragen.

Da die Syphilis keine Immunität erzeugt und erneute Infektionen vorkommen können, wird vielfach die vorbeugende Wiederholung einer solchen „Penicillin-Kur" in späteren Schwangerschaften empfohlen.

Die Syphilis ist eine **meldepflichtige Erkrankung**.

Windpocken und Gürtelrose

**Infektions-
übertragung**

Windpocken (Varizellen) werden durch das Varizellen-Zoster-Virus hervorgerufen. Sie treten in der Schwangerschaft relativ selten auf, weil bis zur Pubertät bereits 90–95% der Bevölkerung eine Windpocken-Infektion durchgemacht haben und daher immun sind. Die Ansteckung erfolgt durch Tröpfcheninfektion. Die Erkrankung ist hoch kontagiös, d.h. beim Kontakt mit einem Erkrankten kommt es bei mehr als 90% der Nicht-Immunen auch zur Ansteckung.

Symptome

Etwa 16–21 Tage nach der Ansteckung treten Fieber und der typische, stark juckende Hautausschlag mit Papeln und Bläschen am ganzen Körper einschließlich der Kopfhaut auf. Komplikationen wie Hirnhautentzündung oder Pneumonie sind selten. Die Erkrankung dauert etwa 10 Tage, Ansteckungsgefahr besteht von ca. 2 Tagen vor Beginn des Ausschlags bis zum völligen Eintrocknen der Bläschen.

Eine durchgemachte Infektion bietet lebenslangen Schutz vor einer erneuten Ansteckung, jedoch ist eine Reaktivierung des Virus möglich. Hierbei treten meist in Gruppen stehenden Bläschen und Schmerzen im Innervationsgebiet eines oder mehrerer Hautnerven auf. Diese Erkrankung wird als **Gürtelrose** oder Zoster bezeichnet.

Nachweis

Beim Nachweis von Varizellen-Zoster-IgG-Antikörpern ohne Nachweis von IgM-Antikörpern ist eine durchgemachte Infektion und damit eine Immunität anzunehmen. Bei entsprechenden klinischen Symptomen und positivem Nachweis von IgM-Antikörpern im Blut besteht eine frische Infektion. Die Untersuchung auf Varizellen-Antikörper gehört nach den Mutterschaftsrichtlinien zu den Untersuchungen, die nicht routinemäßig, sondern lediglich nach einer Exposition oder bei einem Infektionsverdacht durchgeführt werden sollen.

**Mögliche Folgen für
das Kind**

Bei einer Windpocken-**Erstinfektion in der Schwangerschaft** wird das Kind vor allem auf dem Blutwege transplazentar infiziert, aber auch eine aufsteigende Infektion über den Muttermund erscheint möglich. Die Infektion kann in der Frühschwangerschaft zu einer Fehlgeburt, später vereinzelt zu einer Früh- oder Totgeburt führen. Das sogenannte „kongenitale Varizellensyndrom" mit narbigen Hautschäden, Hypoplasie der Gliedmaßen, Augen- und Hirnschäden nach der Infektion der Mutter in der Frühschwangerschaft ist sehr selten. Ein Schwangerschaftsabbruch bei einer Erstinfektion während der Frühgravidität wird im allgemeinen nicht empfohlen. Bei einer Infektion der Mutter zwischen der 24. und der 38. SSW sind kindliche Schäden sehr unwahrscheinlich.

Wenn es bei einer Schwangeren jedoch fünf Tage vor bis zwei Tage nach der Entbindung zum Ausbruch von Windpocken kommt, werden 25–30 % der Kinder peripartal bzw. neonatal mit Varizellen infiziert. In diesen Fällen ist die Infektion für das **Neugeborene** häufig lebensbedrohlich. Bis zu einem Drittel dieser Kinder stirbt, oft innerhalb weniger Tage, an den Folgen der Erkrankung.

Therapie

Treten bei einer Schwangeren kurz vor dem erwarteten Entbindungstermin Windpocken auf, so sollte, sofern dies möglich ist, die Entbindung noch mehrere Tage hinausgezögert werden, da das Kind dann noch von transplazentar übergehenden mütterlichen Antikörpern profitieren kann. Kommt es zur Geburt oder treten die Windpocken bei der Mutter bis zu 2 Tagen nach der Entbindung auf, so ist eine passive Impfung des Neugeborenen mit Varizellen-Zoster-Immunglobulin erforderlich, da hierdurch der Erkrankungsverlauf häufig zumindest noch abgeschwächt werden kann.

Eine Behandlung der bereits eingetretenen Infektion mit Medikamenten, die die Virusvermehrung hemmen (z. B. Aciclovir [Zovirax®]), ist zumindest in der Frühschwangerschaft nicht ratsam, weil fruchtschädigende Wirkungen des Medikaments nach der intravenösen Gabe zur Zeit nicht ausgeschlossen werden können. Bei einem schweren Verlauf der Erkrankung (z. B. lebensbedrohliche Varizellen-Pneumonie) kann man solche Medikamente in Einzelfällen jedoch verordnen. Bei der oralen Gabe in Form von Tabletten sind bisher keine negativen Auswirkungen auf die Schwangerschaft bzw. das Ungeborene bekannt geworden. Gleiches gilt im übrigen für die entsprechenden Lokaltherapeutika, also Cremes und Salben.

Zoster (Gürtelrose)

Im Gegensatz zur Erstinfektion mit dem Varizellen-Zoster-Virus scheint die Reaktivierung des Virus während der Schwangerschaft, also ein Zoster, intrauterin nicht zu einer Gefährdung des Kindes zu führen, da hierbei die Viren nicht in das mütterliche Blut gelangen. Ob ein peri- oder postnataler Kontakt des Kindes mit einer Gürtelrose der Mutter zu einer schweren Infektion des Neugeborenen führen kann, ist umstritten. Zwar sind auch die Zoster-Bläschen virushaltig und damit u.U. infektiös, jedoch scheint eine Ansteckung weit seltener vorzukommen als beim Kontakt mit Windpocken. Im Zweifel sollte jedoch auch nach einem Zoster-Kontakt eine passive Immunisierung des Kindes erfolgen.

Vorbeugung

Gegen das Varizella-Zoster-Virus steht sowohl ein Aktiv- als auch ein Passiv-Impfstoff zur Verfügung. Die aktive **Impfung** erfolgt mit einem Lebendimpfstoff und darf deshalb nur außerhalb der Schwangerschaft durchgeführt werden.

Hat eine nicht immune Schwangere bis zur 24. SSW Kontakt mit einem an Windpocken oder an Zoster Erkrankten gehabt, so ist auch eine **passive Immunisierung** mit Varizellen-Zoster-Immunglobulin möglich. Da aber nur 5–7% der Schwangeren keine ausreichende Immunität aufweisen und der Impfstoff sehr teuer ist (die Dosis für eine Schwangere von 70 kg Gewicht kostet mehr als 3000 DM!), sollte zuvor immer versucht werden, so schnell wie möglich die Immunitätslage festzustellen und die Gabe auf die wenigen nicht immunen Schwangeren zu beschränken. Allerdings muß die Passiv-Impfung innerhalb von 24–96 Stunden nach dem Kontakt erfolgen, um einen optimalen Schutz zu bieten. Trotz rechtzeitig durchgeführter Impfung kommt es gelegentlich dennoch zum Ausbruch von Windpocken, dann aber meist in abgeschwächter Ausprägung. Erfolgte der Kontakt mit Windpocken zwischen der 24. und 38. SSW, so wird auch bei nicht immunen Schwangeren die Gabe von Immunglobulinen heute nicht mehr für erforderlich gehalten, sofern nicht mit dem unmittelbaren Bevorstehen der Geburt gerechnet werden muß.

Röteln

Infektions-übertragung

Röteln (Rubeola) zählen zu den gefürchtetsten Infektionskrankheiten in der Schwangerschaft. Sie werden durch das Röteln-Virus verursacht, mit dem sich die meisten Menschen bereits im frühen Schulalter infizieren. Dennoch und trotz der Möglichkeit einer vorbeugenden Röteln-Impfung vor der Pubertät weisen in Deutschland 8–12% der Frauen bis zum 40. Lebensjahr keine ausreichende Immunität auf.

Das Röteln-Virus wird durch Tröpfcheninfektion (Husten, Niesen etc.) übertragen. Bei einem flüchtigen Kontakt mit einem Rötelnkranken ist in etwa 20% der Fälle mit einer Ansteckung zu rechnen, bei ständigem Kontakt (z. B. Mutter-Kind-Beziehung) jedoch in bis zu 90%.

Symptome

Die Inkubationszeit nach Kontakt mit dem Röteln-Virus beträgt 14–16 Tage. 8–9 Tage nach der Ansteckung erscheint das Virus für 1–2 Tage im Blut (Stadium der Virämie), nach 12–14 Tagen finden sich Röteln-Viren im Rachensekret, von wo aus sie bis zu einer Woche lang ausgeschieden werden können (Infektiosität!). Im Zervixsekret können Röteln-Viren u.U. bis zu 2 Wochen lang nachgewiesen werden.

An klinischen Symptomen findet man oft Fieber um 38°C für wenige Tage, häufig kommt es zu Lymphknotenschwellungen, zunächst besonders am Hals und hinter den Ohren.

Der typische Hautausschlag (Röteln-Exanthem: linsengroße rosafarbene Flecken besonders im Gesicht, am Rücken und an den Streckseiten von Armen und Beinen) tritt etwa 2 Wochen nach der Ansteckung auf (Erkrankte können also schon 2 Tage vor dem Auftreten des Hautausschlags ansteckend sein), er kann aber bei bis zu einem Viertel der Erkrankten fehlen.

Die Erkrankung außerhalb einer Schwangerschaft ist in der Regel harmlos, schwere Komplikationen, wie z. B. eine Hirnhautentzündung, sind selten.

Mögliche Folgen für das Kind

Das Auftreten einer Röteln-Infektion in der Frühschwangerschaft ist für das Kind außerordentlich gefährlich. Hat sich die Mutter in der Frühschwangerschaft mit Röteln infiziert, so können die Viren während der virämischen Phase auf die Plazenta und auf das Kind übergehen und dort zu schweren Mißbildungen führen. Diese sogenannte **Röteln-Embryopathie** führt vor allem zu Schädigungen von Auge, Gehirn, Herz und Innenohr (GREGG-Syndrom).

Die Infektionsrate und damit die Gefährdung des Kindes hängt vom Schwangerschaftsalter bei der Infektion der Mutter ab. Beim Ausbruch der Krankheit bis zu einer Woche nach der letzten Regelblutung ist nicht mit einer Infektion des Embryo zu rechnen, danach steigt das Risiko jedoch stark an. Das Risiko einer Rötelnembryopathie beträgt in den ersten 6 Schwangerschaftswochen ca. 50–60 % und sinkt bis zur 17. Schwangerschaftswoche auf etwa 10 % ab. Nach der 17. SSW sind kindliche Infektionen zwar noch möglich, scheinen aber keine bleibenden Schäden zu hinterlassen.

Nachweis

Wegen der hohen kindlichen Fehlbildungsrate bei einer Röteln-Infektion in der Frühschwangerschaft sehen die Mutterschaftsrichtlinien eine **Kontrolle des mütterlichen Immunstatus** (Röteln-HAH = Hämagglutinationshemmtest) so früh wie möglich vor. In der Regel ist bei einem Titer von 1:32 oder höher von einer Immunität auszugehen, bei Titer-Werten von 1:8 bis 1:16 ist eine Immunität wahrscheinlich (Angaben des betreffenden Labors beachten!), eine Kontrolle aber sinnvoll. Bei Titern von 1:4 oder geringer besteht kein Infektionsschutz.

Vorbeugung

Ist keine Röteln-Immunität nachgewiesen, so sollte vor dem Eintreten einer (erneuten) Schwangerschaft eine **aktive Röteln-Impfung** mit Kontrolle des Impfschutzes erfolgen. Wurde dies in der prägraviden Phase versäumt, bietet sich als optimaler Impfzeitpunkt das frühe Wochenbett an, da zu dieser Zeit eine bestehende Schwangerschaft ausgeschlossen ist. Eine versehentliche Impfung während einer schon bestehenden (Früh-) Schwangerschaft scheint nicht zu Folgeschäden beim Kind zu führen, sollte aber dennoch vermieden werden.

Therapie

Kommt es bei einer Schwangeren ohne Röteln-Immunität im ersten oder zweiten Schwangerschaftsdrittel zu einem Kontakt mit einem Röteln-Infizierten, so sollte eine passive Immunisierung mit Immunglobulinen durchgeführt werden. Die passive Impfung kann eine Infektion aber nur verhindern, wenn sie spätestens 8 Tage nach dem Kontakt, also noch vor dem Auftreten der Viren im mütterlichen Blut, durchgeführt wird. Danach kann die Infektion bestenfalls noch verzögert oder abgeschwächt werden.

Kommt es während der Frühschwangerschaft zu einer Röteln-Erkrankung der Mutter, so sollte in Anbetracht des hohen Fehlbildungsrisikos über einen Schwangerschaftsabbruch nachgedacht werden. Ansonsten kann etwa in der 20.–24. SSW im Einzelfall (z. B. bei Röteln um den Konzeptionszeitpunkt oder in der 13.–17. SSW oder bei einem verdächtigen Antikörperbefund ohne Symptome vor der 12. SSW) eine fetale Blutentnahme mittels Chordozentese erfolgen, um das kindliche Blut auf Röteln-Antikörper zu untersuchen. Der Nachweis von Röteln-IgM spricht für eine fetale Röteln-Infektion und damit für ein hohes Risiko an kindlichen Fehlbildungen. In diesen Fällen sollte ein Schwangerschaftsabbruch angeraten werden.

Cytomegalie

Infektions-übertragung

Das Cytomegalie-Virus (CMV) gehört zur Gruppe der Herpesviren. In Mitteleuropa hat etwa die Hälfte der Bevölkerung bis zum 30. Lebensjahr eine CMV-Infektion durchgemacht. Das Cytomegalie-Virus wird vor allem bei engem körperlichem Kontakt durch Körperflüssigkeiten (Tränen, Speichel, Vaginal- und Zervixsekret, Sperma, Blut) übertragen.

Symptome

Die Cytomegalie verläuft zumeist symptomlos, nur gelegentlich tritt leichtes Fieber oder eine Lymphknotenschwellung auf.

Mögliche Folgen für das Kind

Während z. B. bei Röteln die mütterlichen Antikörper das Kind vor einer Infektion schützen, ist dies bei der Cytomegalie nicht der Fall, so daß auch Ungeborene, bei deren Mutter CMV-Antikörper nachweisbar sind, infiziert werden können, jedoch ist die Erstinfektion der Mutter während der Schwangerschaft am gefährlichsten. Die kindliche Ansteckung kann zu jeder Schwangerschaftszeit erfolgen, entweder über die Plazenta, durch eine aufsteigende Infektion von der Zervix aus oder unter der Geburt durch Zervix- oder Vaginalsekret und mütterliches Blut. Auch eine postnatale Infektion über die Muttermilch ist möglich.

Eine intrauterine CMV-Infektion kann beim Kind zu Fehlbildungen des Herzens, des Verdauungstraktes und der Gallenwege führen. Von den infizierten Neugeboren zeigen nur etwa 5 % unmittelbar nach der Geburt Symptome (Leber- und Milzschwellung, Hautblutungen, Anämie, Mikrozephalie u. a.), jedoch entwickeln 10–15 % der Kinder Spätfolgen wie Sprach- und Hörstörungen sowie körperliche und geistige Retardierung.

Nachweis

Der Nachweis einer mütterlichen CMV-Infektion ist wegen der oft gar nicht oder nur gering ausgeprägten Symptome nur durch sehr häufige Antikörper-Kontrollen im Blut oder die Untersuchung von Sekret auf CMV-Viren während des gesamten Schwangerschaftsverlaufes möglich (und daher praktisch kaum durchführbar).

Vorbeugung

Eine aktive oder passive Impfung gegen Cytomegalie oder eine Therapie ist bis heute nicht möglich. Wegen der weiten Verbreitung des Cytomegalie-Virus und der Übertragungsmöglichkeit auf das Kind während der gesamten Schwangerschaft scheiden auch vorbeugende Maßnahmen weitgehend aus.

Herpes simplex

**Infektions-
übertragung und
Symptome**

Die Herpes-Infektion wird durch die Herpes-simplex-Viren (HSV) hervorgerufen, die nach der Erstinfektion lebenslang in den Nervenwurzeln persistieren können (der sog. Herpes gestationis ist dagegen eine nicht erregerbedingte und auch nicht infektiöse Hauterkrankung in der Schwangerschaft).

Bei den Herpes-simplex-Viren werden **zwei Typen** unterschieden: HSV Typ 1 ist für etwa 80 % aller Herpes-Infektionen verantwortlich und befällt vor allem die Haut und die Schleimhäute des Gesichts, HSV Typ 2 betrifft in erster Linie den Genitalbereich. Die Infektion erfolgt vor allem durch direkten Kontakt mit Infizierten, die Inkubationszeit beträgt 3–9 Tage. Bis zum Erwachsenenalter haben fast alle Menschen bereits eine Herpes-Infektion durchgemacht, bei etwa einem Drittel kommt es später zu Rezidiven, die sowohl im Gesicht als sog. **Herpes labialis**, als auch – bei HSV 2 – im Genitalbereich (**Herpes genitalis**) auftreten können. Die typischen, in Gruppen stehenden, meist sehr schmerzhaften Herpesbläschen sind noch bis zu zwei Wochen nach ihrem Auftreten infektiös, gleiches gilt für virushaltige Körperflüssigkeiten (z. B. Speichel, Nasensekret, Vaginal- und Zervixsekret).

Nachweis

Am zuverlässigsten ist eine Herpes-simplex-Infektion durch Nachweis der Viren in Abstrichen aus dem Bläscheninhalt zu diagnostizieren. Im Blut können sowohl IgM-Antikörper (bei frischer Infektion) als auch IgG-Antikörper nachgewiesen werden. IgG-Antikörper können lebenslang persistieren, jedoch das Wiederauftreten der Erkrankung nicht verhindern.

Die HSV-Antikörperbestimmung zählt nicht zu den Routine-Untersuchungen im Rahmen der Schwangerenvorsorge.

**Mögliche Folgen für
das Kind**

Eine Infektion mit **HSV 1** (Lippen- bzw. Gesichtsherpes) führt in der Regel nicht zu einer Virusausbreitung im Körper und stellt daher während der Schwangerschaft keine Gefahr für das Kind dar. Über intrauterine Herpesinfektionen des Kindes im ersten Schwangerschaftsdrittel liegen weltweit nur einzelne Fallberichte vor.

Bei einem aktiven **Herpes Typ 2** (Genitalherpes) findet man jedoch eine erhöhte Abort- und Frühgeburtsrate.

Häufiger und gefährlicher als Herpes während der Schwangerschaft ist die **Infektion des Kindes unter der Geburt** durch den Kontakt mit Herpesviren im Geburtskanal. Die Ansteckungsgefahr für das Kind beträgt etwa 50 %, wenn es sich bei der Mutter um eine aktive Erstinfektion handelt. Liegt ein Herpes-Rezidiv vor, so infizieren sich etwa 5–10 % der Kinder. Beim infizierten Neugeborenen kann es neben den typischen Herpesbläschen auch zu einer Beteiligung von Auge, ZNS, Lunge, Leber und anderen Organen bis hin zu einer generalisierten Herpes-Sepsis kommen. Ca. 60 % der infizierten Neugeborenen sterben infolge der Infektion.

Auch eine Ansteckung mit dem beim Erwachsenen harmlosen Lippenherpes kann für das **Neugeborene** zu einer tödlichen Erkrankung werden.

Therapie

Ist bei einer Schwangeren (oder ihrem Partner) bereits aus der Vorgeschichte eine **HSV-2-Infektion** bekannt oder ergeben sich Anzeichen einer Primärinfektion, so sollten etwa von der 37. SSW an wöchentlich Abstriche von Vulva, Vagina und Zervix zur Herpes-Diagnostik entnommen werden. Eine lokale Therapie mit virushemmenden Medikamenten (z. B. Aciclovir (Zovirax®-Creme)) ist möglich. Finden sich um den Geburtstermin bzw. bei Geburtsbeginn Zeichen einer aktiven Infektion (insbesondere Herpesbläschen), so sollte eine Entbindung durch Kaiserschnitt erwogen werden. Durch eine Sectio kann das Risiko der kindlichen Infektion deutlich gesenkt werden, zumindest, wenn sie vor oder innerhalb von 4 Stunden nach einem Blasensprung durchgeführt wird.

Schwangere mit erhöhtem Infektionsrisiko

Von besonderer Bedeutung sind Infektionskrankheiten für Schwangere, die in Bereichen arbeiten, in denen sie mit möglicherweise infizierten Kindern zusammenkommen können und die daher einem erhöhten Infektionsrisiko ausgesetzt sind. Zu diesen Bereichen zählen z. B. Kinderarzt-Praxen, Kinderkliniken, Kinderheime, Kindertagesstätten und Kindergärten sowie Schulen. Gemäß § 4, Abs. 1 des Mutterschutzgesetzes (MuSchG) in Verbindung mit §§ 15 und 26 der Verordnung über gefährliche Stoffe (GefStoffV) dürfen Schwangere nicht „mit Arbeiten beschäftigt werden, bei denen sie schädlichen Einwirkungen von gesundheitsgefährdenden Stoffen … ausgesetzt sind". Dies kann im übertragenen Sinne durchaus auch auf möglichen Kontakt mit Erregern von Infektionskrankheiten zutreffen, z. B. wenn eine Erzieherin im Kindergarten keine Röteln-Immunität aufweist.

Für die praktische Umsetzung der Richtlinien des MuSchG und der GefStoffV sind neben dem **Arbeitgeber** vor allem die **Gewerbeaufsichtsämter** in Zusammenarbeit mit den entsprechenden **Amtsärzten** zuständig. Verbindliche schriftliche Richtlinien existieren zu diesem Bereich bisher nicht. Ein entsprechendes Merkblatt ist zwar in Vorbereitung, derzeit aber (noch) nicht erhältlich.

Empfehlungen

Wenn eine Schwangere in einem Bereich mit erhöhter Infektionsgefahr tätig ist, kann folgendes Vorgehen empfohlen werden:

- Allgemein ist es ratsam, bei Frauen im gebärfähigen Alter die **Immunitätslage bezüglich der wichtigsten Infektionskrankheiten** (vor allem Röteln, Windpocken, Hepatitis und Cytomegalie) schon bei Beginn des Beschäftigungsverhältnisses festzustellen. Die Kosten werden von den Krankenkassen übernommen.
- Wenn **vor dem Eintritt einer Schwangerschaft** keine Immunität gegen Röteln, Windpocken oder Hepatitis B vorliegt, sollte umgehend eine entsprechende (Aktiv-) Impfung vorgenommen werden. Auch gegen Hepatitis A, die im allgemeinen keine kindliche Schädigung nach sich zieht, ist eine Impfung möglich.
- Bei einer **bereits bestehender Schwangerschaft** darf zumindest gegen Windpocken und Röteln nicht mehr aktiv geimpft werden

(Passiv-Impfungen mit Immunglobulinen sind dagegen zulässig und nach der Exposition häufig auch sinnvoll).

- Gegen **Cytomegalie** und **Ringelröteln** ist eine Impfung überhaupt nicht möglich, da es für diese Infektionskrankheiten keine spezifischen Impfstoffe gibt.
- Selbstverständlich sollten gerade Schwangere die üblichen **Hygienevorschriften** besonders streng beachten und den Kontakt mit möglicherweise Infizierten vermeiden.
- Ist bei einer Mitarbeiterin der oben genannten Einrichtungen bereits eine Schwangerschaft eingetreten, ohne daß der Immunitätsstatus bekannt ist, so sollten diese Bestimmungen umgehend nachgeholt werden (z.T. sind sie ja auch Bestandteil der Mutterschaftsrichtlinien).

Liegt gegen eine der genannten Erkrankungen **keine Immunität** vor, können folgende Empfehlungen gegeben werden:

- Bei **fehlender Röteln-Immunität** sollte die Schwangere aus einem Bereich mit erhöhter Infektionsgefahr in einen anderen Tätigkeitsbereich (z. B. Büro o. ä.) versetzt werden. Voraussetzung dafür ist aber, daß auch im neuen Arbeitsfeld ein Kontakt mit infizierten Kinder weitestgehend ausgeschlossen ist (z. B. separater Zugang, „eigene" Toilette etc.). Ist dies nicht möglich, sollte die Schwangere unter Fortzahlung der Bezüge von der Arbeit ganz freigestellt werden.
- Bei **fehlender Windpocken-Immunität** kann die Schwangere zunächst im ursprünglichen Bereich weiter eingesetzt werden. Treten jedoch Windpocken in der Einrichtung auf, empfiehlt es sich, die Schwangere zumindest solange freizustellen, bis die Windpocken-Epidemie vorüber ist. Ist der Immunstatus der Schwangeren beim Ausbruch der Windpocken unklar, so sollte sie bis zur Klärung freigestellt werden. Eine immune Schwangere darf weiter beschäftigt werden. Wenn die Schwangere nicht immun ist und innerhalb der ersten 24 Schwangerschaftswochen Kontakt mit Windpocken gehabt hat, sollte umgehend eine Passiv-Impfung mit Varizellen-Zoster-Immunglobulin vorgenommen werden. Bei fehlender Windpocken-Immunität sind an eine Umsetzung der Schwangeren besonders strenge Bedingungen zu knüpfen, weil das Virus sehr ansteckend ist und fliegende Infektionen möglich sind.
- Beim **fehlenden Nachweis von Cytomegalie-IgG** (eine durchgemachte Cytomegalie führt zwar nicht zur Immunität, jedoch ist die Erstinfektion in der Schwangerschaft am gefährlichsten) sollte die Schwangere keinen engen körperlichen Kontakt mit möglicherweise infizierten Kindern haben. Ein enger körperlicher Kontakt ist besonders bei der Betreuung von Kleinkindern zu erwarten, so daß Schwangere, die noch keine Cytomegalie durchgemacht haben, nicht in der Betreuung von unter Dreijährigen eingesetzt werden sollten. Eine Umsetzung in einen Bereich, in dem ältere Kinder betreut werden (z. B. Hort), ist aber möglich.
- Bezüglich der **Hepatitis A** gelten keine besonderen Einschränkungen, allerdings sollte nach einem Kontakt eine Passiv-Immunisierung mit Immunglobulinen vorgenommen werden.

- Bei **fehlender Hepatitis-B-Immunität** dürfen Schwangere nicht mit der Betreuung von zerebral geschädigten und/oder verhaltensgestörten, aggressiven Kindern eingesetzt werden, da die Hepatitis B vor allem durch Blutkontakt oder seltener durch Speichel (z.B. beim Kratzen, Beissen oder Spucken) übertragen werden kann. In anderen Bereichen ist die Weiterbeschäftigung möglich.
- Wenn in dem Bereich, in dem eine Schwangere tätig ist, **Ringelröteln** ausbrechen, sollte die Schwangere unverzüglich zumindest solange freigestellt werden, bis die Immunitätslage geklärt ist (dies geschieht in der Regel nur bei/nach Exposition). Bei nachgewiesener Immunität kann die Schwangere weiter im ursprünglichen Umfeld eingesetzt werden. Ist die Schwangere nicht gegen Ringelröteln immun, sollte sie zumindest bis nach dem Ende der Epidemie freigestellt bzw. in einen anderen Arbeitsbereich versetzt werden.

In **Zweifelsfällen** kann man sich zur Beratung an das zuständige Gewerbeaufsichtsamt wenden. Auch von den meisten **Sozialministerien der Länder** wird ein – allerdings relativ allgemein gehaltenenes – Merkblatt zur „Beschäftigung werdender Mütter im Gesundheitswesen" herausgegeben, in dem nochmals die wichtigsten Rechtsvorschriften erläutert und die Adressen und Telefonnummern der jeweiligen Gewerbeaufsichtsämter aufgeführt werden.

11 Dokumentation

Wie in allen anderen Bereichen der Hebammentätigkeit ist die Dokumentation auch in der Schwangerenbetreuung von größter Bedeutung. Sie ermöglicht der Hebamme eine gute Rückerinnerung an Untersuchungsergebnisse, Beobachtungen oder Gesprächsinhalte und damit eine optimale Überwachung des Schwangerschaftsverlaufes, der auch nach Jahren noch nachvollziehbar und belegbar ist.

Eine Besonderheit in der Schwangerenbetreuung stellt die **Doppeldokumentation** dar. Dies bedeutet, daß alle Befunde zum einen in das Dokumentationssystem der Hebamme in der Praxis und zum anderen in den Mutterpaß eingetragen werden sollen. Dadurch hat die Schwangere alle wichtigen Daten jederzeit bei sich und der Schwangerschaftsverlauf mit seinen Besonderheiten ist auch für andere schnell und eindeutig nachvollziehbar.

Der Mutterpaß

Der Mutterpaß ist ein vom Bundesausschuß der Ärzte und Krankenkassen entwickeltes Dokumentationssystem, das kostenlos z. B. beim Bund Deutscher Hebammen angefordert werden kann.

Die Gestaltung des Mutterpasses ist den jeweils Mutterschaftsrichtlinien hinsichtlich der Dokumentationsmöglichkeiten angepaßt.

Alle Befunde und schwangerschaftsrelevanten Informationen sollten sorgfältig im Mutterpaß festgehalten werden, damit sie im Notfall schnell zur Verfügung stehen. Der Schwangeren muß dringend empfohlen werden, den Mutterpaß stets bei sich zu tragen, damit das „Informationssystem Mutterpaß" im Bedarfsfall auch genutzt werden kann. Darüber hinaus sollte die Schwangere den Mutterpaß natürlich zu jeder Vorsorgeuntersuchung mitbringen, damit aktuelle Daten fortlaufend ergänzend eingetragen werden können. Leider bietet der Mutterpaß wenig Raum für individuelle Vermerke und ist vielmehr eine Ankreuz- und Kürzel-Dokumentation. Das macht ihn für die werdenden Eltern zu einem Buch mit sieben Siegeln. Solange keine andere Lösung gefunden wird, ist daher eine sorgfältige Erklärung der Abkürzungen und unverständlichen Befunde eine wichtige Aufgabe in der Schwangerenvorsorge.

Dokumentation in der Hebammenpraxis

Das für die Hebammenpraxis gewählte Dokumentationssystem sollte übersichtlich und einheitlich sein. Empfehlenswert ist z. B. das von einer Arbeitsgruppe der HGH entwickelte Dokumentationssystem, das genau auf die Belange der Hebamme abgestimmt wurde und kostenlos bei der Hebammengemeinschaftshilfe e.V., Badenstedter Str. 201, 30455 Hannover, zu beziehen ist.

Alle schriftlichen Unterlagen müssen mindestens 30 Jahre archiviert werden!

12 Abrechnung

In der derzeit (Juli 1999) gültigen **Hebammenhilfe-Gebührenverord-nung** sind folgende Leistungen in der Mutterschaftsvorsorge und Schwangerenbetreuung berechnungsfähig:

Hebammen-Gebührenverordnung (HebGV)
vom 28. Oktober 1986 in der Fassung vom 7. Oktober 1997

§1 Anwendungs-bereich

(1) Die Vergütungen für die Leistungen der freiberuflichen Hebammen im Rahmen der Hebammenhilfe in der gesetzlichen Krankenversicherung bestimmen sich nach dieser Verordnung.
(2) Als Hebammen im Sinne dieser Verordnung gelten auch Entbindungspfleger.

§2 Vergütungen

(1) Als Vergütungen zahlen die Krankenkassen nach Maßgabe der Bestimmungen dieser Verordnungen Gebühren für die in der für den jeweiligen Abrechnungszeitraum bestimmten Fassung des Gebührenverzeichnisses (Anlage) genannten Leistungen, Ersatz von Auslagen und Wegegeld.
(2) Als Nacht gilt die Zeit von 20 bis 8 Uhr.

§3 Auslagen

Als Auslagen kann die Hebamme neben den für die einzelnen Leistungen vorgesehenen Gebühren nur die ihr entstandenen Kosten der für die Vorsorgeuntersuchung der Schwangeren, für die Hilfe bei Schwangerschaftsbeschwerden oder bei Wehen, für die Hilfe bei einer Geburt und für die Überwachung des Wochenbettverlaufs notwendigen Materialien berechnen, die mit ihrer Anwendung verbraucht sind oder die der Wöchnerin zur weiteren Verwendung überlassen werden; dabei ist auf wirtschaftliche Beschaffung zu achten. Zwischen der Krankenkasse und der Hebamme kann eine Pauschalierung des Auslagenersatzes vereinbart werden.

§4 Wegegeld

(1) Die Hebamme erhält für jeden Besuch aus Anlaß einer abrechnungsfähigen Leistung Wegegeld; hierdurch sind auch Zeitversäumnisse abgegolten. Wege zwischen der Wohnung oder Praxis der Hebamme und einem Krankenhaus zur Ableistung eines Schichtdienstes sind nicht berechnungsfähig.
(2) Bei Benutzung öffentlicher Verkehrsmittel werden als Wegegeld die Fahrtkosten erstattet. In den übrigen Fällen beträgt das Wegegeld
a) bei einer Entfernung von nicht mehr als zwei Kilometern zwischen der Wohnung oder Praxis der Hebamme und der Stelle der Leistung 2,85 DM, bei Nacht 4,– DM,
b) Bei einer Entfernung von mehr als zwei Kilometern zwischen der Wohnung oder der Praxis der Hebamme und der Stelle der Leistung für jeden zurückgelegten Kilometer 1,– DM, bei Nacht 1,35 DM.
(3) Hat eine andere als die nächstwohnende Hebamme Hilfe geleistet, so kann die Krankenkasse die Zahlung des dadurch entstehenden Mehrbe-

trages an Wegegeld ablehnen, wenn der Weg von der Stelle der Leistung zur Wohnung oder Praxis der anderen Hebamme mehr als 20 Kilometer länger ist als zur Wohnung oder Praxis der nächstwohnenden Hebamme. Dies gilt nicht, wenn das Wegegeld anfällt, weil mehrere Hebammen die Dienstleistungen in einem Krankenhaus nach einem vereinbarten Einsatzplan ausführen oder wenn die Zuziehung der anderen Hebamme nach der gesonderten Lage des Falles aus anderen Gründen gerechtfertigt war.

(4) Besucht die Hebamme mehrere Frauen auf einem Weg, ist das Wegegeld insgesamt nur einmal und nur anteilig nach dem Verhältnis der zurückgelegten Gesamtstrecke zu der Zahl der besuchten Frauen zu berechnen.

§5 Abrechnung mit den Krankenkassen

(1) Die Hebamme soll ihre Rechnung innerhalb eines Monats nach der Entbindung bei der zuständigen Krankenkasse einreichen. Die Rechnung muß alle zur Prüfung des Anspruchs notwendigen Angaben, insbesondere die Angaben nach § 291 Nr. 2 Nr. 1 bis 8 des Fünften Buches Sozialgesetzbuch enthalten.

(2) In der Rechnung sind die berechneten Leistungen mit ihrem jeweiligen Datum und, soweit dies für die Höhe der Vergütung von Bedeutung ist, auch Zeit und Dauer der abgerechneten Leistungen anzugeben. Ist im Gebührenverzeichnis eine ärztliche Anordnung vorgeschrieben, so ist diese der Rechnung beizufügen.

(3) Das Nähere über Form und Inhalt des Abrechnungsverfahrens bestimmen die Spitzenverbände der Krankenkassen gemeinsam im Benehmen mit den Hebammenverbänden in erstellten Richtlinien. Zur Vereinfachung des Abrechnungsverfahrens können die Spitzenverbände der Krankenkassen und der Hebammen die Verwendung einheitlicher Abrechnungsformulare vereinbaren.

(4) Die Krankenkasse hat die Rechnung innerhalb von drei Wochen nach Rechnungseingang zu begleichen, soweit eine Leistungspflicht besteht. Wird die Rechnung beanstandet, hat die Krankenkasse der Hebamme innerhalb derselben Frist den Grund der Beanstandung mitzuteilen und, sofern sich die Beanstandung nur auf einen Teil der Rechnung erstreckt, den unstreitigen Rechnungsbetrag zu zahlen.

§6 Übergangsvorschrift

Diese Verordnung in der Fassung der Verordnung vom 7. Oktober 1997 (BGBl. I, S. 2397) findet bei Geburten und Fehlgeburten nach dem 30. September 1997 mit der Maßgabe Anwendung, daß

1. bei Geburten und Fehlgeburten vom **1. Oktober 1997** bis zum 30. Juni 1998 für die Vergütung sämtlicher Hilfeleistungen die Gebühren nach der für diesen Abrechnungszeitraum bestimmten Fassung des Gebührenverzeichnisses,

2. bei Geburten und Fehlgeburten vom **1. Juli 1998** bis zum 30. Juni 1999 für die Vergütung sämtlicher Hilfeleistungen die Gebühren nach der für diesen Abrechnungszeitraum bestimmten Fassung des Gebührenverzeichnisses,

3. bei Geburten und Fehlgeburten nach dem 30. Juni 1999 für die Vergütung sämtlicher Hilfeleistungen die Gebühren nach der für die Leistungsabrechnung ab **1. Juli 1999** bestimmten Fassung des Gebührenverzeichnisses,

zu berechnen sind.

§7 Inkrafttreten

Diese Verordnung tritt mit Wirkung vom 1. Oktober 1997 in Kraft. Der Bundesrat hat zugestimmt.

A. Leistungen der Mutterschaftsvorsorge und Schwangerenbetreuung

Beratung

(1) Beratung der Schwangeren, auch fernmündlich   10,–
8,30

Die Gebühr nach Nummer 1 ist während der Schwangerschaft insgesamt höchstens zwölfmal berechnungsfähig. Sie ist an demselben Tag neben Leistungen nach den Nummern 2, 4, 5 und 8 nicht berechnungsfähig.

Vorsorgeunter-suchung

(2) Vorsorgeuntersuchung der Schwangeren   40,–
33,20

Die Vorsorgeuntersuchung umfaßt folgende Leistungen: Gewichtskon-trolle, Blutdruckmessung, Urinuntersuchung auf Eiweiß und Zucker, Kon-trolle des Standes der Gebärmutter, Feststellung der Lage, Stellung und Haltung des Kindes, Kontrolle der kindlichen Herztöne, allgemeine Bera-tung der Schwangeren, Dokumentation im Mutterpaß des Bundesaus-schusses der Ärzte und Krankenkassen in der jeweils geltenden Fassung.
Die Gebühr nach Nummer 2 ist berechnungsfähig
a) bei normalem Schwangerschaftsverlauf,
b) bei pathologischem Schwangerschaftsverlauf, wenn die Hebamme die Vorsorgeuntersuchung auf ärztliche Anordnung vornimmt oder wenn die Schwangere wegen des pathologischen Schwangerschafts-verlaufs ärztliche Betreuung trotz Empfehlung der Hebamme nicht in Anspruch nehmen möchte.
Die Vorsorgeuntersuchungen sollen im Abstand von vier Wochen statt-finden; in den letzten zwei Schwangerschaftsmonaten sind je zwei Vor-sorgeuntersuchungen angezeigt.

Laboruntersuchun-gen

(3) Entnahme von Körpermaterial zur Durchführung notwendiger Labor-untersuchungen im Rahmen der Richtlinien des Bundesausschusses der Ärzte und Krankenkassen über die ärztliche Betreuung während der Schwangerschaft und nach der Entbindung (Mutterschafts-Richtlinien) in der jeweils geltenden Fassung, je Entnahme, einschließlich Veranlassung der Laboruntersuchung(en), Versand- und Portokosten, Dokumentation im Mutterpaß nach den Mutterschafts-Richtlinien und Befundübermitt-lung   10,–
8,30

Die Leistungen nach den Nummern 2 und 3 sind nur berechnungsfähig, soweit sie nicht bereits im Mutterpaß dokumentiert sind.

Hilfe bei Schwan-gerschaftsbe-schwerden oder bei Wehen

(4) Hilfe bei Schwangerschaftsbeschwerden oder bei Wehen, für jede angefangene halbe Stunde   25,–
20,75

(5) Hilfe bei Schwangerschaftsbeschwerden oder bei Wehen bei Nacht, an Samstagen ab 12 Uhr sowie an Sonn- und Feiertagen, für jede ange-fangene halbe Stunde   31,–
25,73

Dauert die Leistung nach den Nummern 4 und 5 länger als drei Stunden, so ist die Notwendigkeit der über drei Stunden hinausgehenden Hilfe in der Rechnung zu begründen.

Kardiographische Überwachung

(6) Kardiographische Überwachung bei Indikationen nach Maßgabe der Anlage 2 zu den Richtlinien des Bundesausschusses der Ärzte und Krankenkassen über die ärztliche Betreuung während der Schwangerschaft und nach der Entbindung (Mutterschafts-Richtlinien) in der jeweils geltenden Fassung einschließlich Dokumentation im Mutterpaß nach den Mutterschafts-Richtlinien in der jeweils geltenden Fassung   11,–
9,13

Die Gebühr für die Leistung nach Nummer 6 ist je Tag höchstens zweimal berechnungsfähig, es sei denn, daß weitere Überwachungen an einem Tag ärztlich angeordnet werden. (Neu: Gebühr Nr. 6 jetzt auch parallel mit anderen Leistungen).

Geburtsvorbereitung

(7) Geburtsvorbereitung bei Unterweisung in der Gruppe, bis zu zehn Schwangere je Gruppe und höchstens 14 Stunden, für jede Schwangere je Unterrichtsstunde (60 Minuten)   10,–
8,30

(8) Geburtsvorbereitung bei Einzelunterweisung auf ärztliche Anordnung, höchstens 14 Stunden, je Unterrichtsstunde (60 Minuten) .   25,–
20,75

Die Gebühren für die Leistungen nach den Nummern 7 und 8 umfassen insbesondere die Unterrichtung über den Schwangerschaftsverlauf, die psychische Vorbereitung auf Geburt und Wochenbett, gymnastische Übungen, Entspannungsübungen und Übungen der Atemtechnik.

B. Geburtshilfe

Krankenhaus

(9) Hilfe bei der Geburt eines Kindes in einem Krankenhaus . . .   350,–
290,50

Außerklinische Geburt

(10) Hilfe bei einer außerklinischen Geburt in einer Einrichtung unter ärztlicher Leitung.   350,–
290,50

(11) Hilfe bei einer außerklinischen Geburt in einer von Hebammen geleiteten Einrichtung   625,–
518,75

Hausgeburt

(12) Hilfe bei einer Hausgeburt   750,–
622,60

Fehlgeburt

(13) Hilfe bei einer Fehlgeburt   165,–
136,95

Die Gebühren für die Leistungen nach den Nummern 9 bis 13 umfassen mit Ausnahme der gegebenenfalls gesondert berechnungsfähigen Leistung nach Nummer 14 die Hilfe für die Dauer von bis zu acht Stunden vor der Geburt des Kindes oder einer Fehlgeburt und die Hilfe für die Dauer von bis zu drei Stunden danach einschließlich aller damit verbundenen Leistungen und Dokumentationen. Die jeweilige Gebühr steht der

Hebamme auch dann zu, wenn sie erst nach der Geburt, jedoch vor Vollendung der Versorgung der Mutter und des Kindes Hilfe leisten konnte.

Versorgung eines Dammschnitts, Dammrisses

(14) Versorgung eines Dammschnitts oder eines Dammrisses I. oder II. Grades 44,–
38,52

Geburt von Zwillingen

(15) Zuschlag für die Hilfe bei der Geburt von Zwillingen und mehr Kindern, für das zweite und jedes weitere Kind, je Kind 100,–
83,00

Nicht vollendete Geburt

(16) Hilfe bei einer nicht vollendeten Geburt in einem Krankenhaus oder in einer außerklinischen Einrichtung unter ärztlicher Leitung . . . 180,–
149,40

Die Gebühr für die Leistung nach Nummer 16 umfaßt die Hilfe für die Dauer von bis zu fünf Stunden vor Beendigung der Geburtshilfe einschließlich aller damit verbundenen Leistungen. Sie ist nur berechnungsfähig, wenn die Schwangere in ein anderes Krankenhaus verlegt wird und die Hebamme dort keine weitere Hilfe leistet.

(17) Hilfe bei einer nicht vollendeten Hausgeburt oder einer nicht vollendeten außerklinischen Geburt in einer von Hebammen geleiteten Einrichtung 250,–
207,50

Die Gebühr für die Leistung nach Nummer 17 umfaßt die Hilfe für die Dauer von bis zu fünf Stunden vor Beendigung der Geburtshilfe einschließlich aller damit verbundenen Leistungen. Sie ist nur in unmittelbarem Zusammenhang mit einer Hausgeburt oder einer außerklinischen Geburt in einer von Hebammen geleiteten Einrichtung berechnungsfähig, wenn die Hebamme die vorher geplante und bereits begonnene Hausgeburt oder außerklinische Geburt aufgrund unvorhergesehener Umstände abbrechen muß und die Hebamme die Schwangere in ein Krankenhaus überweist oder begleitet und dort keine weitere Hilfe leistet.

Zuschlag an Samstagen, Sonn- und Feiertagen

(18) Zuschlag zu den Leistungen nach den Nummern 9 bis 13, 16 und 17 bei Hilfe bei Nacht, an Samstagen ab 12 Uhr sowie an Sonn- und Feiertagen. Der Zuschlag zur jeweiligen Gebühr beträgt 25%
Maßgebend für die Berechnungsfähigkeit des Zuschlags ist bei den Leistungen nach den Nummern 9 bis 12 der Zeitpunkt der Geburt, bei der Leistung nach Nummer 13 der Zeitpunkt der Fehlgeburt und bei den Leistungen nach den Nummern 16 und 17 der Zeitpunkt der Beendigung der Hilfe.

Zweite Hebamme

(19) Hilfe bei einer außerklinischen Geburt oder Fehlgeburt durch eine zweite Hebamme, für jede angefangene halbe Stunde (max. 4 Std.) 25,–
20,75

(20) Hilfe bei einer außerklinischen Geburt oder Fehlgeburt durch eine zweite Hebamme bei Nacht, an Samstagen ab 12.00 Uhr sowie an Sonn- und Feiertagen, für jede angefangene halbe Stunde 31,–
25,73

Gebühren für Leistungen nach den Nummern 19 und 20 sind für eine Hilfeleistung der zweiten Hebamme von bis zu vier Stunden berechnungsfähig. Dies gilt entsprechend, wenn die Geburt oder Fehlgeburt nicht außerklinisch vollendet wird.

Perinatalerhebung

(21) Perinatalerhebung bei einer außerklinischen Geburt nach vorgeschriebenem Formblatt einschließlich Versand- und Portokosten .   10,–
8,30

Mit der Gebühr sind auch die Kosten für die Auswertung (und den Druck) des Formblatts abgegolten.

C. Leistungen während des Wochenbetts

Allgemeine Bestimmungen (ab 1.7.1998)

a) Die Leistungen nach den Nummern 22 bis 35 dienen der Überwachung des Wochenbettverlaufs und umfassen insbesondere die Beratung, Betreuung und/oder Versorgung von Mutter und Kind einschließlich aller damit verbundenen Leistungen mit Ausnahme der Leistungen nach den Nummern 36 und 37. Die Leistungen nach den Nummern 22 bis 33, 35 und 37 sind auch nach einer Fehlgeburt berechnungsfähig.

b) In den ersten zehn Tagen nach der Geburt ist an demselben Tag jeweils ein Besuch nach den Nummern 22, 23, 27, 28, 30 oder 31 berechnungsfähig. Wird der erste Besuch bereits am Tage der Geburt ausgeführt, können weitere Besuche nach den Nummern 22, 23, 27, 28, 30 oder 31 nur für die folgenden neun Tage berechnet werden. Wird die Wochenbettbetreuung erst im Laufe der ersten zehn Tage nach der Geburt von einer anderen Hebamme übernommen, werden die Besuche bis zum 10. Tag nach der Geburt vergütet. Bei fernmündlicher Beratung, die in den ersten zehn Tagen nach der Geburt einen Besuch nach den Nummern 22, 23, 27, 28, 30 oder 31 ersetzt, ist eine Gebühr analog Nummer 35 berechnungsfähig.

c) In dem Zeitraum zwischen dem 11. Tag nach der Geburt bis zum Ablauf von acht Wochen nach der Geburt sind insgesamt bis zu 16 Leistungen nach den Nummern 22, 23, 25 bis 33 oder 35 berechnungsfähig, weitere Besuche nach den Nummern 25, 26, 29, 32 oder 33 dabei jedoch nur nach Maßgabe der Allgemeinen Bestimmungen nach Buchstabe d. Mehr als 16 Leistungen nach den Nummern 22, 23, 25 bis 33 oder 35 sind in diesem Zeitraum nur berechnungsfähig, soweit sie ärztlich angeordnet sind.

d) Ein weiterer Besuch an demselben Tag ist berechnungsfähig
 aa) nach ambulanter Entbindung in den ersten zehn Tagen nach der Geburt nach den Nummern 25 oder 26 sowie
 bb) unabhängig von der Art der Entbindung nach den Nummern 25, 26, 29, 32 oder 33 während des gesamten Zeitraums bis zum Ablauf von acht Wochen nach der Geburt bei Vorliegen insbesondere folgender Besuchsgründe: schwere Stillstörungen, verzögerte Rückbildung, nach Sekundärnaht oder Darmriß III. Grades, bei Beratung und Anleitung der Mutter zur Versorgung und Ernährung des Säuglings im Anschluß an dessen stationäre Behandlung oder nach ärztlicher Anordnung. Der Grund ist in der Rechnung anzugeben. Mehr als zwei Besuche an demsel-

ben Tag sind nur berechnungsfähig, wenn sie ärztlich angeordnet worden sind.

e) Nach Ablauf von acht Wochen nach der Geburt sind Besuche nur auf ärztliche Anordnung bei pathologischem Wochenbettverlauf berechnungsfähig.

Hausbesuche

(22) Hausbesuch nach der Geburt. 45,–
37,35

(23) Hausbesuch nach der Geburt an einem Sonn-
oder Feiertag. 56,–
46,48

(24) Zuschlag zu der Gebühr nach Nummer 22 oder Nummer 23 für den ersten Hausbesuch nach der Geburt. 10,–
8,30

(25) Weiterer Hausbesuch an demselben Tag 45,–
37,35

(26) Weiterer Hausbesuch an demselben Sonn- oder Feiertag . . . 56,–
46,48

Besuche im Krankenhaus oder Einrichtung unter ärztlicher Leitung

(27) Besuch im Krankenhaus oder in einer außerklinischen Einrichtung unter ärztlicher Leitung nach der Geburt 17,–
14,11

(28) Besuch im Krankenhaus oder in einer außerklinischen Einrichtung unter ärztlicher Leitung nach der Geburt an Sonn-
und Feiertagen 21,–
17,43

(29) Weiterer Besuch im Krankenhaus oder in einer außerklinischen Einrichtung unter ärztlicher Leitung an demselben Tag 17,–
14,11

Besuche in einer Einrichtung unter Hebammenleitung

(30) Besuch in einer von Hebammen geleiteten Einrichtung nach der Geburt 35,–
29,05

(31) Besuch in einer von Hebammen geleiteten Einrichtung nach der Geburt an einem Sonn- oder Feiertag 44,–
36,52

(32) Weiterer Besuch in einer von Hebammen geleiteten Einrichtung an demselben Tag 35,–
29,05

(33) Weiterer Besuch in einer von Hebammen geleiteten Einrichtung an demselben Sonn- oder Feiertag 44,–
36,52

(34) Zuschlag für einen Besuch nach der Geburt von Zwillingen und mehr Kindern zu den Gebühren nach den Nummern 22, 23 und 25 bis 33 15,–
12,45

(35) Fernmündliche Beratung der Wöchnerin 9,–
7,47

(36) Erstuntersuchung des Kindes einschließlich Eintragung der Befunde in das Untersuchungsheft für Kinder (U I) nach den Richtlinien des Bundesausschusses der Ärzte und Krankenkassen über die Früherkennung von Krankheiten bei Kindern bis zur Vollendung des 6. Lebensjahres (Kinder-Richtlinien) in der jeweils geltenden Fassung 13,–
10,79

(37) Entnahme von Körpermaterial zur Durchführung notwendiger Laboruntersuchungen nach den Richtlinien des Bundesausschusses der Ärzte und Krankenkassen über die ärztliche Betreuung während der Schwangerschaft und nach der Entbindung (Mutterschafts-Richtlinien) oder nach den Richtlinien des Bundesausschusses der Ärzte und Krankenkassen über die Früherkennung von Krankheiten bei Kindern bis zur Vollendung des 6. Lebensjahres (Kinder-Richtlinien) in der jeweils geltenden Fassung, je Entnahme, einschließlich Veranlassung der Laboruntersuchung(en), Versand- und Portokosten, Dokumentation nach den vorgenannten Richtlinien und Befundübermittlung.
Leistungen nach Nummer 37 sind nur berechnungsfähig, soweit sie nicht bereits im Mutterpaß oder im Untersuchungsheft für Kinder dokumentiert sind.

D. Sonstige Leistungen

Wache

(38) Wache auf ärztliche Anordnung, je angefangene Stunde . . . 30,–
24,90

(39) Wache auf ärztliche Anordnung bei Nacht, an Samstagen ab 12 Uhr sowie an Sonn- und Feiertagen, je angefangene Stunde 38,–
31,54

Rückbildungsgymnastik

(40) Rückbildungsgymnastik bei Unterweisung in der Gruppe, bis zu zehn Teilnehmerinnen je Gruppe und höchstens zehn Stunden, für jede Teilnehmerin je Unterrichtsstunde (60 Minuten). 10,–
8,30
Die Leistung nach Nummer 40 ist nur berechnungsfähig, wenn die Rückbildungsgymnastik in den ersten vier Monaten nach der Geburt begonnen und bis zum Ende des neunten Monats nach der Geburt abgeschlossen wird.

Beratung

Beratung der Mutter bei Stillschwierigkeiten 45,–
37,35

(42) Fernmündliche Beratung der Mutter bei Stillschwierigkeiten. .   9,–
                                                                      7,47
Die Gebühren nach den Nummern 41 und 42 sind frühestens nach Ablauf
von acht Wochen nach der Geburt bis zum Ende der Abstillphase berechnungsfähig. Sie sind jeweils höchstens zweimal in diesem Zeitraum
berechnungsfähig.

Daraus ergibt sich, daß einige der routinemäßig in der ärztlichen
Schwangerenvorsorge angebotenen Leistungen, wie z. B. Ultraschall-
untersuchungen, für die Hebamme nicht berechnungsfähig sind.

Als Konsequenz aus diesem finanziellen Mißstand kann die Hebamme die Schwangere für diese Untersuchungen an einen Frauenarzt
überweisen. Eine wünschenswerte Lösung wäre eine Praxisgemein-
schaft von Hebamme und Arzt, in der die Schwangere von Anfang an
gemeinsam betreut wird. Die nur gelegentliche Zusammenarbeit mit
den niedergelassenen Gynäkologen erweist sich oftmals als schwierig, da viele Ärzte die Hebamme im Bereich der Schwangerenvorsorge
(noch) nicht akzeptieren wollen und keine Zusammenarbeit wünschen. Die Leidtragende in diesem Konflikt ist dann die Schwangere,
der dadurch die Möglichkeit zu einer kombinierten Arzt-Hebammen-
Vorsorge mit gegenseitiger Ergänzung genommen wird.

Sollen Hebammen also in die Lage versetzt werden, die Schwangerenvorsorge – wie in den EU-Richtlinien vorgesehen – selbständig
durchführen zu können und soll der Standard der Hebammen-
Schwangerenvorsorge der in den Mutterschaftsrichtlinien geregelten
ärztlichen Vorsorge qualitativ vergleichbar sein, so ist es dringend
notwendig, dafür auch den entsprechenden Rahmen zu schaffen.

Damit ist nicht nur die Aufnahme aller für die Vorsorge relevanten
Leistungen in den Abrechnungskatalog gemeint, sondern auch eine
Überarbeitung der Mutterschaftsrichtlinien durch beide Berufsgrup-
pen mit dem Ergebnis eines gemeinsamen Standards für Hebammen
und Ärzte.

Die Rechnungserstellung an sich kann mit Hilfe eines Computerpro-
grammes vereinfacht werden. Die Scheu vor dem Computer wird
durch die einfache Anwendbarkeit eines guten Programmes meist
schnell überwunden. Ein gutes Programm wird begleitet von einer
verständlichen Anleitung und gibt der Hebamme während der Rechnungserstellung Hilfe durch akustische und/oder optische Signale. So
werden Bedienungs- und Abrechnungsfehler mehr oder weniger
automatisch vermieden.

Seriöse Anbieter stellen darüber hinaus kostenlose Demoversionen
zum Kennenlernen ihres Programmes zur Verfügung, bieten Einfüh-
rungskurse an oder haben sogar eine Hotline, wo im Notfall persönli-
che Beratung und Hilfe bei besonderen Problemsituationen zur Verfügung steht. So ist ein Umstieg auf die computergestützte Abrechnung
(und Buchführung!) auch für Computereinsteigerinnen vom ersten
Tag an unproblematisch und selbständig realisierbar.

13 Zusammenfassung der obligaten Vorsorgeuntersuchungen in der Schwangerschaft

Vorsorgeuntersuchungen bei einer normal verlaufenden Schwangerschaft:

bis 32. SSW:	alle 4 Wochen
33. SSW bis Entbindungstermin:	alle 2 Wochen
nach Entbindungstermin:	alle 1–2 Tage

Schwangerschaftswoche	Untersuchung
Erstuntersuchung	Anamnese allgemeine körperliche Untersuchung gynäkologische Untersuchung Schwangerschaftsnachweis Festlegung des voraussichtlichen Entbindungstermins Blutdruckmessung Bestimmung des Körpergewichts Untersuchung des Mittelstrahlurins Bestimmung von Blutgruppe und Rhesusfaktor 1. Antikörper-Suchtest Röteln-Immunstatus (Röteln-HAH) Lues-Suchreaktion (TPHA-Test) HIV-Test (auf Wunsch der Schwangeren) Zervixabstrich zum Chlamydien-Nachweis ggf. serologische Untersuchungen auf andere Infektionen (bei Verdacht) Krebsfrüherkennungsuntersuchung
bei jeder weiteren Vorsorge	Ergänzung der Anamnese gynäkologische Untersuchung Blutdruckmessung Untersuchung des Mittelstrahlurins Bestimmung des Körpergewichts Bestimmung des Hämoglobinwertes Kontrolle des Höhenstandes der Gebärmutter Kontrolle der kindlichen Herzaktion Feststellung der Lage des Kindes
Zusatzuntersuchungen:	
9.–12. SSW	1. Ultraschall-Screening
16.–17. SSW	2. Röteln-Antikörper-Bestimmung (bei Nicht- Immunen)
19.–22. SSW	2. Ultraschall-Screening
24.–27. SSW	2. Antikörper-Suchtest
28.–30. SSW	Rhesus-Immunglobulin-Gabe (wenn rh-negativ)
29.–32. SSW	3. Ultraschall-Screening
32.–36. SSW	Bestimmung des Hepatitis-B-Antigens

14 Literatur

Behrens, O., J. Schneider: Rhesusprophylaxe während der Schwangerschaft. Gießener Gynäkologische Fortbildung 18 (1993), 115–122;

Blanche, S., M.-J. Mayaux, C. Rouzioux, et al: Relation of the course of HIV infection in children to the severity of the disease in their mothers at delivery. New Engl J Med 330 (1994), 308–12;

Boschitsch, E., K. Krenn: Schwanger ist schön. Die neue Harmonie von alternativer Geburt und Naturmedizin. Lechner Publishing Ltd. (1993), Zypern;

Cramm, v., D., R. Kolep: Natürliche Ernährung. Essen & Trinken (Hrsg.) Mainpresse Richterdruck (1988), Würzburg.;

Degenhardt, F., S. Böhmer, O. Behrens, K. Mühlhaus: Überwachung von Frühschwangerschaften mit der Vaginosonographie. gynäkologische praxis 17, (1993);

Degenhardt, F.: Atlas der vaginalen Ultraschalldiagnostik. Wissenschaftliche Verlagsgesellschaft mbH Stuttgart, 2. Auflage, (1990);

Dieterle, S.: Chlamydieninfektionen in Gynäkologie und Geburtshilfe. Geburtsh Frauenheilk 55 (1995); 510–7;

Doerr, H.W.: Prä- und perinatale Cytomegalie-Virus-Infektionen. Diagnose & Labor 39 (1989), 26–30;

Enders, G.: Infektionen und Impfungen in der Schwangerschaft. Verlag Urban & Schwarzenberg;

Enders, G.: Infektionen in der Schwangerschaft. Diagnose & Labor 39 (1989), 2–8;

Ernährungsdienst der DGE: Die richtige Ernährung in der Schwangerschaft. DGE Eigenverlag, 3. Auflage (1986), Frankfurt/M.;

Friese, K., F. Melchert: Die konnatale Toxoplasmose. Klinikarzt 10 (1990), 457–65;

Gericke, E., A. Tischler: Aktuelle diagnostische Aspekte der Masernvirusinfektion. Dianose und Labor 45 (1995), 119– 26;

Goedert J.J., A.M. Duliége, C.I. Amos, et al.: High risk of HIV infection for first- born twins. Lancet 338 (1991), 1471–4;

Geisler, H., J. Herborg, H. Kondler-Budde et al.: Behring Impfkodex. Behringwerke AG (Hrsg.), Liederbach, 2. Auflage (1994);

Goeschen, K.: Kardiotokographie – Praxis. Georg Thieme Verlag, 4. Auflage (1992), Stuttgart, New York;

Goeschen, K., O. Behrens: Hypotonie in der Schwangerschaft. Edition Gynäkologie und Geburtsmedizin. Wissenschaftliche Verlagsgesellschaft mbH Stuttgart (1988);

Harder, U., A. Stiefel: Hebammenkunde. Walter de Gruyter Verlag, Berlin, New York (1995);

Hebammengebührenverordnung (HebGV) vom 28. Oktober 1986 in der Fassung vom 7. Oktober 1997. Broschüre von C.W. Zimmermann, Karlsruhe, zu beziehen über BDH e.V.;

Janitschke, K.: Toxoplasmose: Diagnostik im Rahmen der Mutterschaftsvorsorge. Diagnose & Labor 39 (1989), 22–5;

Juchli, L.: Krankenpflege. Georg Thieme Verlag, 6. Auflage (1991), Stuttgart, New York;

Kleinebrecht, J., J. Fränz, A. Windorfer: Arzneimittel in der Schwangerschaft und Stillzeit. Wissenschaftliche Verlagsgesellschaft, 3. Auflage (1990), Stuttgart;

Kurtenbach, H., H. Horschitz: Hebammengesetz: Gesetz über den Beruf der Hebamme und des Entbindungspflegers vom 4. Juni 1985 mit den Richtlinien der Europäischen Gemeinschaft und der Ausbildungs- und Prüfungsordnung für Hebammen mit Erläuterungen. Elwin Staude Verlag, 2. Auflage (1994), Hannover;

Kurz, H., D. Kasparek, W. Stögmann: Intrauterine, perinatale und frühpostnatale Zytomegalie. pädiat praxis 41 (1990/91), 403–10;

Kyank, H., R. Schwarz, J. Frenzel: Geburtshilfe. VEB Georg Thieme, 5. Auflage (1987), Leipzig;

Mändle, C., S. Opitz-Kreuter, A. Wehling: Das Hebammenbuch. Schattauer Verlag (1995), Stuttgart, New York.;

Martius, G., W. Heidenreich: Hebammenlehrbuch. Georg Thieme Verlag, 6. Auflage (1995) Stuttgart, New York;

Mietens, C.: Erythema infectiosum und andere Manifestationen der Infektion durch humanes Parvovirus B 19. pädiat praxis 38 (1989), 683–88;

Niesert, S., U. Fritsch, J. Schneider: Hepatitis-B-Screening in der Schwangerschaft und Immunprophylaxe der Neugeborenen. gynäkol praxis 16, 665–71 (1992);

Ohto, H., S. Terazawa, N. Sasaki et al.: Transmission of hepatitis C virus from mothers to infants. New Engl J Med 330 (1994), 744–50;

Petersen E., A. Clad: Genitale Chlamydien-Infektionen. Deut Ärzteblatt 92, Heft 5 (1992), B-205–10;

Petersen, E.: Chlamydien – die heimlichen Erreger. Klinikarzt 10 (1990), 448–56;

Pratlong, F., P. Boulot: Die fetale Toxoplasmose. Diagnose & Labor 45 (1995), 105–18;

Pschyrembel, W.: Klinisches Wörterbuch. Walter de Gruyter Verlag, 254. Auflage (1982), Berlin, New York;

Pschyrembel, W., J.W. Dudenhausen: Praktische Geburtshilfe. Walter de Gruyter Verlag, 17. Auflage (1991), Berlin, New York;

Retzke, U., B. Spitz: Ernährung in der Schwangerschaft und Gestoseprophylaxe. gynäkol praxis 22, 225–234 (1998);

Rick, W.: Klinische Chemie und Mikroskopie. Springer Verlag, 5. Auflage (1977) Berlin, Heidelberg, New York;

Sautter, T.: Transvaginalsonographie. Hippokrates Verlag Stuttgart, (1990);

Schneider J., O. Behrens: Rhesusproblem heute. Gynäkologe 25 (1992), 36–40

Schneweis, K.E.: Prä- und perinatale Herpes simplex-Infektionen. Diagnose & Labor 39 (1989), 15–21;

Schwarz, T.F., M. Roggendorf, A. Nerlich, K.P. Gloning. Bedeutung der Parvovirus-B-19-Infektion in der Schwangerschaft. gynäkol praxis 14 (1990), 471– 7;

Stadelmann, I.: Die Hebammensprechstunde. Ermengerst. I. Stadelmann Eigenverlag (1994);

Stellungnahme der AG für Gynäkologische Endokrinologie und Fortpflanzungsmedizin: Zur Bedeutung der HPL- und Östriolbestimmung bei der Risikoschwangerschaft unter besonderer Würdigung der juristischen und wirtschaftlichen Gesichtspunkte. Der Frauenarzt 35, 12/94, 1344–7;

Stück, B., H. Buchow: Prä- und perinatale HIV-Infektionen. Diagnose & Labor 39 (1989), 9–14;

Ulrich, L.T.: A Midwife's tale: the life of Martha Ballard, based on her diary 1785–1812. Copyright by Laurel Thatcher Ulrich 1990;

Wiesmann, E.: Medizinische Mikrobiologie. Georg-Thieme-Verlag, Stuttgart – New York;

Wulf, K.H., H. Schmidt-Matthiesen: Klinik der Frauenheilkunde und Geburtshilfe. Band 3: Reproduktion/Störungen in der Frühgravidität. Künzel, W., K.-H. Wulf (Hrsg.), Urban & Schwarzenberg, München, Wien, Baltimore, 2. Auflage, (1985);

Wulf, K.-H., H. Schmidt-Matthiesen: Klinik der Frauenheilkunde und Geburtshilfe. Band 4: Schwangerschaft I. Künzel, W., K.-H. Wulf (Hrsg.), Urban & Schwarzenberg, 3. Auflage (1992), München, Wien, Baltimore;

Wulf, K.-H., H. Schmidt-Matthiesen: Klinik der Frauenheilkunde und Geburtshilfe. Band 5: Die gestörte Schwangerschaft. Künzel W., K.-H. Wulf (Hrsg.), Urban & Schwarzenberg, 2. Auflage (1986), München, Wien, Baltimore;

15 Sachregister

Abbildungsnachweis

Die Abbildungen 7.2, 7.3, 7.4, 7.5, 7.6, 8.8 und 8.9 sind mit freundlicher Genehmigung des Verlages aus Stegner, Gynäkologie und Geburtshilfe, 6. Aufl., Enke 1996, entnommen.

Die Abbildungen 6.3, 6.4, 6.5, 6.6, 6.7, 7.7 und 7.8 sind mit freundlicher Genehmigung des Verlages aus Martius, Hebammenlehrbuch, 7. Aufl., Hippokrates 1999 entnommen.